医科类专业（上册）

解剖学　生理学

河南省教育科学规划与评估院　编

电子工业出版社

Publishing House of Electronics Industry

北京·BEIJING

内 容 简 介

本书为"河南省中等职业学校对口升学考试复习指导"丛书之一，主要内容包括解剖学、生理学的相关知识及试题。

本书适合参加医科类专业对口升学考试的学生使用。

图书在版编目（CIP）数据

河南省中等职业学校对口升学考试复习指导. 医科类专业. 上册，解剖学　生理学 / 河南省教育科学规划与评估院编. —北京：电子工业出版社，2024.3

ISBN 978-7-121-47576-4

Ⅰ. ①河… Ⅱ. ①河… Ⅲ. ①医学—中等专业学校—升学参考资料 Ⅳ. ①G718.3

中国国家版本馆 CIP 数据核字（2024）第 056483 号

责任编辑：游　陆　　特约编辑：徐　震
印　　刷：北京七彩京通数码快印有限公司
装　　订：北京七彩京通数码快印有限公司
出版发行：电子工业出版社
　　　　　北京市海淀区万寿路 173 信箱　邮编　100036
开　　本：787×1 092　1/16　印张：14.75　字数：377.6 千字
版　　次：2024 年 3 月第 1 版
印　　次：2024 年 3 月第 1 次印刷
定　　价：45.00 元

凡所购买电子工业出版社图书有缺损问题，请向购买书店调换。若书店售缺，请与本社发行部联系，联系及邮购电话：（010）88254888，88258888。

质量投诉请发邮件至 zlts@phei.com.cn，盗版侵权举报请发邮件至 dbqq@phei.com.cn。

本书咨询服务热线：（010）88254489，youl@phei.com.cn。

　　普通高等学校对口招收中等职业学校应届毕业生，是拓宽学生成长成才通道的重要途径，也是构建现代职业教育体系、推动现代职业教育高质量发展的重要举措。为了做好 2024 年河南省中等职业学校毕业生对口升学考试指导工作，引导学校着力培养高素质技术技能人才、能工巧匠、大国工匠，帮助教师和学生有针对性地复习备考，我们组织专家编写了这套 2024 年"河南省中等职业学校对口升学考试复习指导"。这套复习指导以国家和河南省中等职业学校专业教学标准为依据，以国家和河南省中等职业教育规划教材为参考编写，栏目包括思维导图、复习要求、复习内容、真题回顾、巩固练习等。

　　在编写过程中，我们认真贯彻新修订的《中华人民共和国职业教育法》和《国家职业教育改革实施方案》，落实《关于推动现代职业教育高质量发展的意见》《关于深化现代职业教育体系建设改革的意见》，坚持以立德树人为根本任务，以基础性、科学性、适应性、指导性为原则，以就业和升学并重为目标，着重反映了各专业的基础知识和基本技能，注重培养和考查学生分析问题及解决问题的能力。这套书对教学标准所涉及的知识点进行了进一步梳理，力求内容精练、重点突出、深入浅出。在题型设计上，既有系统性和综合性，又有典型性和实用性；在内容选择上，既适应了选拔性能力考试的需要，又注意了对中等职业学校教学工作的引导，充分体现了职业教育的类型特色。

　　本套书适合参加 2024 年中等职业学校对口升学考试的学生和辅导教师使用。在复习时，建议以教学标准为依据、以教材为基础、以复习指导为参考。

　　本书是此丛书之一。其中"解剖学"部分，由赵文忠担任主编，参加编写的有田利杰、王晨；"生理学"部分，由杨黎辉担任主编，参加编写的有惠鹏鹏、郭丹。

　　由于经验不足，书中难免存在疏漏和不足之处，恳请广大师生及时提出修改意见和建议，使之不断完善和提高。

编　者

CONTENTS 目 录

第三部分　综合训练题

第一部分

解 剖 学

第一章

绪 论

 复习要求

1. 掌握：人体的组成与分部、解剖学姿势的概念；常用的方位术语。
2. 掌握：内脏的概念；人体的轴和面。

复习内容

1. 人体的组成

细胞→组织→器官→系统→人体。

（1）器官：几种不同的组织结合为具有一定形态、能行使一定功能的结构，如心、肝、肺等。

（2）系统：若干个形态不同、功能相关的器官组合起来，共同完成某一方面的生理功能，构成系统。人体有运动系统、消化系统、呼吸系统、泌尿系统、生殖系统、脉管系统、感觉器官、神经系统和内分泌系统九大系统。

（3）内脏：人体的消化系统、呼吸系统、泌尿系统和生殖系统的大部分器官位于胸、腹、盆腔内，并借孔道与外界相通。

2．人体的分部

按照外部形态，人体分为头、颈、躯干和四肢四大部分。头可分为面部和颅部。颈可分为颈部和项部。躯干的前面分为胸部、腹部、盆部和会阴；后面分为背部和腰部。四肢分为上肢和下肢，上肢分为肩、臂、前臂和手四部分，下肢分为臀、大腿、小腿和足四部分。

3. 解剖学常用方位术语

（1）解剖学姿势：身体直立，两眼平视前方，上肢自然下垂，掌心向前，下肢并拢，足尖向前。

（2）方位：以解剖学姿势为标准，近头者为上，近足者为下；近腹侧面者为前，近背侧面者为后；以身体正中矢状面为参照，近人体正中矢状面者为内侧，反之为外侧；在四肢，前臂的内侧、外侧分别称为尺侧、桡侧，小腿的内侧、外侧分别称为胫侧、腓侧；在空腔器官，近内腔者为内，远离内腔者为外；以体表为参照，近皮肤或器官表面者为浅，反之为深；四肢近躯干者为近侧，反之为远侧。

（3）轴：为分析关节运动形式，在解剖学姿势条件下，在人体设置出互相垂直的 3 个轴，即上下方向的垂直轴、左右方向的冠状轴或额状轴、前后方向的矢状轴。

（4）面：在解剖学姿势条件下，沿矢状轴方向将人体分为左右两部分的纵切面称为矢状面，将人体分为左右对称两半的纵切面称为正中矢状面；沿冠状轴方向将人体分为前后两部分的纵切面称为冠状面或额状面；将人体分为上下两部分的切面称为水平面或横切面。

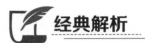 经典解析

1. 下列器官不属于内脏的是（   ）。

    A. 肝   B. 脾   C. 输尿管   D. 前列腺

【答案解析】本题应选 B。本题重点考查内脏的概念。内脏器官必须具备三个特征：第一，属于消化系统、呼吸系统、泌尿系统和生殖系统；第二，位于胸、腹、盆腔内；第三，借孔道与外界相通。故 A、C、D 均符合，而 B 选项的脾属于脉管系统，而且不与外界相通，故不是内脏。故选 B。

2. 骨向正中矢状面靠近的动作为（   ）。

    A. 内收   B. 内旋   C. 外旋   D. 外展

【答案解析】本题应选 A。本题重点考查关节的运动与轴的关系。关节绕冠状轴可做屈和伸的运动；关节绕矢状轴可做内收和外展的运动；关节绕垂直轴可做内旋和外旋的运动。本题中"骨向正中矢状面靠近的动作"是沿着矢状轴的运动，称为"内收"。故选 A。

3. 按左、右方向将人体分成前、后两部分的切面为矢状面。   （   ）

【答案解析】本题应判"错"。本题重点考查"面"的方向关系。"面"即切面，沿前后方向将人体分成左右两部分的切面为矢状面；沿左右方向将人体分成前后两部分的切面为冠状面；沿水平方向将人体分为上下两部分的切面为水平面。注意掌握不同切面的方向，尤其是不能将矢状面和冠状面混淆。

✎ 基础过关

一、名词解释

1. 器官   2. 内脏   3. 解剖学姿势   4. 矢状轴

5. 冠状面

二、单项选择题

1. 以体表为准的方位术语是（　　）。

　　A．浅和深　　　　　B．前和后　　　　　C．上和下　　　　　D．内与外

2. 描述空腔脏器的方位术语是（　　）。

　　A．浅与深　　　　　B．前与后　　　　　C．上与下　　　　　D．内与外

3. 四肢近躯干者称为（　　）。

　　A．内侧　　　　　　B．外侧　　　　　　C．近侧　　　　　　D．远侧

4. 下列对人体标准解剖学姿势的描述错误的是（　　）。

　　A．身体直立　　　　　　　　　　B．两眼向前方平视

　　C．上肢下垂、下肢并拢　　　　　D．手掌向内、足尖向前外方

5. 将人体平均分为左、右两部分的切面为（　　）。

　　A．水平面　　　　　　　　　　　B．冠状面

　　C．矢状面　　　　　　　　　　　D．正中矢状面

6. 下列关于矢状轴的叙述正确的是（　　）。

　　A．呈上下方向　　　　　　　　　B．呈前后方向与身体长轴垂直

　　C．呈左右方向　　　　　　　　　D．与垂直轴平行

三、判断题

1. 心、肝、肾、肺都是内脏。　　　　　　　　　　　　　　　　　　（　　）
2. 关节沿矢状轴可做屈伸运动。　　　　　　　　　　　　　　　　　（　　）
3. 眼位于鼻的内侧，耳的外侧。　　　　　　　　　　　　　　　　　（　　）

四、简答题

1. 简述人体的组成及九大系统的名称。
2. 简述人体解剖学姿势。

📖 提升训练

一、名词解释

1. 系统　　　　2. 冠状轴　　　　3. 垂直轴　　　　4. 矢状面

5. 水平面

二、单项选择题

1. 骨沿关节的垂直轴进行的运动是（　　）。

　　A．屈和伸　　　　　　　　　　　B．内收和外展

　　C．旋转　　　　　　　　　　　　D．环转

2. 呈左、右方向的水平线，与人体长轴垂直的轴线为（　　）。

　　A．垂直轴　　　　　　　　　　　B．矢状轴

　　C．冠状轴　　　　　　　　　　　D．水平轴

三、判断题

1. 位于体腔内的器官都是内脏。 （　　）
2. 矢状轴、冠状轴及垂直轴彼此互相垂直。 （　　）

四、简答题

举例描述解剖学常用的方位术语。

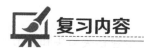

第二章

运 动 系 统

复习要求

1. 掌握：运动系统的组成及功能；骨的形态分类和构造；关节的基本结构；椎骨的一般形态与各部椎骨的主要特征；椎间盘的组成、特点及临床意义；胸骨角的概念和解剖学意义；脊柱的构成、整体观和运动；颅侧面观；颅底内面观；肩胛骨、锁骨、肱骨、尺骨、桡骨的位置和形态结构；髋骨、股骨、胫骨、腓骨、髌骨的位置与形态结构；肩关节、肘关节、髋关节、膝关节的组成、结构特点及运动形式；骨盆的构成和界线的概念；胸锁乳突肌、斜方肌、三角肌、肱二头肌、臀大肌、梨状肌、股四头肌、小腿三头肌的位置、功能及临床意义；重要的呼吸肌；膈的位置、形态和结构；股三角概念和解剖学及临床意义；全身骨性标志和全身肌性标志；腹股沟管的位置、结构及临床意义。

2. 熟悉：关节的构成及运动形式；胸廓的组成和功能；椎骨的连结；胸骨的形态和分部；男、女性骨盆形态的差异；脑颅骨与面颅骨的名称和位置；颅顶面观；颅骨的连结；桡腕关节、踝关节的组成；肱三头肌、股二头肌、胸肌和腹肌；腹直肌鞘的结构及临床意义。

3. 了解：关节的辅助结构；肋的形态与分部；颅前面观；颅底外面观；肌的构造、配布和辅助结构；会阴肌。

复习内容

一、概述

1. 组成

运动系统由骨、骨连结和骨骼肌组成，具有支持、运动和保护等功能。

2. 体表标志

在体表能看到或摸到的骨和骨骼肌的凸起或凹陷，称为体表标志。临床上常用此作为确定内脏器官的位置，判定血管和神经走向，作为确定手术切口、穿刺定位及针灸取穴的依据。

二、骨和骨连结总论

1．骨的分类

成人有 206 块骨，按部位可分为躯干骨 51 块、颅骨 29 块（包含 6 块听小骨）和四肢骨 126 块（包括上肢骨 64 块，下肢骨 62 块）。骨按形态分为长骨、短骨、扁骨和不规则骨 4 类。

长骨：呈长管状，中部称骨干、两端膨大称骨骺（一体两端）；骨干内部的空腔称骨髓腔；多分布于四肢，如肱骨、股骨等。

短骨：形态短小，近似立方形或多面体状；多成群分布，如腕骨、跗骨等。

扁骨：扁薄，呈板状；参与构成器官的腔壁；如顶骨、胸骨、肋骨等。

不规则骨：外形不规则，如椎骨、颞骨等。

2．骨的构造

构造 ┤
- 骨膜：分布于骨表面（除关节面），含血管、神经、成骨细胞，参与骨的生长和修复
- 骨质 ┤
  - 骨密质：分布于骨的表层及长骨的骨干
  - 骨松质：分布于骨的内部
- 骨髓：位于骨髓腔骨松质的间隙内 ┤
  - 红骨髓：有造血功能，5 岁以前均为红骨髓。长骨两端的骨骺内部及短骨、扁骨、不规则骨内的骨髓终生为红骨髓。临床上常选髂骨、胸骨等作为骨髓穿刺的部位
  - 黄骨髓：5 岁以后长骨的骨髓腔内红骨髓逐渐被脂肪组织替代变为黄骨髓

3．骨连结

骨与骨之间的连结装置称为骨连结。根据连结形式的不同分为直接连结和间接连结。直接连结指骨与骨之间借致密结缔组织、软骨或骨直接相连，骨与骨之间没有腔隙，活动范围小或完全不能活动；间接连结指骨与骨之间借结缔组织囊相连，囊内有腔隙，活动范围较大，又称关节。

4．关节的结构

（1）基本结构 ┤
- 关节面：构成关节各骨的相对骨面，每个关节至少包括关节头和关节窝两个关节面，覆盖关节软骨，表面光滑，可减少摩擦
- 关节囊：由结缔组织组成，分为外层的纤维层和内层的滑膜层，滑膜层分泌滑液，可润滑关节
- 关节腔：关节囊滑膜与关节软骨围成的密闭腔隙，内有滑液，呈负压

（2）关节的辅助结构 ┤
- 韧带：是连于两骨间的致密结缔组织束，能增强关节稳固性，限制关节的过度运动
- 关节盘：是位于两骨关节面之间的纤维软骨板，能增强关节稳固性和灵活性，减少外力对关节的冲击与震荡，膝关节内的关节盘呈半月形，称为半月板

5．关节的运动

关节的运动一般围绕一定的轴进行，可产生两种方向相反的运动形式，根据运动轴的不同分为以下几种。

（1）屈和伸：关节沿冠状轴所做的运动，两骨之间角度变小为屈；反之为伸。

（2）内收和外展：关节沿矢状轴所做的运动，骨向正中矢状面靠拢称为内收；反之称为外展。

（3）旋转：关节沿垂直轴所做的运动，骨的前面转向内侧称为旋内；反之称为旋外。在前臂，手背转向前方称为旋前，反之称为旋后。

（4）环转：关节围绕两个轴或三个轴进行的伸、外展、内收、屈复合运动，运动时，骨的近侧端在原位做转动，远端做圆周运动。

三、躯干骨及其连结

躯干骨包括椎骨、胸骨和肋，借骨连结构成脊柱和胸廓。

1．椎骨的一般形态

椎骨 $\left\{\begin{array}{l}\text{椎体：位于椎骨的前部，多数呈近似柱状结构}\\ \text{椎弓}\left\{\begin{array}{l}\text{椎弓根：指椎体和椎弓的连接处，较细；其上下各有一个弧形凹陷，}\\ \qquad\qquad\text{分别称为椎上切迹和椎下切迹}\\ \text{椎弓板：有 7 个凸起，上、下关节突及横突各 1 对，棘突 1 个}\end{array}\right.\end{array}\right.$

椎孔：椎体与椎弓围成椎孔。

椎管：所有椎孔上下相连构成椎管，容纳脊髓。

椎间孔：相邻椎骨的椎上切迹和椎下切迹围成椎间孔，有脊神经通过。

2．各部椎骨的特点

（1）颈椎：椎体较小，横突根部有横突孔，第 2～6 颈椎棘突较短，末端有分叉。

第 1 颈椎：又称寰椎，呈环形，无椎体、关节突和棘突。

第 2 颈椎：又称枢椎，椎体上有齿突。

第 7 颈椎：又称隆椎，棘突长，末端不分叉，是计数椎骨和针灸取穴的体表标志。

（2）胸椎：棘突细长并斜向后下方，呈叠瓦状排列，椎体两侧和横突末端有与肋骨构成关节的肋凹。

（3）腰椎：椎体大，棘突宽厚呈板状，水平伸向后方，棘突间隙较宽。腰椎穿刺部位常选第 3、4 腰椎间隙或第 4、5 腰椎间隙。

（4）骶骨：由 5 块骶椎融合而成，呈倒置三角形，底向上，尖向下；上端与第 5 腰椎相接，其前缘中部向前突出称为骶骨岬，下端与尾骨相连；前面光滑微凹，有 4 对骶前孔，后面粗糙隆凸，有 4 对骶后孔，侧面有耳状面与髂骨相关节。骶骨内部中央有一条纵贯全长的管道，称为骶管，上端与椎管相连，两侧与骶前、后孔相通；骶管的下口位于骶正中嵴下端，呈三角形，称为骶管裂孔；骶管裂孔两侧有向下的凸起，称为骶角。骶管麻醉时常以骶角作为确定骶管裂孔的标志。

3．椎骨的连结

各部椎骨之间主要通过韧带、椎间盘和关节相连形成脊柱。

椎骨的连结
- 椎间盘：是位于相邻两个椎体之间的纤维软骨盘，由外层的纤维环和中央富有弹性的髓核构成；由于纤维环的后外侧部较薄弱，当突然弯腰或腰肌劳损时，可引起纤维环破裂，髓核突向椎管或椎间孔，压迫脊髓或脊神经，形成椎间盘脱出症
- 长韧带
  - 前纵韧带：位于椎体和椎间盘前面的纵行纤维束，宽而坚韧
  - 后纵韧带：位于椎体和椎间盘后面的纵行纤维束，窄而坚韧
  - 棘上韧带：位于棘突末端的纵行韧带，第7颈椎以上扩展成项韧带
- 短韧带
  - 棘间韧带：位于相邻棘突之间的薄片状韧带
  - 黄韧带：位于相邻两椎弓板之间的韧带，参与构成椎管后壁
- 关节
  - 关节突关节：由相邻椎骨的上、下关节突的关节面构成
  - 寰枢关节：由寰椎和枢椎构成，可使头部做旋转运动

腰椎穿刺过程中依次经过的韧带是：棘上韧带→棘间韧带→黄韧带。

4．脊柱的构成、整体观和运动

脊柱由24块椎骨、1块骶骨和1块尾骨组成。脊柱前面观可见椎体自上而下逐渐增大，到骶骨上端最宽大，这与承重逐渐增加有关；脊柱后面观可见棘突纵列成一条直线，各部棘突形态不同；脊柱侧面观有4个生理性弯曲，其中颈曲和腰曲凸向前，胸曲和骶曲凸向后。这些弯曲增强了脊柱的弹性，可减轻震荡，对脑和胸腹腔脏器起保护作用。脊柱可做前屈、后伸、侧屈、旋转和环转运动，运动幅度最大部位在下颈段和下腰段，故损伤也多发生于此。

5．胸廓的构成和功能

胸廓由12块胸椎、12对肋和1块胸骨连结而成，主要功能为参与呼吸运动，支持和保护胸、腹腔器官。

（1）胸骨：位于胸前壁正中，由胸骨柄、胸骨体和剑突构成。胸骨柄的上缘中部微凹称为颈静脉切迹。胸骨柄和胸骨体连接处微向前凸称为胸骨角，两侧平对第2肋软骨，是计数肋的重要标志。

（2）肋：由肋骨和肋软骨构成。肋骨后端有肋头、肋颈、肋结节，中部为肋体，其内面下缘处有肋沟（内有肋间血管和神经通过）；肋软骨位于第1~10肋骨的前端，终生不骨化。第1~7肋前端直接与胸骨连结，称为真肋；第8~10肋前端借肋软骨依次连于上位肋软骨下缘，形成连续的软骨缘称为肋弓（重要的体表标志）；第11、12对肋前端游离，称为浮肋。

（3）胸廓：胸廓呈上窄下宽、前后略扁的圆锥形，上口由第1胸椎、第1肋和胸骨的颈静脉切迹围成；下口由第12胸椎、第11、12肋前端、肋弓和剑突围成。两肋弓之间的夹角称为胸骨下角，相邻两肋之间的间隙称为肋间隙。胸廓对胸腔内器官起保护和支持作用，并且参与呼吸运动。

6．躯干骨的骨性标志

第7颈椎棘突、所有胸椎和腰椎棘突、胸骨角、颈静脉切迹、肋弓、肋间隙、剑突、骶角。

四、颅骨

1. 颅的组成

颅 { 脑颅（8块）：成对的有顶骨和颞骨，不成对的有额骨、筛骨、蝶骨和枕骨

面颅（15块）：成对的有上颌骨、鼻骨、泪骨、颧骨、腭骨、下鼻甲骨，不成对的有犁骨、舌骨、下颌骨

下颌骨 { 下颌体：呈马蹄铁形，上缘构成牙槽弓，容纳牙根，前外侧面有一对颏孔

下颌支：上端有冠突和髁突，下颌体、下颌支交界处为下颌角，下颌支内面中部有下颌孔

2. 颅的整体观

（1）颅顶面：额骨、左右顶骨和枕骨之间形成骨缝，分别有冠状缝、矢状缝、人字缝。

颅囟：新生儿颅骨未完全骨化，骨与骨之间形成较大的间隙，被结缔组织膜封闭，称为颅囟。

前囟：位于冠状缝与矢状缝相交处由结缔组织膜封闭的间隙，呈菱形，在儿童约1岁半时闭合。

后囟：位于矢状缝与人字缝相交处由结缔组织膜封闭的间隙，约呈三角形，在新生儿出生后不久即闭合。

（2）颅底内面 { 颅前窝：筛孔

颅中窝：视神经管、眶上裂、圆孔、卵圆孔、棘孔

颅后窝：枕骨大孔、颈静脉孔、舌下神经管内口、内耳门

（3）颅底外面：前部为分隔口腔和鼻腔的骨腭，后部有枕骨大孔

（4）颅的侧面：颧弓、外耳门、乳突、颞窝、翼点

（5）颅的前面 { 眶：视神经管、眶上孔（或切迹）、眶下孔、泪囊窝、眶上裂、眶下裂

骨性鼻腔：上鼻甲、中鼻甲、下鼻甲，上鼻道、中鼻道、下鼻道

鼻旁窦：额窦、筛窦、蝶窦和上颌窦

鼻旁窦：在鼻腔周围的颅骨内，有一些含气的空腔，内衬黏膜并且与鼻腔相通，分别有额窦、筛窦、蝶窦和上颌窦，有减轻颅骨重量和对发音起到共鸣的作用，又称为鼻窦或副鼻窦；鼻旁窦的黏膜与鼻腔黏膜相连续。

3. 翼点的位置及临床意义

颞窝内侧壁的前下部由额、顶、颞和蝶四骨汇合形成的"H"形缝，称为翼点，此处骨质较薄弱，其内面有脑膜中动脉的前支经过，骨折时易损伤该血管而引起颅内血肿，严重时会危及生命。

4. 颞下颌关节的组成及运动

颞下颌关节由颞骨的下颌窝、关节结节和下颌骨的下颌头构成。关节囊松弛，关节腔内有关节盘。两侧颞下颌关节属联动关节，必须同时运动，可做上下、前后、左右运动。

5. 颅骨的骨性标志

乳突、枕外隆凸、眉弓、颧弓、下颌角。

五、四肢骨及其连结

（一）上肢骨及其连结

1. 上肢骨的组成及主要结构

上肢骨由肩胛骨、锁骨、肱骨、尺骨、桡骨和手骨组成。

（1）肩胛骨：位于胸廓的后外上方，介于第2～7肋，呈三角形，分2面、3角和3缘。

$$
肩胛骨 \begin{cases}
2面 \begin{cases}
前面：肩胛下窝 \\
后面：有一横嵴称为肩胛冈，其向外侧延伸的扁平突起称为肩峰，\\
\qquad 为肩部最高点；两侧肩胛冈内侧端连线平对第3胸椎棘突，\\
\qquad 是计数椎骨序数的标志。冈上窝，冈下窝
\end{cases} \\
3角 \begin{cases}
上角：平对第2肋 \\
下角：平对第7肋，是计数肋骨序数的标志 \\
外侧角：关节盂
\end{cases} \\
3缘 \begin{cases}
上缘：有一个向前外侧的指状突起，称为喙突 \\
内侧缘：全长可在体表扪及 \\
外侧缘
\end{cases}
\end{cases}
$$

（2）锁骨：位于胸廓前上部，左右各一，呈"～"形。内侧端圆钝与胸骨相连，称为胸骨端；外侧端扁平与肩峰相关节，称为肩峰端。全长可在体表扪及，内侧2/3凸向前，外侧1/3凸向后；锁骨易骨折，并多见于锁骨中外1/3交界处。

（3）肱骨：位于臂部，"一体两端"，主要结构有肱骨头、外科颈、三角肌粗隆、大结节、小结节、桡神经沟、肱骨小头、肱骨滑车、鹰嘴窝、尺神经沟、内上髁、外上髁。

桡神经沟：在肱骨的三角肌粗隆后下方有自内上斜向外下的浅沟，称为桡神经沟，有桡神经通过。

尺神经沟：在肱骨内上髁后下方的深沟称为尺神经沟，有尺神经通过。

（4）尺骨：位于前臂内侧，"上大下小"，主要结构有鹰嘴、滑车切迹、桡切迹、尺骨头、尺骨茎突。

（5）桡骨：位于前臂外侧，"上小下大"，主要结构有桡骨头、尺切迹、桡骨颈、桡骨粗隆、桡骨茎突。

（6）手骨：包括腕骨、掌骨和指骨。腕骨均为短骨，共8块，由桡侧向尺侧，排成两列。近侧列有手舟骨、月骨、三角骨、豌豆骨；远侧列有大多角骨、小多角骨、头状骨、钩骨（记忆口诀：舟、月、三角、豆，大、小、头状、钩）。

2. 肩关节的构成、特点及运动形式

（1）构成：由肩胛骨的关节盂和肱骨头构成。

（2）特点：①肱骨头大，关节盂小而浅（头大盂浅），稳定性差；②关节囊薄弱，韧带松弛（薄而松弛），其下部最薄弱，故易向前下方脱位；③关节腔内有肱二头肌长头腱通过（肌腱通过）。

（3）运动形式：肩关节是人体运动最灵活的关节，可做屈、伸，外展、内收，旋内、旋外及环转运动。

3．肘关节的构成、特点及运动形式

（1）构成：由肱骨下端和桡骨、尺骨的上端构成。

（2）特点：①肘关节是复合关节，包括肱尺关节、肱桡关节和桡尺近侧关节，3 个关节共同包绕在 1 个关节囊内；②关节囊前后壁薄而松弛，两侧壁厚而紧张，并有韧带加强，后壁最薄弱，故肘关节易向后方脱位；③在桡骨环状关节面周围有桡骨环状韧带，防止桡骨头凸出。

（3）运动形式：可做屈、伸运动。

肘后三角：肱骨内、外上髁和尺骨鹰嘴三点在伸肘关节时呈一直线，当肘关节前屈 90°时，三点呈一等腰三角形，这三点位置关系发生改变，提示肘关节后脱位。

4．桡腕关节（腕关节）的构成、特点及运动形式

（1）构成：由桡骨下端、尺骨头下方的关节盘和手舟骨、月骨、三角骨共同构成。

（2）特点：关节囊松弛，周围有韧带加强。

（3）运动形式：可做屈、伸、内收、外展及环转运动。

（二）下肢骨及其连结

1．下肢骨的组成及主要结构

下肢骨由髋骨、股骨、髌骨、胫骨、腓骨和足骨组成，较上肢粗壮，具有支持躯体、承受体重和行走的功能。

（1）髋骨：位于盆部，外形不规则，由髂骨、坐骨和耻骨融合而成。髋骨外面有一个圆形深窝为髋臼，三骨交汇于此；其前下部有一个大而不规则的孔为闭孔，由耻骨和坐骨围成。

髋骨 ⎰ 髂骨：在髋骨的后上部，主要结构有髂嵴、髂前上棘、髂后上棘、髂结节、髂窝、弓状线、耳状面

坐骨：在髋骨的后下部，主要结构有坐骨结节、坐骨棘、坐骨大切迹、坐骨小切迹

耻骨：在髋骨的前下部，主要结构有耻骨结节、耻骨梳、耻骨联合面

两侧髂嵴最高点的连线通过第 4 腰椎棘突，是椎骨计数的标志，也是腰穿的定位标志。

（2）股骨：位于股部，是人体最粗大的长骨，主要结构有股骨头、股骨颈、大转子、小转子、臀肌粗隆、内侧髁、外侧髁、髁间窝。

（3）髌骨：位于膝关节前方，是人体最大的籽骨，略呈三角形，包裹在股四头肌腱内。

（4）胫骨：位于小腿内侧，主要结构有内侧髁、外侧髁、髁间隆起、胫骨粗隆、内踝。

（5）腓骨：位于小腿外侧，主要结构有腓骨头、外踝。

（6）足骨：包括跗骨、跖骨和趾骨。跗骨属于短骨，共有 7 块，分别是跟骨，距骨，足舟骨，骰骨，第 1、2、3 楔骨。

2．骨盆的构成和分部

（1）构成：由左、右髋骨和骶骨、尾骨连结而成。

（2）分部：骨盆以界线为界分为上方的大骨盆和下方的小骨盆。界线是由骶骨岬经两侧的弓状线、耻骨梳、耻骨结节至耻骨联合上缘围成。通常所说的骨盆腔即小骨盆内腔，骨盆上、下口之间的内腔称为骨盆腔。骨盆上口就是界线；骨盆下口由尾骨尖、骶结节韧

带、坐骨结节、坐骨支、耻骨支和耻骨联合下缘共同围成。两侧耻骨下支、坐骨支（合称耻骨弓）和耻骨联合下缘所成的夹角称为耻骨下角。

3．男、女性骨盆的形态差异（见表1-2-2）

表1-2-2　男、女性骨盆的形态差异

	男　　性	女　　性
骨盆形状	较窄长	较宽短
骶骨岬	凸出明显	凸出不明显
骨盆上口	心形	椭圆形
骨盆下口	狭小	宽大
骨盆腔	漏斗形	圆桶形
耻骨下角	$70°\sim75°$	$80°\sim100°$

4．髋关节的构成、特点和运动形式

（1）构成：髋关节由髋臼和股骨头构成。

（2）特点：①股骨头大，髋臼深（头大窝深）；②关节囊厚而坚韧（厚而坚韧），关节囊后下方薄弱，易向后下方脱位；③关节腔内有股骨头韧带（韧带通过）。

（3）运动形式：运动形式与肩关节相同，但运动幅度较肩关节小，可做屈、伸，内收、外展，旋内、旋外和环转运动。

5．膝关节的构成、特点及运动形式

（1）构成：由股骨下端、胫骨上端和髌骨构成。

（2）特点：为人体最大最复杂的关节。①关节囊薄而松弛，囊内、外均有韧带加强。②关节囊前壁有髌韧带加强，两侧壁有胫、腓侧副韧带加强。③内有前、后交叉韧带，防止胫骨前后移位；关节内有内、外侧半月板，使关节面相互适应，缓冲压力，进一步增强关节的稳固性。

（3）运动形式：主要做屈、伸运动。

6．距小腿关节（踝关节）的构成、特点及运动形式

（1）构成：由胫骨、腓骨下端和距骨构成。

（2）特点：①关节囊前、后壁松弛；②两侧有较强大的内、外侧韧带加强。

（3）运动形式：可做背屈（伸）和跖屈（伸）运动。

7．足弓

跗骨和跖骨借其关节和韧带连结，形成向上凸的弓形结构，称为足弓。在行走和跳跃时，足弓能缓冲震荡、保护脑和内脏器官，避免足底血管和神经受压引起的足部骨骼肌疲劳、疼痛。

8．四肢骨重要的骨性标志

肩胛冈、肩峰、肩胛骨下角、肩胛骨内侧缘、肱骨内上髁、肱骨外上髁、鹰嘴、桡骨茎突、尺骨茎突、髂嵴、髂前上棘、髂结节、耻骨结节、坐骨结节、股骨大转子、髌骨、胫骨粗隆、内踝、外踝。

六、骨骼肌

1．肌的形态构造

（1）肌的形态：肌按外形可分为长肌、短肌、扁肌和轮匝肌；按部位可分为头肌、颈

肌、躯干肌和四肢肌。

（2）肌的构造：主要由肌腹和肌腱组成，肌腹具有收缩和舒张功能，肌腱无收缩功能。扁肌的肌腱称为腱膜。

（3）肌的配布：拮抗肌、协同肌。

（4）肌的辅助结构：筋膜（包括浅筋膜和深筋膜）、腱鞘、滑膜囊等。

2．头、颈肌

（1）头肌 { 表情肌：主要有枕额肌、眼轮匝肌和口轮匝肌
咀嚼肌：位于颞下颌关节的周围，包括颞肌、咬肌，主要参与咀嚼运动

（2）颈肌 { 胸锁乳突肌：一侧收缩使头向同侧倾斜，面转向对侧；两侧同时收缩使头后仰
舌骨上肌群：参与口腔底构成，收缩时上提舌骨
舌骨下肌群：收缩时下降舌骨

3．躯干肌

（1）背肌 { 浅层：斜方肌、背阔肌
深层：竖脊肌

斜方肌：是两侧呈三角形的扁肌，左右合在一起呈斜方形，位于项部和背部；单侧斜方肌收缩时可上提和下降肩部，两侧同时收缩可使肩胛骨向脊柱靠拢并使头后仰。

背阔肌：位于背下部，是全身最大的扁肌；收缩时可使肩关节内收、旋内和后伸。

竖脊肌：位于棘突两侧的深沟内，收缩时可使脊柱后伸、头后仰，并维持直立姿势。

（2）胸肌：胸大肌、前锯肌、肋间内肌和肋间外肌（重要的呼吸肌）。

胸大肌：位于胸前壁的上部，收缩时可使肩关节内收并旋内，也可以提肋助吸气。

肋间外肌：位于肋间隙浅层，由外上向内下走行，收缩时可提肋助吸气。

肋间内肌：位于肋间隙深层，由内下向外上走行，收缩时可降肋助呼气。

（3）膈：呈穹窿状，位于胸、腹腔之间，其腱膜位于中央称为中心腱，周围部为肌腹。膈上有主动脉裂孔（主动脉和胸导管通过）、食管裂孔（食管和迷走神经通过）和腔静脉孔（下腔静脉通过）3 个裂孔，是重要的呼吸肌。

（4）腹肌 { 前部：腹直肌，包埋于腹直肌鞘内，有 3 或 4 个腱划
外侧部：由浅至深分别为腹外斜肌、腹内斜肌和腹横肌
后部：腰方肌和腰大肌

腹直肌鞘：是包裹腹直肌的鞘状结构，其前层由腹外斜肌腱膜与腹内斜肌腱膜合并而成，后层由腹内斜肌腱膜与腹横肌腱膜合并而成。

腱划：是腹直肌上的结缔组织，与包裹着腹直肌的腹直肌鞘浅层紧密结合，把腹直肌分成了 3～4 个肌腹，也有防止腹直肌收缩时移位的作用。

腹肌的作用：①可以保护腹腔器官；②收缩时增大腹压，协助完成排便、分娩及呕吐；③使脊柱前屈、侧弯和旋转；④辅助呼吸的功能。

（5）会阴肌：肛提肌、会阴浅横肌、会阴深横肌和尿道括约肌。

（6）参与呼吸运动的主要肌肉及其作用。

肋间外肌：收缩时可上提肋，胸腔容积扩大，助吸气；肋间内肌：收缩时可下降肋，胸腔容积缩小，助呼气。膈：收缩时膈穹窿下降，胸腔容积扩大，助吸气；舒张时膈穹窿

上升，胸腔容积缩小，助呼气。

（7）腹肌形成的结构

腹股沟韧带：腹外斜肌腱膜下缘卷曲增厚处，连于髂前上棘和耻骨结节处。

腹股沟管：指位于腹股沟韧带内侧半上方，由腹前外侧壁 3 层扁肌和腱膜之间形成的斜行裂隙，在成年人长约 4～5 cm，男性有精索通过，女性有子宫圆韧带通过。

腹股沟管 {
位置：位于腹股沟韧带内侧半上方
结构：腹前外侧壁 3 层扁肌和腱膜间的斜行裂隙，长 4～5 cm
内口：腹股沟管深环（腹环），位于腹股沟韧带中点上方 1.5 cm 处，由腹横筋膜构成
外口：腹股沟管浅环（皮下环），由腹外斜肌腱膜构成
内容物：男性有精索通过，女性有子宫圆韧带通过
临床意义：是腹壁的薄弱区，是腹股沟斜疝的好发部位
}

腹股沟三角：是由腹壁下动脉、腹直肌外侧缘和腹股沟韧带内侧半所围成的三角形区域，该区缺乏肌纤维，较为薄弱，是腹股沟直疝的好发部位，又称为海氏三角。

4. 四肢肌

（1）上肢肌

肩肌：位于肩关节周围，主要有三角肌、冈上肌、冈下肌、大圆肌、小圆肌等。

三角肌：收缩时可使肩关节外展，是肌内注射的常用部位。

臂肌 {
前群：肱二头肌，收缩可屈肘关节
后群：肱三头肌，收缩可伸肘关节
}

前臂肌 {
前群：有 9 块，收缩时可屈腕关节、屈指间关节，使前臂旋前
后群：有 10 块，收缩时可伸腕关节、伸指间关节，使前臂旋后
}

手肌 {
外侧群：总称鱼际，可使拇指内收、外展、屈和对掌
中间群：可屈掌指关节和伸指间关节，并使第 2～5 指内收和外展
内侧群：总称小鱼际，可屈小指和使小指外展
}

（2）下肢肌

髋肌 {
前群：有髂腰肌，可使髋关节前屈和旋外
后群：有臀大肌和梨状肌，臀大肌可伸髋关节，同时是临床上肌内注射的常选部位（外上 1/4），梨状肌可使髋关节外展、旋外
}

股肌 {
前群：缝匠肌，可屈髋关节和屈膝关节；股四头肌，体积最大，可屈髋关节和伸膝关节
内侧群：包括长收肌、大收肌和股薄肌等，可使髋关节内收
后群：包括股二头肌、半腱肌和半膜肌，可伸髋关节和屈膝关节
}

小腿肌 {
前群：胫骨前肌、趾长伸肌和姆长伸肌，可使足背屈、内翻
外侧群：腓骨长肌和腓骨短肌，使足外翻、跖屈
后群：浅层为小腿三头肌（包括腓肠肌和比目鱼肌），深层为胫骨后肌、趾长屈肌和姆长屈肌，使足跖屈和内翻
}

（3）四肢的局部结构

股三角：位于大腿前面的上部，由腹股沟韧带、缝匠肌和长收肌围成。从内向外有股

静脉、股动脉和股神经通过。

腘窝：位于膝关节的后面，是由肌围成的菱形凹窝，内有腘动脉、腘静脉和胫神经通过。

5. 全身重要的肌性标志

胸锁乳突肌、胸大肌、三角肌、肱二头肌、肱三头肌、股四头肌、缝匠肌、臀大肌、小腿三头肌、跟腱、腹股沟韧带。

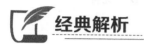

经典解析

1. 下列关节不能沿矢状轴运动的是（　　）。

　　A. 肩关节　　　　　B. 肘关节　　　　　C. 髋关节　　　　D. 桡腕关节

【答案解析】本题应选 B。本题重点考查关节运动与轴的关系。关节沿矢状轴可做外展、内收运动。A、C、D 选项中的关节均可做外展、内收运动，而 B 选项的肘关节只能做屈伸运动，不能做外展、内收运动，故选 B。

2. 3 岁男孩，右手被大人用力牵拉后，哭述右臂部疼痛，活动受限。查体：右肘略曲，前臂略旋前，右手拒绝接物，未拍 X 线片。最有可能的诊断是（　　）。

　　A. 肩关节脱位　　B. 肘关节脱位　　　C. 桡骨头半脱位　　D. 桡腕关节脱位

【答案解析】本题应选 C。本题重点考查桡骨头半脱位的表现。桡骨头半脱位表现为：患儿肘部疼痛，哭闹，肘部半屈曲，前臂中度旋前，不敢旋后和屈肘，不肯举起和活动患肢，桡骨头部位有压痛。题目中描述症状不符合 A、B、D 选项，且与桡骨头半脱位症状吻合，故选 C。

3. 30 岁，男性，跌倒后右肘部疼痛、肿胀，不能活动，肘关节固定于半伸直位，尺骨鹰嘴凸出于肘后，肘部三角关系改变，最可能的诊断是（　　）。

　　A. 肱骨骨折　　　B. 桡骨骨折　　　　C. 桡骨头半脱位　　D. 肘关节后脱位

【答案解析】本题应选 D。本题重点考查肘关节后脱位的表现。肘关节后脱位的典型表现为肘部的疼痛、肿胀及肘后三角关系改变，故选 D。

4. 进行腰椎穿刺时，穿刺针不会经过的韧带是（　　）。

　　A. 棘上韧带　　　B. 棘间韧带　　　　C. 黄韧带　　　　D. 后纵韧带

【答案解析】本题应选 D。本题重点考查连接椎骨的韧带及其位置。棘上韧带位于棘突末端，棘间韧带位于相邻的棘突之间，黄韧带位于相邻的椎弓板之间，在腰椎穿刺时，穿刺针会依次经过棘上韧带、棘间韧带、黄韧带，到达椎管；而后纵韧带位于椎管的前壁，即椎体后面，穿刺针不能到达，故选 D。

5. 距小腿关节可做背屈和跖屈运动，跖屈运动又叫伸。　　　　　　　　　　（　　　）

【答案解析】本题应判"错"。本题重点考查距小腿关节的运动。距小腿关节可做背屈（伸）和跖屈（屈）运动，背屈实际应为"伸"，跖屈实际应为"屈"，故判"错"。

基础过关

一、名词解释

1. 关节　　　　　2. 椎孔　　　　　3. 骶角　　　　　4. 胸骨角

5. 肋弓　　　　　6. 胸骨下角　　　　7. 翼点　　　　　8. 桡神经沟

9. 尺神经沟　　　10. 肘后三角　　　11. 骨盆　　　　　12. 界线

13. 耻骨下角　　　14. 足弓　　　　　15. 腹股沟管　　　16. 股三角

二、单项选择题

1. 下列属于短骨的是（　　　）。

    A. 锁骨　　　　　B. 指骨　　　　　C. 椎骨　　　　　D. 腕骨

2. 下列不属于长骨的特点的是（　　　）。

    A. 呈长管状　　　　　　　　　B. 分一体两端

    C. 两端比较细小　　　　　　　D. 两端具有光滑的关节面

3. 下列不参与骨的构造的是（　　　）。

    A. 骨质　　　　　B. 骨膜　　　　　C. 骨髓　　　　　D. 关节软骨

4. 下列不属于关节的基本结构的是（　　　）。

    A. 关节面　　　　B. 关节囊　　　　C. 关节腔　　　　D. 关节盘

5. 骨绕关节的矢状轴进行的运动是（　　　）。

    A. 屈和伸　　　　B. 内收　　　　　C. 旋转　　　　　D. 环转

6. 骨绕关节的冠状轴使两骨间的角度变大的动作叫（　　　）。

    A. 屈　　　　　　B. 伸　　　　　　C. 内收　　　　　D. 外展

7. 下列关于椎骨的描述不正确的是（　　　）。

    A. 全部椎孔围成椎管　　　　　B. 椎弓与椎体相连的部位称为椎弓板

    C. 椎弓发出 7 个凸起　　　　　D. 上、下关节突均发自椎弓

8. 关于颈椎的结构特征，下列描述正确是（　　　）。

    A. 第 1 颈椎有齿突　　　　　　B. 棘突全部有分叉

    C. 横突有横突孔　　　　　　　D. 第 2 颈椎称为隆椎

9. 围成椎间孔的是（　　　）。

    A. 上、下相邻的椎上切迹和椎下切迹　B. 椎弓根和椎弓板

    C. 上、下相邻的椎弓　　　　　D. 椎体和椎弓

10. 下列对胸椎形态特征的描述正确的是（　　　）。

    A. 椎体细小　　　　　　　　　B. 有横突孔

    C. 棘突呈叠瓦状向后下方伸　　D. 棘突呈板状水平向后伸

11. 符合腰椎主要特征的是（　　　）。

    A. 棘突呈板状水平向后伸　　　B. 椎体较小

    C. 棘突分叉　　　　　　　　　D. 椎体两侧和横突末端有关节面

12. 骶管麻醉时确定骶管裂孔的体表标志是（　　　）。

    A. 岬　　　　　　B. 骶角　　　　　C. 骶后孔　　　　D. 耳状面

13. 椎间盘最容易脱出的方位是（　　　）。

    A. 前内侧　　　　B. 前外侧　　　　C. 后内侧　　　　D. 后外侧

14. 椎间盘（　　　）。

    A. 位于相邻两椎体之间　　　　B. 由髓核和纤维环构成

    C. 参与直接连接　　　　　　　D. 以上都正确

15．下列对脊柱的描述错误的是（　　）。
　　A．椎体自颈椎至腰椎逐渐增大　　　　　B．所有棘突呈叠瓦状排列
　　C．侧面观有四个生理性弯曲　　　　　　D．下腰部和下颈部运动幅度最大
16．下列不属于躯干骨的是（　　）。
　　A．锁骨　　　　　B．肋骨　　　　　C．腰椎　　　　　D．胸骨
17．下列不参与胸廓组成的结构是（　　）。
　　A．锁骨　　　　　B．胸骨　　　　　C．肋　　　　　D．胸椎
18．下列属于面颅的骨是（　　）。
　　A．颞骨　　　　　B．额骨　　　　　C．颧骨　　　　　D．筛骨
19．不位于颅顶的是（　　）。
　　A．冠状缝　　　　B．矢状缝　　　　C．翼点　　　　　D．人字缝
20．位于颅中窝的孔裂是（　　）。
　　A．视神经管　　　B．舌下神经管　　C．颈静脉孔　　　D．内耳门
21．下列位于颅后窝的是（　　）。
　　A．枕骨大孔　　　B．圆孔　　　　　C．棘孔　　　　　D．眶上裂
22．乳突是（　　）上的结构。
　　A．蝶骨　　　　　B．枕骨　　　　　C．颞骨　　　　　D．颧骨
23．下列不参与翼点组成的是（　　）。
　　A．额骨　　　　　B．筛骨　　　　　C．顶骨　　　　　D．颞骨
24．下列关于前囟的描述正确的是（　　）。
　　A．位于额骨与两顶骨之间　　　　　　　B．位于枕骨与两顶骨之间
　　C．位于枕骨、顶骨与颞骨之间　　　　　D．出生后不久即闭合
25．肩胛骨下角平对（　　）。
　　A．第2肋　　　　B．第3肋　　　　C．第5肋　　　　D．第7肋
26．肩部的最高点是（　　）。
　　A．关节盂　　　　B．肩胛骨上角　　C．肩峰　　　　　D．肩胛冈
27．不在肩胛骨上的结构是（　　）。
　　A．肩峰　　　　　B．肩胛冈　　　　C．关节盂　　　　D．三角肌粗隆
28．肱骨上最易发生骨折的部位是（　　）。
　　A．肱骨头　　　　B．外科颈　　　　C．桡神经沟　　　D．内上髁
29．下列结构不在尺骨上的是（　　）。
　　A．冠突　　　　　B．滑车切迹　　　C．尺切迹　　　　D．茎突
30．下列对肩关节特点的叙述错误的是（　　）。
　　A．关节面面积差较大　　　　　　　　　B．关节囊薄而松弛
　　C．关节脱位以下部多见　　　　　　　　D．关节囊周围有强韧的韧带
31．下列结构能与关节盂构成关节的是（　　）。
　　A．肱骨头　　　　B．肩胛冈　　　　C．肱骨大结节　　D．肋头
32．与肱骨滑车相关节的是（　　）。
　　A．桡骨头　　　　B．尺骨头　　　　C．滑车切迹　　　D．桡切迹

33．不参与桡腕关节组成的是（ 　　 ）。

A．桡骨下端 　　　　　　　　　　 B．豌豆骨

C．手舟骨 　　　　　　　　　　　　 D．尺骨下端的关节盘

34．不参与髋骨构成的是（ 　　 ）。

A．骶骨 　　　　 B．髂骨 　　　　 C．坐骨 　　　　 D．耻骨

35．不属于髋骨体表标志的是（ 　　 ）。

A．髂结节 　　　　 B．坐骨结节 　　　　 C．髂窝 　　　　 D．耻骨结节

36．平对第4腰椎棘突的是（ 　　 ）。

A．两侧髂结节的连线 　　　　　　 B．两侧髂嵴最高点的连线

C．两侧髂前上棘的连线 　　　　　 D．两侧髂后上棘的连线

37．不参与骨盆界线组成的是（ 　　 ）。

A．骶骨岬 　　　　 B．弓状线 　　　　 C．耻骨梳 　　　　 D．耻骨联合面

38．属于股骨体表标志的是（ 　　 ）。

A．股骨头 　　　　 B．股骨颈 　　　　 C．大转子 　　　　 D．臀肌粗隆

39．不位于股骨上的结构是（ 　　 ）。

A．外踝 　　　　 B．股骨头 　　　　 C．小转子 　　　　 D．大转子

40．髋关节的结构特点不包括（ 　　 ）。

A．关节面面积差小 　　　　　　　 B．关节囊周围有韧带加强

C．髋臼与股骨头之间有关节盘 　　 D．关节囊厚而紧张

41．不参与膝关节组成的是（ 　　 ）。

A．股骨 　　　　 B．胫骨 　　　　 C．腓骨 　　　　 D．髌骨

42．下列对膝关节结构的描述正确的是（ 　　 ）。

A．囊内有交叉韧带和半月板 　　　 B．有髌韧带和副韧带

C．由股骨下端、胫骨上端和髌骨构成 D．以上均正确

43．有关节盘的关节是（ 　　 ）。

A．肩关节 　　　　 B．髋关节 　　　　 C．颞下颌关节 　　　　 D．肘关节

44．下列关于踝关节的描述正确的是（ 　　 ）。

A．关节囊内、外侧壁松弛 　　　　 B．前后有韧带加强

C．由胫、腓骨下端和距骨构成 　　 D．只做内收、外展运动

45．使脊柱后伸的肌主要是（ 　　 ）。

A．斜方肌 　　　　 B．背阔肌 　　　　 C．竖脊肌 　　　　 D．腰方肌

46．不参与呼吸运动的肌是（ 　　 ）。

A．胸大肌 　　　　 B．三角肌 　　　　 C．膈 　　　　 D．肋间外肌

47．穿过膈食管裂孔的结构是（ 　　 ）。

A．主动脉 　　　　 B．食管 　　　　 C．胸导管 　　　　 D．下腔静脉

48．男性腹股沟管内通过的结构是（ 　　 ）。

A．精索 　　　　 B．睾丸 　　　　 C．射精管 　　　　 D．附睾

49．能使肩关节外展的肌是（ 　　 ）。

A．三角肌 　　　　 B．胸大肌 　　　　 C．前锯肌 　　　　 D．背阔肌

50. 收缩时可屈肘关节的肌是（   ）。
   A．三角肌   B．肱二头肌   C．肱三头肌   D．胸大肌
51. 屈髋关节并屈膝关节的肌是（   ）。
   A．股四头肌   B．股二头肌   C．缝匠肌   D．半腱肌
52. 臀大肌的作用是使髋关节（   ）。
   A．屈   B．伸   C．外展   D．旋内

三、判断题

1. 6岁后，全身的红骨髓内出现脂肪组织，均变为黄骨髓。（   ）
2. 肩胛骨属于躯干骨。（   ）
3. 椎体与椎弓围成椎间孔。（   ）
4. 两侧髂嵴最高点的连线平对第4腰椎棘突，是腰椎穿刺的定位标志。（   ）
5. 正常伸肘时，肱骨内上髁、外上髁和尺骨冠突在一条直线上。（   ）
6. 肌的基本结构包括筋膜、滑膜囊、滑膜鞘。（   ）
7. 肌的配布与关节的运动轴有密切关系。（   ）
8. 两侧胸锁乳突肌共同收缩使头后仰。（   ）
9. 肋间外肌收缩时可提肋、助吸气。（   ）
10. 前臂前群肌是屈肌和旋前肌。（   ）
11. 股四头肌收缩可伸膝关节。（   ）
12. 小腿三头肌的肌腱形成跟腱。（   ）

四、简答题

1. 简述运动系统的组成和主要功能。
2. 简述关节的基本结构和辅助结构。
3. 简述椎骨的一般形态和各部椎骨的特点。
4. 简述胸廓的组成和主要功能。
5. 简述肩关节的组成、结构特点和运动形式。
6. 简述骨盆的组成、分部，小骨盆上、下口的组成。
7. 简述髋关节的组成、结构特点和运动形式。
8. 简述膝关节的组成、结构特点和运动形式。
9. 简述股三角的位置、境界和内容。

五、论述题

1. 试述肘关节的组成、结构特点及运动形式。
2. 临床上计数肋序数和计数椎骨序数的骨性标志有哪些？
3. 临床上常用作肌内注射的肌有哪些？

提升训练

一、名词解释

1. 椎间孔   2. 骶管裂孔   3. 椎间盘   4. 胸廓

5．颅囟　　　　6．鼻旁窦　　　　7．腹股沟韧带　　　　8．腹股沟三角

二、单项选择题

1．下列关于红骨髓的描述正确的是（　　　）。
　　A．胎儿期造血，成年期不造血
　　B．人的一生中只有红骨髓
　　C．人的髂骨、胸骨和椎骨内终生存在红骨髓
　　D．黄骨髓有造血功能

2．下面有关骶骨形态的描述错误的是（　　　）。
　　A．底与第5腰椎相接　　　　　　　　B．后面有耳状面
　　C．底前缘中部的突出称为岬　　　　　D．骶前、后孔与骶管相通

3．连结椎弓的长韧带是（　　　）。
　　A．前纵韧带　　　B．后纵韧带　　　C．棘上韧带　　　D．黄韧带

4．下列不属于下颌骨的结构是（　　　）。
　　A．下颌角　　　　B．颏孔　　　　　C．关节结节　　　D．髁突

5．颅骨上在体表摸不到的结构是（　　　）。
　　A．茎突　　　　　B．枕外隆凸　　　C．乳突　　　　　D．下颌角

6．不在肱骨上的结构是（　　　）。
　　A．滑车切迹　　　B．尺神经沟　　　C．三角肌粗隆　　D．桡神经沟

7．不在桡骨上的结构是（　　　）。
　　A．桡骨头　　　　B．尺切迹　　　　C．桡切迹　　　　D．茎突

8．肘关节内不包括的关节是（　　　）。
　　A．肱桡关节　　　B．肱尺关节　　　C．桡尺近侧关节　D．桡尺远侧关节

9．下列没有"仰头"作用的肌是（　　　）。
　　A．胸锁乳突肌　　B．斜方肌　　　　C．背阔肌　　　　D．竖脊肌

10．下列关于膈的描述正确的是（　　　）。
　　A．肌腹在中心，肌腱在周围　　　　　B．腔静脉孔位于中心腱上
　　C．食管裂孔内有胸导管通过　　　　　D．收缩时助呼气

11．由腹外斜肌腱膜形成的结构是（　　　）。
　　A．腹股沟管
　　B．腹股沟三角
　　C．腹直肌鞘后层
　　D．腹股沟韧带

12．肌腱走行在肩关节囊内的肌是（　　　）。
　　A．肱三头肌　　　B．肱二头肌　　　C．三角肌　　　　D．胸大肌

13．股四头肌损伤时（　　　）。
　　A．髋关节不能前屈和外旋　　　　　　B．髋关节不能后伸和外旋
　　C．髋关节不能前屈和内收　　　　　　D．不能屈髋关节和伸膝关节

14．肱骨内上髁骨折最易伤及（　　　）。
　　A．腋神经　　　　B．桡神经　　　　C．尺神经　　　　D．肱神经

三、判断题

1. 椎间盘位于相邻的两个椎骨之间，由外周的髓核和中央的纤维环构成。　　（　　　）
2. 尺骨上端小下端大，桡骨上端大下端小。　　（　　　）
3. 尺切迹在桡骨内上端。　　（　　　）
4. 膝关节囊内有前、后交叉韧带，具有限制胫骨向前、向后移位的作用。　　（　　　）
5. 呼气时，胸腔容积因膈上升、肋上举而扩大。　　（　　　）
6. 腹股沟韧带是由腹外斜肌腱膜下缘增厚形成的。　　（　　　）

四、简答题

1. 举例说明骨的形态分类及各类骨的结构特点。
2. 举例简述关节的运动形式。
3. 简述椎间盘的位置、结构特点及临床意义。
4. 列表比较男性、女性骨盆的区别。
5. 简述膈的位置、结构和功能。

五、论述题

1. 说出腹股沟管的位置、结构和临床意义。
2. 参与髋关节运动的肌有哪些？并叙述其作用。
3. 参与膝关节运动的肌有哪些？并叙述其作用。

第三章

消 化 系 统

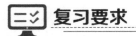 **复习要求**

1. 掌握：消化系统的组成；上、下消化道、咽峡的概念；咽的位置、分部和交通毗邻关系；食管的三处狭窄及临床意义；胃的位置、形态和分部；小肠的分部和功能；十二指肠的分部、结构特点及临床意义；阑尾的位置及根部的体表投影；大肠的特征性结构；直肠的形态特点；肛管的形态构造、齿状线的概念和临床意义；肝的位置、形态和主要功能；胆囊的位置和胆囊底的体表投影；输胆管道的组成；胰的位置和形态；男女腹膜腔的特点；腹膜陷凹及临床意义。

2. 熟悉：胸部标志线与腹部分区；牙的构造、种类与排列；舌的形态和构造；回盲瓣的位置及作用；结肠的分部；直肠横襞的特点；唾液腺的名称及开口；胆囊的形态、结构及功能；肝的血液循环；各系膜和韧带的名称与位置。

3. 了解：消化系统的功能；口腔的分部；食管的分部；胃的毗邻；空肠和回肠的形态；腹膜和腹膜腔的概念与功能；腹膜与脏器的关系。

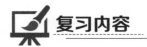 **复习内容**

一、消化系统的组成及功能

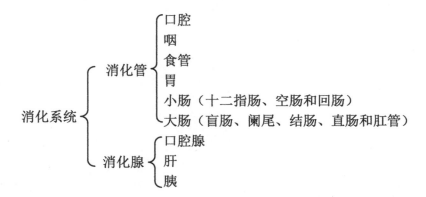

临床上常把从口腔到十二指肠的消化管称为上消化道，空肠及以下的消化管称为下消化道。

消化系统的主要功能是消化、吸收、排遗。

二、胸腹部标志线及腹部分区

1. 胸部的标志线

（1）前正中线：沿身体前面正中所作的垂线。

（2）胸骨线：沿胸骨外侧缘最宽处所作的垂线。

（3）锁骨中线：通过锁骨中点所作的垂线。

（4）腋前线：通过腋前襞所作的垂线。

（5）腋后线：通过腋后襞所作的垂线。

（6）腋中线：通过腋前、后线之间中点所作的垂线。

（7）肩胛线：通过肩胛骨下角所作的垂线。

（8）后正中线：通过身体后面正中所作的垂线。

2. 腹部的分区

通过两条横线和两条纵线将腹部分为 9 个区。两条横线分别是通过两侧肋弓最低点连线的上横线和通过两侧髂结节连线的下横线；两条纵线分别是通过左、右腹股沟韧带中点的垂线。将腹上部分为中间的腹上区和两侧的左、右季肋区；将腹中部分为中间的脐区和两侧的左、右腹外侧区；将腹下部分为中间的耻区（腹下区）和两侧的左、右腹股沟区（髂区）。

三、消化管

1. 口腔

口腔向前经口裂与外界相通，向后经咽峡续于咽，前壁和侧壁分别是唇和颊，顶经腭与鼻腔相隔，底为软组织。口腔以上、下牙弓为界分为口腔前庭和固有口腔两部分，当上、下牙咬合时，口腔前庭仅能通过第 3 磨牙后面的间隙与固有口腔相通。

（1）腭：硬腭（前 2/3）、软腭（后 1/3）、腭垂（悬雍垂）、腭舌弓、腭咽弓。腭舌弓和腭咽弓之间的三角形间隙称为扁桃体窝，内有腭扁桃体。

咽峡：由腭垂、两侧的腭舌弓和舌根共同围成，是口腔与咽的分界线。

（2）舌：舌的上面称为舌背，分为前 2/3 的舌体和后 1/3 的舌根。舌根表面黏膜有许多小结节状隆起，称为舌扁桃体。

舌下面的结构：舌系带、舌下阜、舌下襞，以及舌下腺等。

舌肌分为舌内肌和舌外肌两种，舌内肌收缩可改变舌的外形，舌外肌主要有颏舌肌。

颏舌肌的作用：一侧颏舌肌收缩，使舌尖伸向对侧；两侧颏舌肌同时收缩，使舌尖伸向前下方。

舌背表面的黏膜上有许多细小突起，称为舌乳头，分为丝状乳头、菌状乳头、轮廓乳头和叶状乳头。丝状乳头中无味蕾，在舌表面分布广泛，只能感受一般感觉；菌状乳头、轮廓乳头和叶状乳头中有味蕾，能感受味觉。

（3）牙：牙是人体最坚硬的器官。

①牙可分为牙冠、牙颈和牙根 3 部分。

②牙由釉质、牙质、牙骨质和牙髓 4 部分构成，牙内部的空腔称为牙腔，内容纳牙髓。

③人一生有两套牙，即乳牙和恒牙。

乳牙：分为切牙、尖牙和磨牙 3 类，乳牙在幼儿出生 6 个月左右时开始萌出，在 2 岁半左右时全部出齐，共 20 颗，包括乳中切牙、乳侧切牙、乳尖牙、第 1 乳磨牙、第 2 乳磨牙，通常用罗马数字Ⅰ、Ⅱ、Ⅲ、Ⅳ、Ⅴ表示。

恒牙：分为切牙、尖牙、前磨牙和磨牙 4 类，有 28～32 颗，包括中切牙、侧切牙、尖牙、第 1 前磨牙、第 2 前磨牙、第 1 磨牙、第 2 磨牙、第 3 磨牙，通常用阿拉伯数字 1、2、3、4、5、6、7、8 表示。第 3 磨牙萌出晚或终生不萌发，又称为迟牙。

牙式：由乳牙和恒牙以各自固定的排位形成，以"＋"表示上、下颌及左、右侧的牙位，共 4 区。

④牙周组织：包括牙周膜、牙龈和牙槽骨，对牙有保护、支持和固定作用。

2．咽

（1）咽的位置：咽是前后略扁的肌性管道，长约 12 cm，位于颈椎前方，上端起自颅底，下端至第 6 颈椎体下缘续接食管，是消化和呼吸的共同通道。

（2）咽的分部

咽以软腭下缘平面和会厌软骨上缘平面为界，自上而下可分为鼻咽、口咽和喉咽 3 部分。

咽 {
鼻咽：位于颅底与软腭下缘之间，咽鼓管咽口、咽隐窝
口咽：位于会厌上缘与软腭下缘之间，腭扁桃体
喉咽：位于会厌上缘至第 6 颈椎体下缘之间，梨状隐窝（异物易滞留的部位）
}

咽隐窝：在咽鼓管圆枕后方与咽后壁之间的纵行深窝称为咽隐窝，是鼻咽癌的好发部位。

梨状隐窝：在喉口两侧与咽侧壁之间各有一个深窝，称为梨状隐窝，是异物易滞留的部位。

咽淋巴环：由咽扁桃体、咽鼓管扁桃体、舌扁桃体和腭扁桃体共同围成的环形淋巴，叫咽淋巴环，对人体有防御病菌的重要功能。

（3）咽的交通：鼻咽经鼻后孔与鼻腔相通，经咽鼓管与鼓室相通；口咽经咽峡与口腔相通；喉咽经喉口与喉腔相通，向下通食管。

3．食管

（1）食管的位置：食管是前后略扁的肌性管道，长约 25 cm，上端在第 6 颈椎体下缘续于咽，向下沿脊柱前面下降入胸腔，穿膈的食管裂孔入腹腔，与胃的贲门相连。

（2）食管的分部：以颈静脉切迹和膈为界分为颈部、胸部和腹部 3 段。

（3）食管的 3 处狭窄：①食管起始处，距中切牙约 15 cm；②食管与左主支气管交叉处，距中切牙约 25 cm；③食管穿膈处，距中切牙约 40 cm。

这些狭窄是损伤、炎症、肿瘤的好发部位，也是异物易滞留的部位。临床上行食管插管时需要注意狭窄部位，以免损伤食管。

4．胃

（1）位置：胃在中等充盈时，大部分位于左季肋区，小部分位于腹上区。

（2）形态
- 两口：入口称为贲门，与食管相接；出口称为幽门，与十二指肠相连
- 两缘：上缘：胃小弯，凹向右上方，其最低点称为角切迹
- 下缘：胃大弯，凸向左下方
- 两壁：前壁和后壁

（3）分部
- 贲门部：近贲门的部分
- 胃底：贲门平面以上的部分
- 胃体：胃底和角切迹之间的部分
- 幽门部：指角切迹与幽门之间的部分，临床上又称胃窦，借中间沟分为左侧的幽门窦和右侧的幽门管；胃溃疡和胃癌多发生于幽门窦近胃小弯处

5．小肠

小肠包括十二指肠、空肠和回肠 3 部分。

（1）十二指肠：为小肠起始段，长约 25 cm，呈 "C" 形，从右侧包绕胰头，分 4 部分。

十二指肠
- 上部：其起始部腔大壁薄，黏膜光滑无皱襞，称为十二指肠球，是十二指肠溃疡的好发部位
- 降部：后内侧壁有一纵行的黏膜皱襞，其下端的圆形突起称为十二指肠大乳头，是胆总管和胰管的共同开口
- 水平部：在第 3 腰椎平面向左横行，至腹主动脉前方续于升部
- 升部：斜向后上方，至第 2 腰椎体左侧向前下弯曲移行为空肠，此弯曲称为十二指肠空肠曲，被十二指肠悬韧带固定于腹后壁

十二指肠悬韧带：是将十二指肠空肠曲固定于腹后壁右膈脚上的肌束，连同包裹其表面的腹膜皱襞共同构成十二指肠悬韧带，又称屈氏韧带，是上、下消化道的分界标志，也是确定空肠起始端的标记。

（2）空肠与回肠

空肠和回肠之间无明显分界标志，空肠位于腹腔的左上部，占空、回肠全长的近侧 2/5，管径较大，管壁厚，血管丰富，呈粉红色，环状皱襞高而密，有散在的孤立淋巴滤泡；回肠位于腹腔的右下部，占空、回肠全长的远侧 3/5，管径较小，管壁薄，血管不丰富，呈粉灰色，环状皱襞低而疏，有集合淋巴滤泡。

6．大肠

大肠包括盲肠、阑尾、结肠、直肠和肛管 5 部分。

（1）盲肠：位于右髂窝内，为大肠起始部，其后内侧壁有阑尾的开口。回肠末端开口于盲肠，开口处形成的上、下两个半月形的唇状皱襞称为回盲瓣，起控制小肠内容物过快流入大肠和防止盲肠内容物逆流到回肠的作用。

（2）阑尾：是连于盲肠后内侧壁的蚓状盲管，长 6～9 cm，末端游离，位置变化较大。

麦氏点：阑尾根部的位置较固定，体表投影在脐与右髂前上棘连线的中、外 1/3 交点处，临床上称为麦氏点，是急性阑尾炎的压痛点，也是阑尾炎手术切口常选的位置。

（3）结肠：分为升结肠、横结肠、降结肠和乙状结肠 4 部分，有结肠右曲（肝曲）和结肠左曲（脾曲），其中横结肠和乙状结肠活动性较大。

盲肠及结肠表面形成 3 种特征性结构，为结肠带、结肠袋和肠脂垂。结肠带是由肠壁

的纵行肌增厚形成的 3 条带状结构，沿大肠的纵轴平行排列，均汇集于阑尾根部，是临床上寻找阑尾的依据。

（4）直肠：在矢状面上有两个弯曲，上方的凸向后称为骶曲，下方的凸向前称为会阴曲；直肠下部肠腔膨大形成直肠壶腹，内面有 2～3 条半月形的直肠横襞凸向腔面，其中右侧一个最大，距肛门约 7 cm，可作为直肠的定位标志。临床上做直肠镜或乙状结肠镜检查时，应注意直肠的弯曲和横襞，以免损伤肠壁。

（5）肛管：肛管内的黏膜形成肛柱、肛瓣、肛窦、齿状线、白线等。肛门内括约肌由平滑肌组成，不受意识支配，可协助排便；肛门外括约肌和肛提肌属骨骼肌，可受意识支配，具有括约肛门、控制排便的功能。

肛柱：肛管内面黏膜形成 6～10 条纵行的黏膜皱襞，称为肛柱。

肛瓣：各肛柱下端借半月形的黏膜皱襞相连，称为肛瓣。

肛窦：两个相邻肛柱下端与肛瓣共同围成开口向上的小隐窝，称为肛窦。

齿状线：各肛柱的下端和肛瓣边缘共同连成的锯齿状的环行线，称为齿状线，是黏膜与皮肤的分界线，也是临床上内痔与外痔的分界标志。

四、消化腺

1．唾液腺

唾液腺主要有 3 对，包括腮腺、下颌下腺和舌下腺。

（1）腮腺：是最大的唾液腺，开口于平对上颌第 2 磨牙的颊黏膜处。

（2）下颌下腺：开口于舌下阜。

（3）舌下腺：开口有大腺管和小腺管，大腺管开口于舌下阜，小腺管开口于舌下襞。

2．肝

肝呈红褐色，质地柔软脆弱，是人体中最大的腺体，具有分泌胆汁，参与物质代谢、储存糖原、解毒和吞噬、防御等功能。

（1）位置：肝大部分位于右季肋区和腹上区，小部分位于左季肋区。肝上界与膈穹窿一致，其最高点在右侧为右锁骨中线与第 5 肋的相交处，左侧为左锁骨中线与第 5 肋间隙的相交处。正常成年人肝的下界在右锁骨中线处与右肋弓基本一致，在腹上区可达剑突下方约 3 cm；3 岁以下小儿肝下界可超出右肋弓下缘 1.5～2 cm。

（2）形态：呈楔形，分两缘、两面。

$$
肝
\begin{cases}
两缘：前缘锐利，后缘钝圆 \\
两面
\begin{cases}
膈面：隆凸，被矢状位的镰状韧带分为左、右两叶 \\
脏面：有"H"形的三条沟，其横沟称为肝门，是肝管、肝固有动脉、\\
\qquad 肝门静脉、淋巴管和神经出入的部位；右纵沟前部为胆囊窝，\\
\qquad 后部有下腔静脉；左纵沟前部有肝圆韧带，后部有静脉韧带；\\
\qquad 借助这些结构将肝的脏面分为左叶、右叶、方叶、尾状叶
\end{cases}
\end{cases}
$$

（3）肝的血液循环：肝固有动脉属于肝的营养性血管；肝门静脉属于肝的功能性血管。

肝门静脉 —→ 小叶间静脉

肝血窦 —→ 中央静脉 —→ 小叶下静脉 —→ 肝静脉 —→ 下腔静脉

肝固有动脉 —→ 小叶间动脉

（4）胆囊

胆囊位于肝下面的胆囊窝内，其功能为储存和浓缩胆汁。分为胆囊底、胆囊体、胆囊颈和胆囊管 4 部分，胆囊底常露出肝前缘，贴近腹前壁。胆囊底的体表投影在右锁骨中线与右肋弓交点处的稍下方，急性胆囊炎时此处可有压痛，临床上称为墨菲（**Murphy**）征阳性。

（5）输胆管道的组成

输胆管道是将胆汁运送到十二指肠的管道，包括肝内胆道（胆小管、小叶间胆管）和肝外胆道；肝外胆道包括肝左管、肝右管、肝总管、胆囊管及胆总管等。

（6）胆汁的产生及排出途径

空腹时：

肝细胞分泌胆汁 —→ 胆小管 —→ 小叶间胆管 —→ 左、右肝管 —→ 肝总管 —→ 胆囊管 —→ 胆囊

进食后：

胆囊 —→ 胆囊管

肝细胞分泌胆汁 —→ 胆小管 —→ 小叶间胆管 —→ 左、右肝管 —→ 肝总管 —→ 胆总管 —→ 肝胰壶腹 —→ 十二指肠

3．胰

（1）形态：胰质地柔软，呈灰红色。

（2）位置：胰位于胃的后方，呈水平位在第 1、2 腰椎高度横贴于腹后壁，前面有腹膜覆盖。

（3）分部：可分为胰头、胰体和胰尾 3 部分。胰实质内有胰管贯穿全长，胰管与胆总管汇合成肝胰壶腹。

肝胰壶腹：胆总管在十二指肠后内侧壁与胰管汇合，形成略膨大的共同管道称为肝胰壶腹，开口于十二指肠大乳头。

五、腹膜

1．腹膜和腹膜腔的概念

腹膜是衬贴在腹壁、盆壁内面（壁腹膜）和覆盖在腹腔和盆腔脏器表面（脏腹膜）的一层相互移行的浆膜。

腹膜腔是壁腹膜和脏腹膜相互移行围成的潜在间隙，内有少量浆液。男性腹膜腔是密闭的，女性可经输卵管、子宫和阴道与外界相通，故原发性腹膜炎多见于女性。

2．腹膜与脏器的关系

（1）腹膜内位器官：器官各面均由腹膜覆盖，如胃、十二指肠上部、空肠、回肠、盲肠、阑尾、横结肠、乙状结肠、脾、卵巢、输卵管等。

（2）腹膜间位器官：三面被腹膜覆盖的器官，活动度较小，如肝、胆囊、升结肠、降结肠、子宫、膀胱等。

（3）腹膜外位器官：仅一面被腹膜覆盖的器官，几乎不能活动，如肾、肾上腺、输尿管、胰、十二指肠降部和水平部、直肠中下部等。

3．腹膜的结构

腹膜的结构有网膜、系膜、韧带和陷凹。

（1）网膜：与胃小弯和胃大弯相连的腹膜皱襞，包括小网膜和大网膜。小网膜：连于肝门至胃小弯和十二指肠上部之间的双层腹膜结构，分肝胃韧带和肝十二指肠韧带。肝十二指肠韧带内有胆总管、肝固有动脉和肝门静脉通过。大网膜：悬垂于胃大弯与横结肠之间的4层腹膜结构，起包围炎性病灶、限制炎症扩散的作用。

（2）系膜：系膜是壁、脏腹膜相互移行，形成将肠管连至腹后壁的双层腹膜结构。其内含有进出器官的血管、神经、淋巴管、淋巴结和脂肪等。

肠系膜包括：小肠系膜、阑尾系膜、横结肠系膜、乙状结肠系膜。

（3）陷凹：男性为直肠膀胱陷凹，女性为膀胱子宫陷凹和直肠子宫陷凹。

直肠膀胱陷凹：指腹膜在直肠与膀胱之间移行返折而形成的陷凹，当男性直立或坐位时，是腹膜腔的最低部位，腹膜腔积液多聚存于此。

直肠子宫陷凹：指腹膜在直肠与子宫之间移行返折而形成的陷凹，当女性直立或坐位时，是腹膜腔的最低部位，腹膜腔积液首先积聚于此。

经典解析

1．下列无系膜的肠管是（　　　）。

　　A．空肠　　　　　　B．横结肠　　　　　　C．升结肠　　　　　　D．乙状结肠

【答案解析】本题应选C。本题重点考查肠系膜的分布。肠系膜包括：小肠系膜、阑尾系膜、横结肠系膜、乙状结肠系膜。升结肠无系膜，故选C。

2．胆总管和胰管分别开口于十二指肠大乳头。　　　　　　　　　　　　　（　　　）

【答案解析】本题应判"错"。本题重点考查胆汁排出的位置。胆总管和胰管汇合形成肝胰壶腹，共同开口于十二指肠大乳头，题目中描述为"分别开口"，故判"错"。

3．正常人在右肋弓下缘不能触及肝脏。　　　　　　　　　　　　　　　　（　　　）

【答案解析】本题应判"错"。本题重点考查肝的位置。正常成年人和婴幼儿，其肝下缘的位置不同。正常成年人右侧肝下缘与右肋弓平齐，不能触及，但婴幼儿肝下缘可低于右肋弓下缘1.5～2 cm。故判"错"。

4．胆囊位于胆囊窝内，有分泌、浓缩胆汁的功能。　　　　　　　　　　　（　　　）

【答案解析】本题应判"错"。本题重点考查胆囊的位置和功能。胆囊可储存、浓缩胆汁，但不能分泌胆汁。故判"错"。

5．下列有关大网膜的描述错误的是（　　　）。

　　A．为最大的腹膜皱襞　　　　　　　　　B．连于胃小弯与横结肠之间

　　C．由4层腹膜组成　　　　　　　　　　D．有限制病灶扩散的功能

【答案解析】本题应选B。本题重点考查大网膜的形态结构、位置及功能。大网膜是悬垂于胃大弯与横结肠之间的4层腹膜结构。B选项中错误描述为"胃小弯"，A、C、D选项描述无错误，故选B。

基础过关

一、名词解释

1．上消化道　　　2．咽峡　　　　3．麦氏点　　　　4．齿状线
5．肝门　　　　　6．腹膜腔

二、单项选择题

1．通过肩胛骨下角所作的垂线称为（　　　）。
　　A．前正中线　　　B．胸骨线　　　　C．腋前线　　　　D．肩胛线

2．上消化道不包括（　　　）。
　　A．食管　　　　　B．胃　　　　　　C．十二指肠　　　D．空肠

3．咽的交通不包括（　　　）。
　　A．口腔　　　　　B．鼻腔　　　　　C．颅腔　　　　　D．喉腔

4．下列关于口腔的描述错误的是（　　　）。
　　A．上、下牙咬合时口腔前庭和固有口腔互不相通
　　B．顶部为腭，其前 2/3 为硬腭，后 1/3 为软腭
　　C．在上颌第 2 磨牙相对的颊黏膜上，有腮腺管开口
　　D．借咽峡与咽相通

5．咽鼓管咽口位于（　　　）。
　　A．固有鼻腔　　　B．鼻咽部　　　　C．口咽部　　　　D．喉咽部

6．腭舌弓和腭咽弓之间的隐窝内容纳（　　　）。
　　A．腭垂　　　　　B．咽扁桃体　　　C．腭扁桃体　　　D．舌扁桃体

7．梨状隐窝位于（　　　）。
　　A．咽鼓管咽口的后方　　　　　　　　B．口咽部后壁
　　C．喉咽部后壁　　　　　　　　　　　D．喉口的两侧与咽侧壁之间

8．腮腺导管开口于（　　　）。
　　A．舌下阜　　　　　　　　　　　　　B．舌下襞
　　C．舌系带　　　　　　　　　　　　　D．上颌第 2 磨牙对应的颊黏膜上

9．鼻咽癌的好发部位是（　　　）。
　　A．梨状隐窝　　　B．咽隐窝　　　　C．口咽　　　　　D．咽鼓管咽口

10．位于食管后方的结构是（　　　）。
　　A．气管　　　　　B．主动脉弓　　　C．脊柱　　　　　D．左主支气管

11．角切迹是指（　　　）。
　　A．胃小弯的最低处　　　　　　　　　B．胃大弯的最低处
　　C．幽门窦和幽门管的分界　　　　　　D．胃体与幽门管的分界

12．十二指肠溃疡的好发部位是（　　　）。
　　A．降部　　　　　B．上部　　　　　C．水平部　　　　D．升部

13．十二指肠大乳头位于十二指肠的部位是（　　　）。
　　A．上部　　　　　B．降部　　　　　C．水平部　　　　D．升部

14. 手术时，识别空肠起始端的标志是（   ）。

    A. 十二指肠球   B. 十二指肠悬肌

    C. 十二指肠纵襞   D. 十二指肠大乳头

15. 以下没有大肠三个特征性结构的肠管是（   ）。

    A. 盲肠   B. 乙状结肠   C. 横结肠   D. 直肠

16. 麦氏点位于（   ）。

    A. 脐与左髂前上棘连线的中、内 1/3 交点处

    B. 脐与左髂前上棘连线的中、外 1/3 交点处

    C. 脐与右髂前上棘连线的中、内 1/3 交点处

    D. 脐与右髂前上棘连线的中、外 1/3 交点处

17. 在肛管的管腔面，黏膜与皮肤的分界标志是（   ）。

    A. 白线   B. 痔环   C. 齿状线   D. 肛梳

18. 以下不经肝门出入的结构是（   ）。

    A. 门静脉   B. 肝固有动脉   C. 肝管   D. 肝静脉

19. 下列关于肝的描述正确的是（   ）。

    A. 分前后两面和上下两缘   B. 左侧与左肋弓一致

    C. 大部分位于右季肋区和腹上区   D. 不能随着呼吸上下移动

20. 胆总管和胰管共同开口于（   ）。

    A. 十二指肠上部   B. 十二指肠降部

    C. 十二指肠水平部   D. 十二指肠升部

21. 下列关于胆总管的描述正确的是（   ）。

    A. 由肝左管和肝右管组成   B. 由肝左管、肝右管和胆囊管合成

    C. 由胆囊管和肝总管合成   D. 由肝总管和胰管汇合而成

22. 下列属于腹膜外位器官的是（   ）。

    A. 脾   B. 胃   C. 胆囊   D. 输尿管

23. 下列属于腹膜内位器官的是（   ）。

    A. 肾   B. 升结肠   C. 降结肠   D. 阑尾

三、判断题

1. 一侧颏舌肌收缩，舌尖偏向同侧。   （   ）

2. 咽可通鼻腔、口腔和喉腔，是消化道和呼吸道的共同通道。   （   ）

3. 十二指肠悬韧带可作为识别空肠起始处的重要标志。   （   ）

4. 回盲瓣是回肠末端黏膜凸入盲肠的唇状皱襞。   （   ）

5. 右侧肝上界相当于右锁骨中线与第 5 肋的交点。   （   ）

四、简答题

1. 简述消化系统的组成和主要功能。

2. 简述咽的分部和交通。

3. 简述食管的位置、分部、3 个狭窄的位置及各狭窄距中切牙的距离。

4. 简述胃的位置、形态和分部。

5. 简述十二指肠的分部及主要结构。

6. 胆囊底和阑尾根部的体表投影各在何处？

7. 简述三对唾液腺的名称、位置及导管的开口部位。

8. 何谓腹膜腔？男、女腹膜腔有何区别和临床意义？

五、论述题

一位小朋友误吞一枚小玻璃球，后发现玻璃球从其粪便中排出，请叙述玻璃球所经过的结构。

提升训练

一、名词解释

1. 十二指肠悬韧带　　2. 回盲瓣　　3. 肝胰壶腹　　4. 直肠子宫陷凹

二、单项选择题

1. 下列有关咽的描述错误的是（　　）。

　　A. 咽是一个前后略扁的漏斗状的肌性管道

　　B. 咽鼓管咽口两侧各有一梨状隐窝

　　C. 口咽前方借咽峡通口腔

　　D. 咽淋巴环由舌、腭、咽扁桃体等共同组成

2. 下列关于牙的描述错误的是（　　）。

　　A. 恒牙分切牙、尖牙和磨牙 3 类　　　B. 人一生有乳牙和恒牙两组牙

　　C. 恒牙全部出齐共有 32 颗　　　　　D. 恒牙脱落后不会萌出

3. 下列关于食管的描述正确的是（　　）。

　　A. 成人的食管长约 40 cm

　　B. 食管的第 1 狭窄距中切牙约 25 cm

　　C. 食管的第 2 狭窄在其与左支气管交叉处

　　D. 食管按行程可分 3 段，其中腹段最长

4. 下列不属于肛管的结构是（　　）。

　　A. 肛窦　　　　　B. 直肠横襞　　　　　C. 肛瓣　　　　　D. 齿状线

5. 肝的脏面有"H"形的沟，其右纵沟前方容纳（　　）。

　　A. 胆囊　　　　　B. 下腔静脉　　　　　C. 肝圆韧带　　　　　D. 静脉韧带

6. 下列有关输胆管道的描述错误的是（　　）。

　　A. 出肝门的是左、右肝管　　　　　B. 左、右肝管汇合成胆总管

　　C. 肝总管与胆囊管汇合成胆总管　　　D. 胆总管与胰管形成肝胰壶腹

三、判断题

1. 结肠的结肠带是环行平滑肌集中增厚形成的。（　　）

2. 胰在第 1～2 腰椎水平横卧于胃后方。（　　）

3. 空肠是小肠的起始段，以十二指肠悬韧带为起始标志。（　　）

4. 当女性直立时，其直肠膀胱陷凹是腹膜的最低部位。（　　）

四、简答题

1．简述牙的分部、结构及恒牙的名称和数目。
2．简述肛管的形态和结构特点。
3．简述肝的位置、形态及体表投影。

五、论述题

试述胆汁的产生部位及排出途径。

第四章

呼 吸 系 统

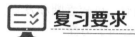

复习要求

1. 掌握：呼吸系统的组成；上、下呼吸道的概念；鼻旁窦的位置和开口；喉的位置；喉软骨的组成和位置；喉腔的分部；临床上行气管切开术的常选部位；左、右主支气管的特点及临床意义；肺的位置和形态；胸膜腔、肋膈隐窝的概念、结构特点及临床意义；肺与胸膜下界的体表投影；纵隔的概念和分部。

2. 熟悉：鼻腔的分部；鼻黏膜的分区及功能；上颌窦的结构特点和临床意义；喉软骨的连结；喉腔的形态结构；气管的分部；肺的功能性血管；胸膜的分部。

3. 了解：呼吸系统的功能；外鼻的形态和结构；喉肌的位置和作用；纵隔的境界及各部的内容。

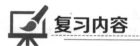

复习内容

一、呼吸系统的组成及功能

呼吸系统由呼吸道和肺组成。其主要功能是吸入氧，呼出二氧化碳，以及嗅觉和辅助发音。

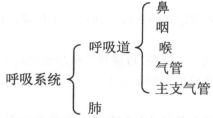

临床上将鼻、咽、喉称为上呼吸道；气管、主支气管及其分支称为下呼吸道。

二、呼吸道

1. 鼻

鼻由外鼻、鼻腔和鼻旁窦组成。

（1）鼻腔：每侧鼻腔分为前部的鼻前庭和后部的固有鼻腔。固有鼻腔的内侧壁为鼻中隔，外侧壁有上、中、下3个鼻甲和上、中、下3个鼻道，下鼻道的前部有鼻泪管的开口，上鼻甲的后上方与鼻腔顶壁间有一凹陷称蝶筛隐窝。固有鼻腔的黏膜可分为嗅区和呼吸区两部分：嗅区黏膜位于上鼻甲及其对应的鼻中隔以上，呈淡黄色，含嗅细胞，能感受气味的刺激；呼吸区黏膜位于上鼻甲以下部分，呈淡红色，含丰富的血管和混合腺，对吸入的气体起温暖、湿润和净化作用。鼻中隔前下部黏膜较薄，血管丰富，是鼻出血的好发部位，称为易出血区。

（2）鼻旁窦：由骨性鼻旁窦内衬黏膜构成，上颌窦、蝶窦、筛窦和额窦各1对。上颌窦、额窦和筛窦的前、中群开口于中鼻道，筛窦后群开口于上鼻道，蝶窦开口于蝶筛隐窝。

临床上以上颌窦的慢性炎症多见。因上颌窦容积最大，且窦的开口位置高于窦底，因此炎症时分泌物不易流出，所以易引起慢性炎症。

2．喉的位置和结构

（1）位置：位于颈前正中部，喉咽的前方，成人与第5～6颈椎相对，可随吞咽和发音而上下移动。小儿的喉部相对位置略高于成人，女性的喉部相对位置略高于男性。

（2）喉软骨：包括甲状软骨、环状软骨、会厌软骨各一块和杓状软骨一对。

甲状软骨：最大的喉软骨，其前上部向前的凸起称为喉结，由甲状软骨两下角与环状软骨外侧面构成环甲关节。

环状软骨：前窄后宽，是呼吸道唯一完整的软骨环，后方平对第6颈椎。

杓状软骨：成对的喉软骨，呈三棱锥形，前缘附有声带，与环状软骨板构成环杓关节。

会厌软骨：形似树叶，吞咽时遮盖喉口，防止异物进入喉腔。

（3）喉腔
- 两口：上口称为喉口，向后上通喉咽；下口向下连于气管
- 分部
  - 喉前庭：指前庭裂平面以上的部分
  - 喉中间腔：指前庭裂平面和声门裂平面之间的部分，向两侧扩大延伸形成的菱形隐窝称为喉室
  - 声门下腔：是声门裂平面以下的部分，因其黏膜下组织较为疏松，因此炎症时易引起水肿。幼儿因喉腔狭小，水肿时易引起喉腔阻塞，导致呼吸困难
- 两裂：前庭裂和声门裂

声门裂：位于喉腔中部，两侧声襞之间的矢状位裂隙，是喉腔中最狭窄的部位。

3．气管和主支气管

气管与主支气管的管壁由"C"形的气管软骨借韧带连结而成，缺口位于后部，由平滑肌和结缔组织封闭。

气管由16～20个气管软骨环构成，沿颈前正中向下入胸腔，以胸骨的颈静脉切迹为界，分为颈部和胸部两部分。临床上行气管切开术时常选取气管颈部的第3～4气管软骨或第4～5气管软骨处。

气管下行至胸骨角平面分为左、右主支气管，其分叉处称为气管杈。气管杈内面形成一个边缘光滑并略偏向左侧的矢状位半月形突起，称为气管隆凸，是左右主支气管的分界，也是支气管镜检查时定位的一个重要解剖标志。左主支气管细长，走行较水平；右主支气管粗短，走行较垂直，故气管异物易坠入右主支气管。

三、肺

1．肺的位置

肺位于胸腔内、膈的上方、纵隔的两侧，左右各一。

2．肺的形态

肺呈半圆锥形，质地柔软，呈海绵状，富有弹性。新生儿的肺呈淡红色，成年人的肺因吸入空气中的杂质长期沉积呈深灰色。左肺略狭长，右肺略宽短。

（1）分叶：左肺被斜裂分为上、下 2 叶；右肺被斜裂和水平裂分为上、中、下 3 叶，即"左二右三"。

（2）外形
- 一尖：即肺尖，位于颈根部，高出锁骨内侧 1/3 上方 2～3 cm
- 一底：即肺底，与膈相贴，又称膈面
- 两面：外侧面又称肋面；内侧面又称纵隔面，近中央处有一长椭圆形凹陷，称为肺门，是主支气管、肺动脉、肺静脉、支气管血管、淋巴管和神经进出肺的部位，出入肺门的结构被结缔组织包绕构成肺根
- 三缘
  - 前缘：锐利，左肺前缘下部有一明显的凹陷，称为心切迹
  - 后缘：钝圆，位于脊柱两旁
  - 下缘：较锐利

（3）肺有两套血管系统：一套是功能性血管，循环于心和肺之间的肺动脉和肺静脉，实现气体交换功能；另一套是营养性血管，即支气管动脉和支气管静脉，攀附于支气管壁，随支气管分支而分布，营养肺内支气管壁、肺血管壁和脏胸膜。

四、胸膜与纵隔

1．胸膜的概念和分部

胸膜是一层光滑的浆膜，分为脏胸膜和壁胸膜。壁胸膜按其贴附部位分为肋胸膜、膈胸膜、纵隔胸膜和胸膜顶。

脏胸膜和壁胸膜在肺根处相互移行形成的密闭、潜在的腔隙称为胸膜腔，左、右各一，互不相通，有少量浆液，腔内呈负压，有利于肺的扩张。

肋膈隐窝的概念：在肋胸膜与膈胸膜转折处形成较深的半环形间隙称为肋膈隐窝，在深呼吸时肺的下缘也不能深入其内。肋膈隐窝是胸膜腔的最低点，当胸膜腔积液时首先积聚于此，是胸膜腔穿刺抽液的常选部位。

2．肺和胸膜下界的体表投影（见表 1-4-1）

表 1-4-1　肺和胸膜下界的体表投影

名　　称	锁骨中线	腋　中　线	肩　胛　线	后正中线两旁
肺下界	第 6 肋	第 8 肋	第 10 肋	第 10 胸椎棘突
胸膜下界	第 8 肋	第 10 肋	第 11 肋	第 12 胸椎棘突

3．纵隔

纵隔是两侧纵隔胸膜之间所有组织和器官的总称。

纵隔的境界：前界是胸骨，后界为脊柱胸段，两侧界为纵隔胸膜，上界是胸廓上口，下界是膈。

纵隔以胸骨角平面为界，分为上纵隔和下纵隔。上纵隔内有胸腺、出入心的大血管、食管、气管和主支气管、膈神经、迷走神经及胸导管等。下纵隔又以心包为界，分为前纵隔、中纵隔和后纵隔 3 部分。前纵隔内有疏松结缔组织、淋巴结等；心位于中纵隔内；后纵隔内有食管、胸主动脉、奇静脉、迷走神经、交感干、胸导管及淋巴结等。

经典解析

1．在中鼻道和上鼻道均有开口的鼻旁窦是（　　）。

  A．蝶窦   B．上颌窦   C．筛窦   D．额窦

【答案解析】本题应选 C。本题重点考查鼻旁窦的开口位置。上颌窦、额窦和筛窦的前、中群开口于中鼻道，筛窦后群开口于上鼻道，蝶窦开口于蝶筛隐窝。故选 C。

2．鼻中隔前下部的黏膜较薄，嗅觉敏感，称为嗅区。   （　　）

【答案解析】本题应判"错"。本题重点考查鼻黏膜嗅区的位置。嗅区位于上鼻甲及其对应的鼻中隔以上黏膜。而鼻中隔前下部黏膜较薄，血管丰富，是鼻出血的好发部位，称为易出血区，不能混淆。故判"错"。

3．李某，3 岁，吃花生仁不慎入气管，最可能坠入的位置是（　　）。

  A．左主支气管 B．右主支气管 C．梨状隐窝 D．肺叶支气管

【答案解析】本题应选 B。本题重点考查左主支气管和右主支气管的区别及临床意义。左主支气管细长，走行较水平；右主支气管粗短，走行较垂直，因此气管异物易坠入右主支气管。故选 B。

4．喉口两侧各有一隐窝称咽隐窝，此处是鼻咽癌的好发部位。 （　　）

【答案解析】本题应判"错"。本题重点考查咽隐窝的位置及临床意义。咽隐窝位于鼻咽部，咽鼓管圆枕后方与咽后壁之间的纵行深窝称咽隐窝，是鼻咽癌的好发部位。考生应注意正确区分咽隐窝和梨状隐窝，不能混淆。故判"错"。

5．气管、心、食管均位于中纵隔内。   （　　）

【答案解析】本题应判"错"。本题重点考查纵隔的分部及内容物。纵隔以胸骨角平面为界，分为上纵隔和下纵隔，气管位于上纵隔。下纵隔以心包为界，分为前纵隔、中纵隔和后纵隔 3 部分。心位于中纵隔内；食管位于后纵隔内。故判"错"。

基础过关

一、名词解释

1．上呼吸道   2．声门裂   3．肺门   4．心切迹

5．胸膜腔   6．肋膈隐窝   7．纵隔

二、单项选择题

1．上鼻甲平面以上及其对应的鼻中隔黏膜称为（　　）。

  A．味觉区   B．嗅区   C．易出血区   D．呼吸区

2．鼻出血的常见部位是（　　）。

  A．下鼻甲   B．中鼻甲   C．鼻中隔前下部 D．鼻中隔上部

3．额窦开口于（　　）。

    A．上鼻道　　　　　　　　　　　　　B．上鼻甲的后上方

    C．下鼻道的前部　　　　　　　　　　D．中鼻道

4．鼻旁窦积液不易引流的是（　　）。

    A．蝶窦　　　　　B．筛窦　　　　　C．上颌窦　　　　D．额窦

5．小儿喉腔炎症时，易发生水肿的部位是（　　）。

    A．喉前庭　　　　B．喉口　　　　　C．喉中间腔　　　D．声门下腔

6．呼吸道中完整的环形软骨是（　　）。

    A．甲状软骨　　　B．环状软骨　　　C．会厌软骨　　　D．气管软骨

7．在吞咽时遮盖喉口的软骨是（　　）。

    A．甲状软骨　　　B．环状软骨　　　C．会厌软骨　　　D．杓状软骨

8．喉腔中最狭窄的部位在（　　）。

    A．前庭裂　　　　　　　　　　　　　B．前庭裂以上部位

    C．声门裂　　　　　　　　　　　　　D．声门裂以下部位

9．临床上气管切开部位常选取（　　）。

    A．第2～3气管软骨处　　　　　　　B．第3～4或第4～5气管软骨处

    C．第5～6气管软骨处　　　　　　　D．第16～20气管软骨处

10．左、右主支气管分叉水平对应的解剖位置是（　　）。

    A．胸骨柄　　　　B．胸骨角　　　　C．剑突　　　　　D．胸骨体

11．肺下界体表投影在锁骨中线上位于（　　）。

    A．第6肋　　　　B．第7肋　　　　C．第8肋　　　　D．第9肋

12．胸膜下界体表投影在肩胛线上平对（　　）。

    A．第10肋　　　　B．第8肋　　　　C．第6肋　　　　D．第11肋

13．下列有关胸膜腔的叙述错误的是（　　）。

    A．由脏、壁胸膜形成　　　　　　　　B．为密闭的腔隙

    C．最低处是肋膈隐窝　　　　　　　　D．左、右两个胸膜腔是相通的

14．肋膈隐窝位于（　　）。

    A．脏、壁胸膜移行处　　　　　　　　B．肋胸膜和膈胸膜移行处

    C．肋胸膜与纵隔胸膜移行处　　　　　D．膈胸膜与纵隔胸膜移行处

15．中纵隔内有（　　）。

    A．心　　　　　　B．食管　　　　　C．气管　　　　　D．迷走神经

三、判断题

1．喉软骨中最大的是会厌软骨。　　　　　　　　　　　　　　　　　（　　）

2．右肺前缘下部有一弧形凹陷称为心切迹。　　　　　　　　　　　　（　　）

3．深呼吸时，两肺下缘可向上、向下移动2～3 cm。　　　　　　　　（　　）

4．心及大血管所在部位为前纵隔。　　　　　　　　　　　　　　　　（　　）

5．上、下纵隔的分界是胸骨角平面。　　　　　　　　　　　　　　　（　　）

6．壁胸膜分为纵隔胸膜、膈胸膜和肋胸膜三部分。　　　　　　　　　（　　）

四、简答题

1. 简述呼吸系统的组成和主要功能。
2. 左、右主支气管有何特点？有什么临床意义？
3. 试述喉腔的分部及结构特点。
4. 声门下腔有何结构特点？有何临床意义？
5. 组成喉的软骨有哪些？其结构特点如何？
6. 描述肺的位置和形态。

提升训练

一、名词解释

1. 蝶筛隐窝　　　　2. 喉室　　　　　3. 声门下腔　　　　4. 肺根

二、单项选择题

1. 关于喉的位置，下列说法错误的是（　　　）。
    A. 成人与第4～5颈椎相对　　　　　B. 位于喉咽部的前方
    C. 小儿喉的相对位置高于成人　　　　D. 随吞咽上下移动
2. 气管杈平对（　　　）。
    A. 胸骨柄　　　　B. 胸骨角　　　　C. 颈静脉切迹　　　D. 剑突
3. 下列关于肺的描述错误的是（　　　）。
    A. 左肺细长，右肺粗短　　　　　B. 肺尖凸入颈根部
    C. 左肺分2叶，右肺分3叶　　　　D. 前缘和后缘都较圆钝
4. 胸膜下缘体表投影在锁骨中线上位于（　　　）。
    A. 第6肋　　　　B. 第7肋　　　　C. 第8肋　　　　D. 第9肋

三、判断题

1. 喉腔可分为喉前庭、喉室和声门下腔。　　　　　　　　　　　　　（　　）
2. 鼻腔黏膜的炎症可蔓延到鼻旁窦。　　　　　　　　　　　　　　　（　　）
3. 肺尖低于锁骨内侧1/3部下方2～3 cm。　　　　　　　　　　　　（　　）
4. 胸膜下缘的体表投影在腋中线与第8肋相交处。　　　　　　　　　（　　）
5. 平静呼吸时，肺比胸膜高2个肋骨。　　　　　　　　　　　　　　（　　）

四、简答题

1. 简述鼻旁窦的名称及开口部位。为什么上颌窦易发生慢性炎症？
2. 简述肺、胸膜下界的体表投影。

第五章

泌尿系统

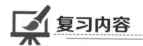

复习要求

1. 掌握：泌尿系统的组成；肾的形态、位置及剖面结构，肾门的概念和体表投影，肾区、肾窦的概念；输尿管的三个狭窄及临床意义；膀胱的位置，膀胱三角的概念及临床意义。
2. 熟悉：肾的被膜；输尿管的行程；膀胱的形态、分部和毗邻。
3. 了解：泌尿系统的功能、肾的血液循环特点、女性尿道的特点及临床意义。

复习内容

一、泌尿系统的组成及功能

泌尿系统由肾、输尿管、膀胱和尿道组成，主要功能是形成尿液并通过尿液排出人体新陈代谢所产生的废物和多余的水，维持人体内环境的相对稳定。

二、肾

1. 肾的形态

肾为红褐色成对的实质性器官，形似蚕豆，左右各一；分上、下两端，前、后两面，内侧、外侧两缘。

肾的上、下两端钝圆；前面、外侧缘较隆突，后面较扁平；肾的内侧缘中部的凹陷称为肾门，是肾动脉、肾静脉、肾盂、神经及淋巴管等结构出入肾的部位，这些出入肾门的结构被结缔组织包裹成束统称为肾蒂。由于下腔静脉靠近右肾，故右侧肾蒂较左侧短。肾门凹向肾实质内的腔隙称为肾窦，容纳肾小盏、肾大盏、肾盂、肾血管和脂肪组织等。

2. 肾的位置

肾位于腹后壁、脊柱的两侧，是腹膜外位器官。

一般左肾上端平第 11 胸椎下缘，下端平第 2 腰椎下缘，第 12 肋经过左肾后方的中部；受肝的影响，右肾比左肾约低半个椎体，第 12 肋经过右肾后方的上部。成人肾门约平对第 1 腰椎。肾门在腹后壁的体表投影点位于竖脊肌的外侧缘与第 12 肋的夹角处，临床上称为肾区，当肾部有病变时该处有叩击痛或触压痛。

3．肾的被膜

肾的被膜由内向外依次为纤维囊、脂肪囊和肾筋膜。

纤维囊贴在肾表面，薄而坚韧，与肾实质结合疏松，容易剥离。

脂肪囊指包被在纤维囊外周的囊状脂肪层，厚约 2 cm，又称肾床，是临床上肾囊封闭药物注射的部位。

肾筋膜是固定肾的主要结构。此外，肾脂肪囊、肾血管、肾的邻近器官、腹膜和腹内压等，对维持肾的正常位置起到重要作用。

4．肾的剖面结构

肾实质分皮质和髓质两部分。

皮质位于肾的浅层，富含血管，新鲜标本呈红褐色，肾皮质伸入肾髓质内的部分称为肾柱；肾髓质位于肾皮质的深部，颜色较浅，主要由 15～20 个肾锥体组成，肾锥体尖端钝圆，朝向肾窦，称为肾乳头。肾小盏呈漏斗状并包绕肾乳头，2～3 个肾小盏合成 1 个肾大盏，2～3 个肾大盏合成肾盂，肾盂出肾门后逐渐变细，弯曲向下，移行为输尿管。

5．肾的血液循环的特点

（1）肾动脉血压高、流量大、流速快。

（2）入球微动脉较粗短，出球微动脉较细长，使血管球内的压力较高，利于滤过。

（3）肾的血液循环中形成两次毛细血管网。

三、输尿管

输尿管是一对细长的肌性管道，全长 20～30 cm，起于肾盂，终于膀胱。

输尿管有 3 处狭窄部位：①输尿管的起始处；②输尿管跨越髂血管处（小骨盆上口处）；③输尿管斜穿膀胱壁处。3 处狭窄是泌尿系结石易滞留、嵌顿的部位。

四、膀胱

1．形态

膀胱是肌性的囊状器官，空虚时呈锥体形，可分为膀胱尖、膀胱底、膀胱体和膀胱颈 4 部分，膀胱尖朝向前上方，膀胱底近似三角形朝向后下方，膀胱颈是膀胱的最下部，颈的下端有尿道内口，与尿道相接。

输尿管间襞：在膀胱内面，两输尿管口之间的横行皱襞叫输尿管间襞，是膀胱镜检时寻找输尿管口的标志。

2．位置

成人膀胱位于盆腔前部、耻骨联合的后方。空虚时，膀胱尖与耻骨联合的上缘平齐，膀胱全部位于小骨盆腔内；充盈时，膀胱上部膨入腹腔，与腹前壁相贴，腹膜也随之上移，此时在耻骨联合上缘进行腹膜外膀胱穿刺，可不损伤腹膜。

3．毗邻

男性膀胱底与精囊腺、输精管末端和直肠相邻，女性膀胱底与子宫和阴道相邻。

4．膀胱三角

在膀胱底的内面，两输尿管口与尿道内口之间的三角形区域，无论膀胱充盈还是空虚，黏膜均光滑无皱襞，称为膀胱三角，是肿瘤、结核和炎症的好发部位。

五、尿道

女性尿道始于膀胱的尿道内口，终于尿道外口，尿道外口开口位于阴道前庭的前部，女性尿道短（3～5 cm）、宽、直，故易引起逆行尿路感染。

经典解析

1．下列关于肾的说法错误的是（　　）。

A．位于腹膜后脊柱两旁　　　　　　B．属腹膜外位器官

C．左肾比右肾低半个椎体　　　　　D．第 12 肋斜过右肾后方上部

【答案解析】本题应选 C。本题重点考查肾的位置及体表投影。题中 A、B、D 选项的描述均正确。因受肝的占位影响，右肾比左肾低半个椎体，因此 C 选项描述错误。故选 C。

2．在肾的冠状切面上肉眼不能辨别的是（　　）。

A．肾锥体　　　　B．肾乳头　　　　C．肾小球　　　　D．肾柱

【答案解析】本题应选 C。本题重点考查肾的剖面结构。在肾的冠状切面可看到肾皮质和肾髓质。典型的结构有肾柱、肾锥体、肾乳头、肾窦、肾小盏、肾大盏、肾盂等。而肾小球需要借助显微镜才能进行观察，故选 C。

3．肾髓质由十几个肾乳头组成。　　　　　　　　　　　　　　　　　（　　）

【答案解析】本题应判"错"。本题重点考查肾髓质的构成。肾皮质位于肾的浅层，肾髓质主要由 15～20 个肾锥体组成；肾锥体尖端钝圆，朝向肾窦，称为肾乳头；肾锥体和肾乳头的概念不能混淆。故判"错"。

4．肾的被膜有 3 层，其中对肾的固定起主要作用的是纤维囊。　　　（　　）

【答案解析】本题应判"错"。本题重点考查肾的被膜及其作用。肾的被膜由内向外依次为纤维囊、脂肪囊和肾筋膜。肾筋膜是固定肾的主要结构。故判"错"。

5．下列不与男性膀胱底相邻的器官是（　　）。

A．直肠　　　　B．输精管末端　　　　C．前列腺　　　　D．精囊腺

【答案解析】本题应选 C。本题重点考查膀胱的毗邻结构。男性膀胱底与精囊腺、输精管末端和直肠相邻，而前列腺位于膀胱颈的下部，不与膀胱底相邻，故选 C。

基础过关

一、名词解释

1．肾门　　　　2．肾区　　　　3．肾柱　　　　4．肾乳头

5．膀胱三角

二、单项选择题

1．出入肾门的结构不包括（　　）。

A．肾动脉　　　　B．肾静脉　　　　C．输尿管　　　　D．肾盂

2．成人肾门的位置平对（　　）。

A．第 11 胸椎　　　B．第 12 胸椎　　　C．第 1 腰椎　　　D．第 2 腰椎

3. 在肾的冠状切面上，属于肾皮质的结构是（　　　）。

    A．肾锥体　　　　　B．肾大盏　　　　　C．肾小盏　　　　　D．肾柱

4. 肾皮质伸入肾髓质内的部分是（　　　）。

    A．肾柱　　　　　　B．肾小盏　　　　　C．肾锥体　　　　　D．肾盂

5. 紧贴肾表面的被膜是（　　　）。

    A．纤维囊　　　　　B．脂肪囊　　　　　C．肾筋膜　　　　　D．脏腹膜

6. 肾最外层的被膜是（　　　）。

    A．纤维囊　　　　　B．脂肪囊　　　　　C．肾筋膜　　　　　D．脏腹膜

7. 临床做肾囊封闭是将药物注入（　　　）。

    A．纤维囊　　　　　　　　　　　B．脂肪囊

    C．肾实质　　　　　　　　　　　D．肾周结缔组织

8. 输尿管的第二处狭窄位于（　　　）。

    A．输尿管在小骨盆上口跨过髂血管处　B．输尿管起始处

    C．输尿管穿膀胱壁处　　　　　　　　D．输尿管的壁内部

9. 膀胱的最下部称（　　　）。

    A．膀胱尖　　　　B．膀胱底　　　　C．膀胱体　　　　D．膀胱颈

三、判断题

1. 肾脏是腹膜内位器官。　　　　　　　　　　　　　　　　　　　　（　　　）

2. 肾筋膜贴在肾表面。　　　　　　　　　　　　　　　　　　　　　（　　　）

3. 膀胱空虚时，膀胱尖与耻骨联合上缘平齐。　　　　　　　　　　　（　　　）

四、简答题

1. 简述泌尿系统的组成和主要功能。

2. 输尿管狭窄部位在何处？有何临床意义？

3. 什么是膀胱三角？它有什么形态特点和临床意义？

提升训练

一、名词解释

1. 肾蒂　　　　　2. 肾窦　　　　　3. 脂肪囊　　　　　4. 输尿管间襞

二、单项选择题

1. 下列有关肾的位置的描述，错误的是（　　　）。

    A．属腹膜外位器官　　　　　　　B．位于脊柱前方

    C．成人肾门约平对第 1 腰椎椎体　D．右肾比左肾位置低

2. 下列关于肾柱的说法正确的是（　　　）。

    A．位于肾皮质内　　　　　　　　B．呈锥体形

    C．是肾髓质　　　　　　　　　　D．是皮质伸入髓质的部分

3. 肾窦内含下列结构，但不包括（　　　）。

    A．肾小盏　　　　B．肾大盏　　　　C．输尿管　　　　D．血管和淋巴管

4．与女性膀胱底相邻的结构是（　　　）。

A．直肠　　　　　　　B．卵巢　　　　　　C．子宫　　　　　　D．输卵管

5．膀胱三角位于（　　　）。

A．膀胱尖的内面　　　　　　　　　　B．膀胱体的内面

C．膀胱颈的内面　　　　　　　　　　D．膀胱底的内面

三、判断题

1．因下腔静脉靠近左肾，故左侧肾蒂较右侧短。　　　　　　　　　　　（　　　）

2．肾窦内容纳肾锥体、肾盂、肾血管和脂肪组织等。　　　　　　　　　（　　　）

3．女性膀胱底与直肠相邻。　　　　　　　　　　　　　　　　　　　　（　　　）

四、简答题

1．简述女性尿道的起止和开口部位，以及解剖特点。

2．简述肾的位置、剖面结构。

第六章

生 殖 系 统

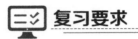 **复习要求**

1. 掌握：男性和女性生殖系统的组成；睾丸的位置和形态；输精管的行程及结扎部位；精索的概念；前列腺的位置和形态；男性尿道的分部、狭窄和弯曲；卵巢的位置和形态；输卵管的位置、分部及各部特点；子宫的形态和分部；子宫的位置；阴道后穹的结构特点及临床意义；会阴的概念和狭义会阴的临床意义。

2. 熟悉：睾丸的功能；附睾的形态和功能；射精管的概念；前、后尿道的组成；卵巢的功能；子宫的固定装置；乳房的位置和形态。

3. 了解：精囊腺和尿道球腺的位置和形态；精液的组成；阴囊的结构；阴茎的分部和结构；阴道的位置和形态；女性外阴、会阴的分区。

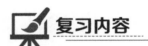 **复习内容**

一、男、女性生殖系统的组成及功能

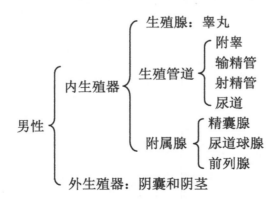

男性 {
  内生殖器 {
    生殖腺：睾丸
    生殖管道 {
      附睾
      输精管
      射精管
      尿道
    }
    附属腺 {
      精囊腺
      尿道球腺
      前列腺
    }
  }
  外生殖器：阴囊和阴茎
}

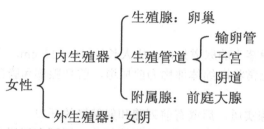

生殖系统的主要功能是产生生殖细胞、繁殖新个体、分泌性激素。

二、男性生殖系统

1．睾丸

位于阴囊内，左右各一，呈扁椭圆形，表面光滑，后缘有血管、神经和淋巴管出入。睾丸具有产生精子和分泌雄激素的功能。睾丸表面被覆睾丸鞘膜（后缘除外），鞘膜分脏、壁两层，在睾丸后缘相互移行，构成一个密闭的腔隙，称睾丸鞘膜腔，内含少量滑液，起润滑作用。睾丸间质细胞可分泌雄激素。

2．附睾

附睾呈新月形，附于睾丸上端和后缘上部，分头、体和尾3部分。附睾尾续接输精管，其功能是暂时储存精子、供给精子营养、促进精子进一步发育成熟。

3．输精管和射精管

输精管全长约50 cm，分为睾丸部、精索部、腹股沟管部和盆部。输精管起于附睾尾，在睾丸后缘、附睾内侧上行，至阴囊根部，穿腹股沟管入盆腔，在膀胱底后面与精囊腺的排泄管合并成射精管。临床上输精管结扎常选睾丸的上端与腹股沟管浅环之间的部位（精索部），因该处位置表浅，手术时易于寻找。

射精管：由输精管末端与精囊腺排泄管汇合而成的管道称为射精管，长约2 cm，穿过前列腺实质，开口于尿道的前列腺部。

精索：从睾丸上端至腹股沟管深环之间的一段柔软的圆索状结构，称为精索，由输精管、睾丸动脉、蔓状静脉丛、淋巴管和神经等结构外包3层被膜构成。

精子的产生部位及排出体外的途径：精子由睾丸产生，经附睾、输精管、射精管、男性尿道排出体外。

4．附属腺体

附属腺体包括精囊腺、前列腺和尿道球腺，其分泌物组成精液的一部分。

前列腺呈栗子形，位于膀胱颈和尿生殖膈之间，中央有尿道穿过，腺体后面有一纵行浅沟称为前列腺沟，因前列腺后邻直肠前壁，活体经直肠指诊可触及此沟，前列腺肥大时，前列腺沟消失或变浅。

精囊腺是一对长椭圆形的囊状器官，位于膀胱底后方，输精管末端的外侧。

尿道球腺是一对豌豆大的腺体，埋于会阴深横肌内。

5．阴囊和阴茎

阴囊容纳睾丸、附睾和输精管的起始部，由皮肤和肉膜构成，肉膜可调节阴囊内的温度，以适应精子的发育。阴茎由背侧2条阴茎海绵体和腹侧1条尿道海绵体构成，尿道海绵体内有尿道纵行穿过。阴茎头下方有阴茎包皮环绕，若成年后包皮过长可引发炎症或诱发阴茎癌。

6．男性尿道

男性尿道起于膀胱的尿道内口，止于阴茎头的尿道外口，成人长约 16～22 cm。全程可分为前列腺部、膜部和海绵体部。临床上常将海绵体部称为前尿道，前列腺部和膜部称为后尿道。

分部 {
  后尿道 {
    前列腺部：穿前列腺实质，后壁有前列腺和射精管的开口
    膜部：位置较固定，为尿道穿过尿生殖膈的部分，周围有尿道括约肌环绕，可控制排尿，外伤性尿道断裂易发生于此部
  前尿道：是海绵体部，为尿道穿过海绵体的部分
}

狭窄 {
  尿道内口
  膜部
  尿道外口：最狭窄部位
}

3 个狭窄部位是尿道结石易滞留处。

弯曲 {
  耻骨下弯：由前列腺部、膜部和海绵体部起始段形成，凹向上方，此弯曲恒定无变化
  耻骨前弯：由尿道海绵体部形成，凹向下方，是海绵体部随阴茎自然悬垂时形成的。上提阴茎时，此弯曲消失
}

三、女性生殖系统

1．卵巢

卵巢位于盆腔侧壁，髂总动脉分叉处下方（卵巢窝），被子宫阔韧带后层腹膜所包裹，是腹膜内位器官，具有产生卵子，分泌雌激素和孕激素的功能。

卵巢呈扁卵圆形，灰红色，未经排卵的卵巢表面光滑。性成熟期后，由于多次排卵，卵巢表面形成许多瘢痕。卵巢分为内、外侧两面，前、后两缘和上、下两端。前缘连于子宫阔韧带后层，有血管、神经和淋巴管出入。

2．输卵管

输卵管连于子宫底两侧，包被于子宫阔韧带的上缘内，是一对细而弯曲的肌性管道，可输送卵子和受精卵，是受精部位。

输卵管全长由内侧向外侧依次分为输卵管子宫部、输卵管峡部、输卵管壶腹部和输卵管漏斗部 4 部分。

输卵管 {
  输卵管子宫部：输卵管穿过子宫壁的部分，以输卵管子宫口与子宫腔相通
  输卵管峡部：短而狭细，是输卵管结扎的常选部位
  输卵管壶腹部：约占输卵管全长的 2/3，管径粗而弯曲，是卵的受精部位，同时又是宫外孕的好发部位
  输卵管漏斗部：末端以输卵管腹腔口开口于腹膜腔，漏斗部周缘有许多放射状不规则的凸起称输卵管伞，是手术时寻找输卵管的标志
}

3．子宫

子宫是精子到达输卵管的通道，也是孕育胎儿和产生月经的场所。

（1）子宫的形态和分部。

成年女性子宫呈前后略扁的倒置梨形，是中空肌性器官，腔小壁厚。

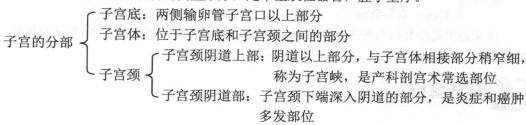

子宫的分部
- 子宫底：两侧输卵管子宫口以上部分
- 子宫体：位于子宫底和子宫颈之间的部分
- 子宫颈
  - 子宫颈阴道上部：阴道以上部分，与子宫体相接部分稍窄细，称为子宫峡，是产科剖宫术常选部位
  - 子宫颈阴道部：子宫颈下端深入阴道的部分，是炎症和癌肿多发部位

内腔
- 子宫腔：呈前后扁狭的三角形裂隙，底朝上，两端通输卵管
- 子宫颈管
  - 上口：通子宫腔
  - 下口：通阴道，称子宫口；未经历分娩的子宫口呈圆形，经产道分娩后的子宫口呈横裂状

（2）子宫的位置和固定装置。

子宫的位置：位于盆腔中央，前邻膀胱，后邻直肠，正常成年女性呈前倾前屈位。前倾指子宫的长轴与阴道长轴之间形成向前开放的钝角；前屈是子宫体与子宫颈之间向前形成的钝角。子宫位置可随膀胱与直肠的充盈程度或体位改变而变化。

固定装置
- 子宫阔韧带：是双层腹膜皱襞，内含子宫圆韧带、血管、淋巴管和神经等，能限制子宫向两侧移动
- 子宫圆韧带：维持子宫前倾位
- 子宫主韧带：防止子宫下垂
- 骶子宫韧带：维持子宫前屈位

4．阴道

位于盆腔中央，前邻膀胱和尿道，后邻直肠，是前后略扁、内腔狭窄的肌性管道，是导入精液、排出月经和娩出胎儿的通道。阴道上端宽阔环绕子宫颈阴道部，在子宫颈周围形成的环状间隙称为阴道穹，其后部最深，与直肠子宫陷凹之间仅隔阴道后壁和一层腹膜，临床上可在此通过穿刺来进行诊断和引流。

5．女阴

女阴包括阴阜、大阴唇、小阴唇、阴蒂、阴道前庭和前庭大腺。阴道前庭是两侧小阴唇之间的裂隙，前部有尿道外口，后部有阴道口。前庭大腺位于阴道口两侧后部的皮肤深面，导管开口于阴道前庭，其功能是分泌黏液，润滑阴道口。

6．乳房

乳房位于胸大肌前方，呈半球形，由乳腺和脂肪组织构成，输乳管呈放射状排列开口于乳头，因此乳房手术时应尽量采用放射状切口。

7．会阴

广义会阴是指封闭小骨盆下口的所有软组织，呈菱形。前界为耻骨联合下缘，后界为尾骨尖，两侧界为耻骨下支、坐骨支、坐骨结节和骶结节韧带。以两侧坐骨结节连线为界，可分为前方的尿生殖区（尿生殖三角）和后方的肛区（肛门三角）。

$$会阴\begin{cases}尿生殖区\begin{cases}男性：有尿道通过\\女性：有尿道和阴道通过\end{cases}\\肛区：有肛管通过\end{cases}$$

狭义会阴是指肛门与外生殖器之间的软组织，又称产科会阴，分娩时应注意保护，避免撕裂。

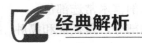 **经典解析**

1. 附睾能产生精子。　　　　　　　　　　　　　　　　　　　　　　　（　　）

【答案解析】 本题应判"错"。本题重点考查附睾的功能。附睾可暂时储存精子、供给精子营养、促进精子进一步发育成熟。能产生精子的是睾丸，故判"错"。

2. 下列关于男性尿道的描述错误的是（　　　）。

　　A. 起于膀胱底　　　　　　　　　　　　B. 终于尿道外口

　　C. 有三个狭窄和两个弯曲　　　　　　　D. 分前列腺部、膜部和海绵体部

【答案解析】 本题应选 A。本题重点考查男性尿道的特点和分部。男性尿道起于膀胱的尿道内口，止于尿道外口，有三个狭窄和两个弯曲，可分为前列腺部、膜部和海绵体部。A 选项的描述错误，故选 A。

3. 下列关于耻骨下弯的描述正确的是（　　　）。

　　A. 恒定、凹向下　　　　　　　　　　　B. 不恒定、凹向下

　　C. 恒定、凹向上　　　　　　　　　　　D. 恒定、导尿时变直

【答案解析】 本题应选 C。本题重点考查男性尿道的弯曲。耻骨前弯凹向下方，导尿上提阴茎时，此弯曲消失；耻骨下弯凹向上方，此弯曲恒定，C 选项符合题意。A、B、D 选项的描述错误，故选 C。

4. 下列关于子宫内腔的描述错误的是（　　　）。

　　A. 分为子宫腔和子宫颈管　　　　　　　B. 子宫腔呈前后扁狭的倒立三角形

　　C. 子宫颈管呈漏斗形　　　　　　　　　D. 子宫口即子宫颈管下口

【答案解析】 本题应选 C。本题重点考查子宫内腔的分部和特点。子宫内腔可分为子宫腔和子宫颈管，子宫腔呈前后扁狭的倒立三角形，子宫颈管呈管状，子宫颈管下口称为子宫口。A、B、D 选项的描述正确，C 选项误将管状称为漏斗形，故选 C。

5. 下列关于输卵管的叙述正确的是（　　　）。

　　A. 可分为子宫部、峡部、壶腹部和输卵管伞部

　　B. 其内侧端为输卵管子宫口，外侧端为输卵管腹腔口

　　C. 漏斗部最短，壶腹部最长

　　D. 结扎输卵管常在子宫部进行

【答案解析】 本题应选 B。本题重点考查输卵管的分部和形态。输卵管全长由内侧向外侧依次分为子宫部、峡部、壶腹部和漏斗部 4 部分；输卵管内侧端为输卵管子宫口，外侧端为输卵管腹腔口；输卵管峡部最短，壶腹部最长；结扎输卵管常在峡部进行；A、C、D 选项的描述存在错误，B 选项正确，故选 B。

基础过关

一、名词解释

1. 精索　　　　2. 子宫峡　　　3. 阴道穹　　　4. 会阴

二、单项选择题

1. 产生精子和雄激素的器官是（　　）。
   A. 睾丸　　　　　B. 前列腺　　　　C. 尿道球腺　　　D. 输精管
2. 储存精子的器官是（　　）。
   A. 睾丸　　　　　B. 前列腺　　　　C. 精囊腺　　　　D. 附睾
3. 输精管结扎术常选部位为（　　）。
   A. 睾丸部　　　　B. 精索部　　　　C. 腹股沟管部　　D. 盆部
4. 精子成熟的部位是（　　）。
   A. 睾丸　　　　　B. 附睾　　　　　C. 精囊腺　　　　D. 前列腺
5. 射精管开口于（　　）。
   A. 尿道前列腺部　　　　　　　　B. 尿道膜部
   C. 尿道球部　　　　　　　　　　D. 尿道海绵体部
6. 男性尿道括约肌环绕于（　　）。
   A. 尿道前列腺部　　　　　　　　B. 尿道膜部
   C. 尿道海绵部　　　　　　　　　D. 尿道外口
7. 男性尿道的三处狭窄不包括（　　）。
   A. 尿道内口　　　　　　　　　　B. 尿道膜部
   C. 尿道前列腺部　　　　　　　　D. 尿道外口
8. 男性尿道最狭窄的部位是（　　）。
   A. 尿道前列腺部　　　　　　　　B. 尿道膜部
   C. 尿道内口　　　　　　　　　　D. 尿道外口
9. 临床上识别输卵管的标志是（　　）。
   A. 子宫部　　　　B. 输卵管峡　　　C. 输卵管壶腹　　D. 输卵管伞
10. 输卵管内卵子受精的部位一般在（　　）。
    A. 漏斗部　　　　B. 壶腹部　　　　C. 峡部　　　　　D. 子宫部
11. 输卵管结扎的常选部位是（　　）。
    A. 子宫部　　　　B. 输卵管峡　　　C. 输卵管壶腹　　D. 输卵管漏斗
12. 剖宫术常选择的部位是（　　）。
    A. 子宫峡　　　　B. 子宫底　　　　C. 子宫体　　　　D. 子宫颈
13. 子宫前屈是指（　　）。
    A. 子宫的长轴与阴道长轴之间形成的夹角
    B. 子宫长轴与水平面形成的夹角
    C. 子宫颈与子宫体之间形成的夹角
    D. 子宫颈与阴道之间形成的夹角

14．防止子宫向两侧移动的韧带是（　　　）。

  A．子宫主韧带　　B．子宫圆韧带　　C．子宫阔韧带　　D．骶子宫韧带

15．维持子宫前倾位的主要结构是（　　　）。

  A．子宫主韧带　　B．子宫阔韧带　　C．骶子宫韧带　　D．子宫圆韧带

三、判断题

1．前列腺后邻直肠，活体经肛门指诊可触及。   （　　　）

2．输尿管的第一个狭窄位于小骨盆上口处。   （　　　）

3．男性腹膜腔是密闭的，而女性腹膜腔与外界相通。   （　　　）

4．阴道后壁比前壁长。   （　　　）

5．会阴指肛门与耻骨联合之间的软组织。   （　　　）

6．输卵管峡常作为手术时识别输卵管的标志。   （　　　）

7．子宫圆韧带是维持子宫前屈的主要结构。   （　　　）

四、简答题

1．简述男性尿道分部、狭窄、弯曲和临床意义。

2．简述精子的产生及排出途径。

3．输卵管分为哪几部分？受精和结扎的部位各在何处？

4．简述子宫的位置、形态、分部和固定装置。

五、论述题

试述男性绝育后对男性第二性征有无影响？能否产生精子？能否射精？为什么？

提升训练

一、名词解释

1．睾丸鞘膜腔　　　　2．前尿道　　　　3．后尿道　　　　4．狭义会阴

二、单项选择题

1．输精管结扎术的常选部位是（　　　）。

  A．附睾尾与输精管移行处　　　　B．腹股沟管内段

  C．盆段　　　　　　　　　　　　D．睾丸上方与腹股沟管浅环之间

2．易引起老年男性排尿困难的器官是（　　　）。

  A．精囊　　　　B．附睾　　　　C．前列腺　　　　D．输精管

3．下列关于前列腺位置的描述正确的是（　　　）。

  A．位于盆腔中央　　　　　　　　B．埋于尿生殖膈

  C．在膀胱颈下方　　　　　　　　D．以上都不正确

4．前尿道是指（　　　）。

  A．尿道前列腺部　　　　　　　　B．尿道膜部

  C．尿道海绵体部　　　　　　　　D．尿道前列腺部和膜部

5．精索内不含有（　　　）。

    A．输精管　　　　B．蔓状静脉丛　　　C．射精管　　　　D．睾丸动脉

6．下列关于子宫的描述错误的是（　　　）。

    A．分为子宫底、子宫体和子宫颈三部分

    B．子宫的内腔称子宫腔

    C．子宫呈前后略扁的倒置梨形

    D．子宫位于膀胱和直肠之间，呈前倾前屈位

7．阴道穿刺部位常选在阴道穹的（　　　）。

    A．前部　　　　　B．后部　　　　　C．左侧　　　　　D．右侧

三、判断题

1．射精管开口于膀胱腔。　　　　　　　　　　　　　　　　　　　　　（　　　）

2．男性尿道位于尿道海绵体内。　　　　　　　　　　　　　　　　　　（　　　）

3．子宫内腔称为子宫腔。　　　　　　　　　　　　　　　　　　　　　（　　　）

4．男性输精管结扎可导致男性第二性征丧失。　　　　　　　　　　　　（　　　）

5．输卵管结扎后将会不排卵、无月经。　　　　　　　　　　　　　　　（　　　）

四、简答题

1．简述前列腺的位置和临床意义。

2．简述阴道穹的形成及其与腹膜腔的关系和临床意义。

五、论述题

    某男性肾盂结石患者，经碎石治疗后的结石随尿液排出体外。请叙述其排出途径，并经过哪些狭窄和弯曲。

第七章

脉 管 系 统

复习要求

1. 掌握：脉管系统的组成；体循环和肺循环的概念、途径和功能；心的位置、外形和体表投影；各心腔的主要结构；左、右冠状动脉的起始、走行和分布；心传导系统的组成；主动脉韧带的位置及临床意义；主动脉的分部及主要分支；各部体循环动脉主干的名称和主要分支分布；可触到搏动的主要动脉名称及位置；体循环静脉的组成和配布特点及生理意义；上、下腔静脉的组成和收集范围；静脉角的概念及特点；面静脉的特点，危险三角区的概念及临床意义；临床上静脉穿刺常选用的浅静脉；肝门静脉的组成、属支、上、下腔静脉的吻合途径及临床意义；淋巴干的名称；胸导管的起始、行程、收集范围和注入部位；脾的位置和形态。

2. 熟悉：房间隔和室间隔缺损的好发部位；心包的结构；动脉压迫止血部位；分布到胃、阑尾、肾、肝等的动脉；奇静脉的行程和注入部位；毛细淋巴管和淋巴管的结构特点；右淋巴导管的收集范围及注入部位；淋巴结的位置、形态和功能。

3. 了解：心的毗邻；血管的分类及其结构特点；体循环动脉的分布规律；全身主要的浅淋巴结群的分布。

复习内容

脉管系统是由心血管系统和淋巴系统组成的，其主要功能是将消化系统和呼吸系统吸收的营养物质和氧运送到全身的组织和细胞，同时将组织细胞的代谢产物及二氧化碳运送到肾、肺及皮肤，排出体外。

一、心血管系统概述

心血管系统由心、动脉、毛细血管和静脉构成。

1. 血液循环

血液由心室流经动脉、毛细血管和静脉后返回心房，血液这种周而复始的循环流动称为血液循环，包括体循环和肺循环。

（1）体循环（大循环）的概念、途径和特点。

当心室收缩时，含有较多的氧及营养物质的鲜红色的血液（动脉血）自左心室输出，经主动脉及其各级分支，到达全身各部的毛细血管，进行组织内物质交换和气体交换，血液变成了含有组织代谢产物及较多二氧化碳的暗红色的血液（静脉血），再经各级静脉，最后汇入上、下腔静脉及冠状窦流回右心房。如上路径的血液循环称为体循环，又称大循环。体循环以动脉血滋养全身各部，将代谢产物和二氧化碳运回心脏。

体循环途径：左心室→主动脉及各级分支→全身毛细血管（物质和气体交换）→各级静脉→上、下腔静脉及冠状窦→右心房。

特点：路程长，流经范围广，血液由动脉血变为静脉血。

（2）肺循环（小循环）的概念、途径和特点。

肺循环又称小循环。体循环返回心脏的血液从右心房流入右心室。心室收缩时，血液从右心室进入肺动脉，经其分支到达肺泡毛细血管，在此进行气体交换，静脉血变成动脉血。经肺静脉回流入左心房，再入左心室。

肺循环途径：右心室→肺动脉干→肺动脉及其分支→肺泡毛细血管（气体交换）→肺静脉→左心房。

特点：路程短，只经过肺，血液由静脉血变为动脉血。

二、心

1．心的位置：心位于胸腔的中纵隔内，约 2/3 位于正中线的左侧，1/3 在正中线的右侧。

2．心的外形：心呈倒置的前后略扁的圆锥体形，分心尖、心底、两面、三缘和四条沟。

心尖：钝圆，朝向左前下方，由左心室构成，平左侧第 5 肋间隙，距左锁骨中线内侧 1～2 cm 处，可扪及其搏动，此处又称心尖搏动点

心底：朝向右后上方，主要由左心房和小部分右心房构成，与出入心的大血管相连

两面

　胸肋面：朝向胸骨及肋软骨，又称前面，大部分由右心房和右心室构成，小部分由左心耳和左心室构成

　膈面：与膈的中心腱相邻，又称下面，大部分由左心室构成，小部分由右心室构成

三缘

　右缘：主要由右心房构成

　左缘：主要由左心室构成

　下缘：由右心室和心尖构成

四沟

　冠状沟：为心房与心室在心表面的分界线，将心房和心室分开

　前室间沟：为左、右心室在胸肋面的分界线

　后室间沟：为左、右心室在膈面的分界线

　后房间沟：为左、右心房在心表面的分界线

3．心的体表投影

左上点：左侧第 2 肋软骨下缘，距胸骨左缘 1.2 cm 处。

右上点：右侧第 3 肋软骨上缘，距胸骨右缘 1.0 cm 处。

左下点：左侧第 5 肋间隙，距锁骨中线内侧 1～2 cm 处，或距前正中线 7～9 cm。

右下点：右侧第 6 胸肋关节处。

4．心各腔的结构

右心房 { 入口 { 上腔静脉口：引流人体除心外上半身的静脉血
　　　　　　　 下腔静脉口：引流人体下半身的静脉血
　　　　　　　 冠状窦口：引流心本身的静脉血
　　　　 出口：右房室口
　　　　 结构：房间隔下部有卵圆窝

右心室 { 入口：右房室口，口周缘附着有三角形的三尖瓣（右房室瓣）
　　　　 出口：肺动脉口，口周缘附着有半月形的肺动脉瓣
　　　　 结构：室壁内有乳头肌

左心房 { 入口：左、右肺静脉口，共 4 个，引流肺内的血液入左心房
　　　　 出口：左房室口

左心室 { 入口：左房室口，口周缘附有三角形的二尖瓣（左房室瓣）
　　　　 出口：主动脉口，口周缘附着有半月形的主动脉瓣
　　　　 结构：室壁内有乳头肌

心瓣膜的作用：心瓣膜顺血流开放，逆血流关闭，使血液定向流动。当心室收缩时，主动脉瓣和肺动脉瓣开放，二尖瓣和三尖瓣关闭，血液从心室射入动脉；当心室舒张时，二尖瓣和三尖瓣开放，主动脉瓣和肺动脉瓣关闭，血液从心房流入心室。

房间隔与室间隔：在右心房内，房间隔的右侧面中下部形成的卵圆形浅凹称卵圆窝，为胎儿卵圆孔闭锁后的遗迹，是房间隔缺损的好发部位。室间隔大部分由心肌构成，两侧由心内膜覆盖，称为室间隔肌部；在室间隔上部近心房处有一小卵圆形区域，非常薄弱，缺乏肌质，称为室间隔膜部，是室间隔缺损的好发部位。

5．心的传导系统

心的传导系统由特殊分化的心肌纤维构成，包括窦房结、房室结、房室束及其分支等，具有产生兴奋、传导冲动、维持心正常节律搏动的功能。窦房结是心的正常起搏点，位于上腔静脉与右心房交界处的心外膜深面，呈长椭圆形。房室结呈扁椭圆形，位于冠状窦口与右房室口之间的心内膜深面。

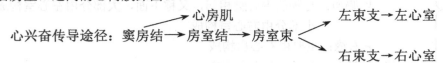

心兴奋传导途径：窦房结 → 房室结 → 房室束

心房肌

左束支 → 左心室

右束支 → 右心室

6．心的血管

（1）心的动脉：主要有左、右冠状动脉，均发自升主动脉。

左冠状动脉起于升主动脉根部的左侧，可分为前室间支和旋支，前室间支沿前室间沟走行，分布于左心室前壁、右心室前壁及室间隔的前上 2/3；旋支沿冠状沟左行，分布于左心房及左心室膈面。

右冠状动脉起于主动脉根部的右侧，分布于右心房、右心室、部分左心室后壁、室间隔的后下 1/3、窦房结和房室结。

（2）心的静脉：心的静脉汇合成冠状窦，经冠状窦口汇入右心房。

7．心包

心包是包裹在心和大血管根部的锥体形膜性囊，分为纤维心包和浆膜心包。纤维心

包是坚韧的结缔组织囊，上方与大血管的外膜相续，下方附着在膈的中心腱上。浆膜心包分为脏、壁两层，在大血管根部相互移行，围成密闭的间隙，称为心包腔，内含少量浆液。心包可减少心搏动时的摩擦，并可以防止心过度扩张，具有保护作用。

三、动脉

（一）肺循环的动脉

肺动脉干是一条短而粗的动脉主干，起自右心室，在主动脉弓下方分为左、右肺动脉，分别经左、右肺门入肺。在肺动脉干分叉处与主动脉弓下缘之间有结缔组织索，称为动脉韧带，是胚胎时期动脉导管闭锁后的遗迹。

（二）体循环的动脉

器官外动脉的分部规律：①对称性，头、颈、四肢的动脉左右对称；②躯干部的动脉分为脏支和壁支；③伴行性，动脉常与深静脉、神经和淋巴管伴行；④隐蔽性，多位于身体屈侧、深部较安全的隐蔽处；⑤最短性，动脉多以最短的距离到达营养的器官；⑥动脉的分布形式与器官的形态相适应，动脉管径的大小与器官的功能相适应。

器官内动脉的分布规律：①实质器官，动脉由门进入器官后呈放射状分布；②中空器官，有的横行分布，有的纵行分布。

1. 主动脉的分部及分支

主动脉分为升主动脉、主动脉弓和降主动脉三个部分。

主动脉 {
升主动脉：在起始处发出左、右冠状动脉
主动脉弓：自右向左依次发出头臂干、左颈总动脉、左锁骨下动脉
降主动脉：以膈的主动脉裂孔为界，分为胸主动脉和腹主动脉，腹主动脉
沿脊柱前方下行，在第 4 腰椎下缘高度分为左、右髂总动脉
}

2. 头颈部的动脉

头颈部动脉主干是颈总动脉，右侧起自头臂干，左侧起自主动脉弓。左、右颈总动脉走行至甲状软骨上缘高度，分为颈内动脉和颈外动脉。

颈总动脉 {
颈内动脉：经颈动脉管入颅，分布于脑和视器
颈外动脉 {
甲状腺上动脉：分布于甲状腺和喉
面动脉：分布于下颌下腺、面部、腭扁桃体等处
上颌动脉：分布于面深部，发出脑膜中动脉经棘孔入颅
颞浅动脉：分布于腮腺、额部、颞部和顶部软组织
}
}

3. 压力感受器和化学感受器

主动脉弓及颈动脉窦壁内有压力感受器，具有调节血压的作用；主动脉小球及颈动脉小球为化学感受器，可感受血液中 CO_2 和 O_2 浓度的变化，参与呼吸的调节。

颈动脉窦：指颈总动脉末端和颈内动脉起始部的膨大部分，内有压力感受器。

颈动脉小球：是一个扁椭圆形小体，借结缔组织连于颈动脉杈的后方，为化学感受器。

主动脉小球：在主动脉弓下方有 2～3 个粟粒状的小体，称主动脉小球，为化学感受器。

4．上肢的动脉

上肢动脉的主干是锁骨下动脉，左侧锁骨下动脉起自主动脉弓，右侧起自头臂干，其主要分支有椎动脉、胸廓内动脉和甲状颈干。锁骨下动脉到第 1 肋外侧缘延续为腋动脉，腋动脉至臂部移行为肱动脉，肱动脉在肘窝处分为桡动脉和尺动脉，两者的分支和终支在手掌处吻合为掌浅弓和掌深弓，由两弓上发出动脉分支营养手掌及手指。

肱动脉行至肘窝内侧上方、肱二头肌肌腱内侧处时，位置表浅，可触及其搏动，此处是测量血压时听诊的常用部位。

桡动脉在腕上部桡侧位置表浅，易触及搏动，是临床上计数脉搏和中医诊脉的常选部位。

掌浅弓：由尺动脉末端与桡动脉掌浅支吻合而成。

掌深弓：由桡动脉末端和尺动脉的掌深支吻合而成。

5．胸部的动脉

胸部的动脉主干是胸主动脉，分为脏支（支气管动脉和食管动脉等）和壁支（肋间后动脉 9 对和肋下动脉 1 对）。

6．腹部的动脉

腹部的动脉主干是腹主动脉，分为脏支和壁支。

$$
脏支\begin{cases}
不成对脏支\begin{cases}
腹腔干\begin{cases}
胃左动脉：分布于食管腹段、贲门和胃小弯附近的胃壁\\
肝总动脉\begin{cases}
肝固有动脉：分布于肝、胆囊和胃小弯\\
胃十二指肠动脉：分布于胃大弯侧胃壁、大网膜、十二指肠和胰头
\end{cases}\\
脾动脉：分布于胰、脾、胃底、胃大弯、大网膜
\end{cases}\\
肠系膜上动脉：分支布于结肠左曲以上的肠管，主要分支有空肠动脉、回肠动脉、回结肠动脉、右结肠动脉和中结肠动脉，回结肠动脉发出阑尾动脉\\
肠系膜下动脉：分支布于结肠左曲以下的肠管，不包括直肠下段。主要分支有左结肠动脉、乙状结肠动脉和直肠上动脉
\end{cases}\\
成对脏支\begin{cases}
肾上腺中动脉：在第 1 腰椎平面由腹主动脉发出，分布于肾上腺中部\\
肾动脉：在第 2 腰椎高度起自腹主动脉，分布于肾\\
睾丸动脉：在肾动脉稍下方起于腹主动脉，营养睾丸和附睾。在女性为卵巢动脉，营养卵巢和输卵管
\end{cases}
\end{cases}
$$

壁支：4 对腰动脉，分布于腹后壁、背部肌肉和脊髓等。

7．盆部和下肢的动脉

盆部和下肢的动脉主干是髂总动脉，髂总动脉在骶髂关节前方分为髂内动脉和髂外动脉，髂内动脉是盆部动脉的主干，髂外动脉经腹股沟韧带中点深面入股部，移行为股动脉。髂外动脉的主要分支是腹壁下动脉，股动脉是下肢动脉的主干。

$$
\text{髂总动脉}\begin{cases}\text{髂外动脉}\rightarrow\text{股动脉}\rightarrow\text{腘动脉}\begin{cases}\text{胫前动脉：移行为足背动脉}\\\text{胫后动脉：经内踝后方入足底，分为足底内}\\\qquad\qquad\text{侧动脉和足底外侧动脉}\end{cases}\\\quad\llcorner\text{腹壁下动脉}\\\text{髂内动脉}\begin{cases}\text{脏支：膀胱下动脉、直肠下动脉、子宫动脉和阴部内动脉}\\\text{壁支：闭孔动脉、臀上动脉和臀下动脉}\end{cases}\end{cases}
$$

8. 部分器官的动脉供血

（1）腹直肌：腹壁上动脉（来自胸廓内动脉）和腹壁下动脉（来自髂外动脉）。

（2）胃：

$$
\text{胃}\begin{cases}\text{胃小弯：胃左动脉（来自腹腔干）、胃右动脉（来自肝固有动脉）}\\\text{胃大弯：胃网膜右动脉（来自胃十二指肠动脉）、胃网膜左动脉（来自脾动脉）}\\\text{胃底：胃短动脉（来自脾动脉）}\end{cases}
$$

（3）结肠：回结肠动脉、右结肠动脉、中结肠动脉、左结肠动脉和乙状结肠动脉，其中前三者来自肠系膜上动脉，后两者来自肠系膜下动脉。

9. 全身主要动脉的摸脉点和止血点及止血范围（见表 1-7-1）

表 1-7-1　全身主要动脉的摸脉点与止血点

名　　称	摸脉点和止血点	止血范围
面动脉	下颌骨下缘与咬肌前缘交界处可摸到搏动，将面动脉压向下颌体止血	面部眼裂以下、颊部、下颌部出血
颞浅动脉	耳屏前方可摸到搏动，将颞浅动脉压在颧弓根部止血	颞部、颅顶部出血
颈总动脉	喉两侧，胸锁乳突肌前缘可触及搏动，平环状软骨弓高度向后内压向第 6 颈椎横突止血	头、颈部出血
锁骨下动脉	锁骨中点上方可摸到搏动，在锁骨上大窝向后下方指压止血	肩部、臂部出血
肱动脉	在臂中部，肱二头肌内侧沟可摸到搏动，在臂中段肱二头肌内侧沟将肱动脉压向肱骨干止血	臂远侧端、前臂及手的出血
指掌侧固有动脉	手指根部两侧可摸到搏动，直接压迫止血	手指出血（1 个指尖出血）
股动脉	腹股沟韧带中点下方可摸到搏动，用两手拇指重叠，将股动脉压在耻骨上支进行止血	大腿、膝部、腘窝、小腿及足部出血
足背动脉	在内、外踝连线的中点处可摸到搏动，向后下压迫止血	足背出血

四、静脉

（一）肺循环的静脉

肺静脉起自肺泡毛细血管网，逐级汇合在肺门处，每侧形成 2 条肺静脉出肺，注入左心房。

（二）体循环的静脉

体循环的静脉包括心静脉、上腔静脉系、下腔静脉系，收集全身的静脉血通过冠状窦、上腔静脉和下腔静脉，最终流入右心房。

体循环静脉的结构和配布特点如下。

①管壁薄，管腔大，弹性差。

②管腔内含有静脉瓣，防止血液倒流。四肢，尤以下肢较多，头颈部静脉无瓣膜。

③可分浅静脉和深静脉。浅静脉位于皮下（浅筋膜内），与浅淋巴管、皮神经伴行，深静脉与同名动脉伴行。浅静脉最后注入深静脉。

④在某些部位形成静脉丛或网。从静脉丛再发出静脉向心回流。

⑤静脉之间有丰富的吻合，静脉的变异较多。

静脉分肺循环的静脉（肺静脉分左、右两条，起自肺门，注入左心房）和体循环的静脉（包括心静脉、上腔静脉系、下腔静脉系，体循环的静脉收集全身的静脉血通过冠状窦、上腔静脉和下腔静脉，最终到达右心房）。

1．上腔静脉系

上腔静脉系由上腔静脉及其属支组成，主要收集头、颈、上肢、胸壁和部分胸腔器官（除心外）的静脉血，其主干是上腔静脉。上腔静脉由左、右头臂静脉（无名静脉）汇合而成，沿升主动脉右侧下行注入右心房，注入前接纳奇静脉。

由同侧颈内静脉和锁骨下静脉在胸锁关节后方汇合为头臂静脉，其汇合处形成的夹角称静脉角，静脉角左右各一，左侧有胸导管（左淋巴导管）注入，右侧有右淋巴导管注入。

（1）颈内静脉：是颈部最大的静脉干，面静脉是其重要的属支。

面静脉的特点：①无静脉瓣，血液可逆流；②通过内眦静脉、眼静脉与颅内海绵窦交通。

危险三角：指鼻根至两侧口角间的三角形区域。若此处发生化脓性感染时处理不当（如挤压、热敷），则细菌可经面静脉、内眦静脉、眼静脉进入颅内，引起颅内感染。

（2）头颈部和上肢的浅静脉：头颈部和上肢的浅静脉可作为临床穿刺输液的常用部位。

①颈外静脉：是颈部最大的浅静脉，沿胸锁乳突肌表面下行，注入锁骨下静脉。

②上肢 { 头静脉：起于手背静脉网桡侧，沿前臂桡侧上行，注入腋静脉或锁骨下静脉
贵要静脉：起于手背静脉网尺侧，沿前臂前尺侧上行，注入肱静脉
肘正中静脉：位于肘窝，连接头静脉和贵要静脉

（3）胸部的静脉

①副半奇静脉：收集左侧中、上部的肋间后静脉的血液。

②半奇静脉：起自左腰升静脉，收集食管静脉、左侧下部肋间后静脉和副半奇静脉的血液。

③奇静脉：起自右腰升静脉，注入上腔静脉，收集右侧肋间后静脉、支气管静脉和半奇静脉的血液。奇静脉是上、下腔静脉系之间的重要吻合途径之一。

2．下腔静脉系

下腔静脉系的主干是下腔静脉，为人体最大的静脉，主要收集下肢、盆部及腹部的静脉血，其由左、右髂总静脉在第5腰椎处汇合而成，沿腹主动脉右侧上行，经肝后缘上行，穿膈的腔静脉孔入胸腔，注入右心房。

（1）下肢的浅静脉。

①大隐静脉：全身最大的浅静脉，起自足背静脉弓的内侧，经内踝前方，沿小腿和大腿前内侧上行，至腹股沟韧带的下方，注入股静脉。大隐静脉在内踝前方位置表浅且固定，

临床上常用作注射、输液及静脉切开的部位。大隐静脉易发生静脉曲张。

②小隐静脉：起自足背静脉弓的外侧，经外踝后方至小腿后面，上行至腘窝，注入腘静脉。

（2）盆部的静脉。

盆部的静脉主干是髂总静脉，由髂内静脉和髂外静脉汇合而成。

（3）腹部的静脉。

①睾丸静脉：起自睾丸和附睾，右侧以锐角注入下腔静脉，而左侧以直角注入左肾静脉，血液回流不利，故临床常见左侧睾丸静脉曲张。此静脉在女性为卵巢静脉。

②肝静脉：收集肝的静脉血，从肝的后缘注入下腔静脉。

③肝门静脉系：由肝门静脉及其属支组成，其特点为起止两端均为毛细血管，且无静脉瓣，血液易发生逆流。肝门静脉长 6～8 cm，由肠系膜上静脉和脾静脉在胰头的后方汇合而成。

肝门静脉的属支主要有肠系膜上静脉、脾静脉、肠系膜下静脉、胃左静脉、胃右静脉、胆囊静脉和附脐静脉等，收集除肝和直肠下段以外的腹腔内不成对脏器的静脉血。

侧支循环：肝门静脉借其属支与上、下腔静脉之间构成 3 处吻合，即食管静脉丛（与上腔静脉吻合）、直肠静脉丛（与下腔静脉吻合）和脐周静脉丛（与上、下腔静脉吻合）。

正常情况下，肝门静脉系和上、下腔静脉系之间的吻合支细小，血流量少，各属支分别将血液引流向所属的静脉系。如果肝门静脉回流受阻（如肝硬化等），由于肝门静脉内缺少功能性瓣膜，致使其中的血液逆流，并通过上述诸吻合途径建立侧支循环，分别经上、下腔静脉回流入心。此时可造成吻合部位的细小静脉曲张，甚至破裂。如食管静脉丛曲张、破裂，造成呕血；直肠静脉丛曲张、破裂，造成便血；脐周围静脉网和腹后壁等部位静脉曲张，引起腹前壁静脉曲张、腹水等体征。另外，由于经消化管吸收有毒物质，代谢分解产物，药物等未经肝门静脉运至肝进行解毒或分解，致使有害物质积聚中毒，病情将恶化。

五、淋巴系统

1. 组成

淋巴系统由淋巴管道、淋巴器官和淋巴组织构成。淋巴管道包括毛细淋巴管、淋巴管、淋巴干和淋巴导管。淋巴器官主要有淋巴结、扁桃体、脾和胸腺。淋巴干有 9 条，包括左、右颈干，左、右锁骨下干，左、右支气管纵隔干，左、右腰干和肠干。

2. 淋巴导管

（1）胸导管：管起始于第 1 腰椎前方的乳糜池，向上经膈的主动脉裂孔进入胸腔，沿脊柱前方上行至左侧颈根部，注入左静脉角。胸导管收集 6 条淋巴干，在乳糜池处收集左、右腰干和肠干（收集下半身的淋巴），在颈根处收集左颈干、左锁骨下干和左支气管纵隔干（收集左上半身的淋巴），即全身 3/4 的淋巴。

乳糜池位于第 1 腰椎前方，由左、右腰干和肠干共同汇合成壶腹状膨大部，是胸导管的起始部。

（2）右淋巴导管：由右颈干、右锁骨下干和右支气管纵隔干汇合而成，注入右静脉角，收集右侧上半身的淋巴，即全身 1/4 的淋巴。

3．全身主要淋巴结群

（1）头颈部淋巴结：包括下颌下淋巴结、颈外侧浅淋巴结和颈外侧深淋巴结。

（2）上肢的淋巴结：主要是腋淋巴结，位于腋窝，收集上肢、项背、胸前外侧壁、乳房等处的淋巴。乳腺癌发生时，常转移至同侧腋淋巴结。

（3）胸部的淋巴结：主要是支气管肺门淋巴结，收集胸前壁、乳房内侧、肺及纵隔等处的淋巴。

（4）腹部的淋巴结：主要有腰淋巴结、腹腔淋巴结和肠系膜上、下淋巴结，收集同名动脉分布区域的淋巴。

（5）下肢的淋巴结：包括腹股沟浅淋巴结和腹股沟深淋巴结，收集下肢的淋巴。

4．脾的位置和形态

脾位于左季肋区，胃底与膈之间，平对第9～11肋，其长轴和第10肋方向一致。正常在左肋弓下缘不能触及脾。

脾是实质性器官，红褐色，质地柔软而脆弱，呈扁椭圆形，分为2面、2端和2缘。其脏面凹陷，中央为脾门，是血管、神经出入脾的部位。脾的上缘朝向前上方，有2～3个凹陷，称脾切迹，是脾肿大的触诊标志。当左季肋区受到暴力冲击时易致脾破裂。脾有造血、滤过血液、储血、清除衰老的红细胞及免疫功能。

经典解析

1．心室舒张时，防止血液逆流入心室的是（　　　）。

A．二尖瓣和三尖瓣　　　　　　　　B．主动脉瓣和肺动脉瓣

C．主动脉瓣和二尖瓣　　　　　　　D．肺动脉瓣和三尖瓣

【答案解析】本题应选B。本题重点考查心瓣膜的作用。当心室舒张时，二尖瓣和三尖瓣开放，血液从心房流入心室，同时主动脉瓣和肺动脉瓣关闭，防止动脉中的血液逆流入心室，故选B。

2．下列关于主动脉的叙述正确的是（　　　）。

A．为肺循环的动脉主干

B．从右心室发出

C．经膈的主动脉裂孔入腹腔

D．到第5腰椎体下缘平面分为左、右髂总动脉

【答案解析】本题应选C。本题重点考查主动脉的走行特点。主动脉是体循环的动脉主干；从左心室发出；经膈的主动脉裂孔入腹腔；到第4腰椎体下缘平面分为左、右髂总动脉。故A、B、D选项的描述错误，C选项描述正确，故选C。

3．下列关于颈外动脉的描述正确的是（　　　）。

A．在下颌角平面发自颈总动脉　　　B．其分支面动脉发出脑膜中动脉

C．其终末支为颞浅动脉和上颌动脉　D．内眦动脉是上颌动脉的延续

【答案解析】本题应选C。本题重点考查颈外动脉的走行及分支。颈外动脉在甲状软骨上缘平面发自颈总动脉；其分支上颌动脉发出脑膜中动脉；颈外动脉的终末支为颞浅动脉和上颌动脉；内眦动脉是面动脉的延续。故A、B、D选项的描述错误，C选项描述正确，故选C。

4. 大肠的血液供应全部来自肠系膜上动脉和肠系膜下动脉。   （   ）

【答案解析】本题应判"错"。本题重点考查肠系膜上动脉和肠系膜下动脉的分布。大肠分为盲肠、阑尾、结肠（升结肠、横结肠、降结肠、乙状结肠）、直肠、肛管五部分，其中肠系膜上动脉分支布于结肠左曲以上的肠管；肠系膜下动脉分支布于结肠左曲以下的肠管，但不包括直肠下段。故判"错"。

5. 头静脉收集头部的静脉血。   （   ）

【答案解析】本题应判"错"。本题重点考查上肢的浅静脉。头静脉起于手背静脉网桡侧，沿前臂桡侧上行，注入腋静脉或锁骨下静脉，与头部的静脉血回流无关。故判"错"。

基础过关

一、名词解释

1. 体循环   2. 肺循环   3. 心包   4. 窦房结
5. 静脉角   6. 危险三角   7. 胸导管   8. 乳糜池

二、单项选择题

1. 右心室的入口是（   ）。
   A. 左肺静脉口   B. 冠状窦口   C. 左房室口   D. 右房室口

2. 脉管系统的组成是（   ）。
   A. 由心、动脉、静脉和毛细血管组成
   B. 由血管和淋巴管组成
   C. 由心、动脉、静脉和淋巴管组成
   D. 由心血管系和淋巴系组成

3. 下列关于心的位置的描述正确的是（   ）。
   A. 胸膜腔内、膈的上方   B. 胸腔正中、两肺之间
   C. 两肺之间、前纵隔内   D. 中纵隔内、膈的上方

4. 卵圆窝位于（   ）。
   A. 房间隔的右心房面上   B. 在室间隔上
   C. 在左心房内   D. 在房间隔的左心房面上

5. 左心室有（   ）。
   A. 肺静脉口   B. 卵圆窝   C. 冠状窦口   D. 二尖瓣

6. 下列对心腔结构的描述错误的是（   ）。
   A. 心房和心室之间、心室与动脉之间有瓣膜
   B. 心室比心房肌肉壁厚，左心室比右心室壁厚
   C. 心房与静脉连通，心室与动脉连通
   D. 心脏四腔，相互独立，互不连通

7. 室间隔缺损的常见部位是（   ）。
   A. 卵圆窝   B. 室间隔肌部
   C. 室间隔近心尖处   D. 室间隔膜部

8．左冠状动脉（　　　）。

    A．起自肺动脉的起始部   B．主干走行在冠状沟内

    C．室间隔前上部有右冠状动脉分布   D．窦房结由左冠状动脉营养

9．心的正常起搏点是（　　　）。

    A．窦房结   B．房室结   C．房室束   D．普肯耶纤维

10．下列关于心的描述正确的是（　　　）。

    A．左、右心房相通   B．左、右心室相通

    C．左半心和右半心相通   D．同侧房室相通

11．下列关于冠状窦的描述正确的是（　　　）。

    A．位于冠状沟前部   B．位于后室间沟

    C．开口于左心房   D．开口于右心房

12．肺的营养性血管是（　　　）。

    A．支气管动脉   B．胸主动脉   C．肺静脉   D．肺动脉

13．下列关于肺动脉干的描述正确的是（　　　）。

    A．位于主动脉之后   B．运送含氧量高的动脉血

    C．肺动脉口有 3 个半月瓣   D．发自左心室

14．下列关于心的体表投影的描述错误的是（　　　）。

    A．左上点为左侧第 2 肋软骨下缘，距胸骨左缘 1.2 cm 处

    B．右上点为右侧第 3 肋软骨下缘，距胸骨右缘 1 cm 处

    C．右下点为第 6 胸肋关节处

    D．左下点为左侧第 5 肋间隙，距前正中线 7～9 cm 处

15．主动脉根部的分支为（　　　）。

    A．冠状动脉   B．头臂干   C．左颈总动脉   D．左锁骨下动脉

16．不直接发自主动脉弓的是（　　　）。

    A．头臂干   B．左颈总动脉   C．右颈总动脉   D．左锁骨下动脉

17．颅顶出血时，在耳屏前方压迫动脉可进行止血的是（　　　）。

    A．脑膜中动脉   B．颞浅动脉   C．上颌动脉   D．面动脉

18．脑膜中动脉发自（　　　）。

    A．颈外动脉   B．颞浅动脉   C．上颌动脉   D．面动脉

19．椎动脉发自（　　　）。

    A．颈外动脉   B．颈内动脉   C．锁骨下动脉   D．腋动脉

20．当前臂出血时，压迫下列血管可止血的是（　　　）。

    A．面动脉   B．颞浅动脉   C．颈总动脉   D．肱动脉

21．下列血管不是腹腔干的直接分支的是（　　　）。

    A．肝总动脉   B．胃右动脉   C．脾动脉   D．胃左动脉

22．肠系膜上动脉的营养范围不包括（　　　）。

    A．空肠   B．回肠   C．盲肠与阑尾   D．降结肠

23．阑尾动脉发自（　　　）。

    A．肠系膜上动脉 B．肠系膜下动脉   C．右结肠动脉   D．回结肠动脉

24. 肠系膜下动脉不分布于（　　）。

    A．结肠左曲　　　　B．降结肠　　　　　　C．乙状结肠　　　　D．直肠下部

25. 在体表可摸到搏动的动脉不包括（　　）。

    A．股动脉　　　　　B．足背动脉　　　　　C．胫前动脉　　　　D．桡动脉

26. 体表容易摸到股动脉搏动的部位在（　　）。

    A．腹股沟韧带外、中1/3交点处　　　　B．腹股沟韧带中点稍下方

    C．股三角上方　　　　　　　　　　　　D．股内侧部

27. 静脉角位于（　　）。

    A．颈内、外静脉汇合处　　　　　　　　B．左、右头臂静脉汇合处

    C．锁骨下静脉与颈内静脉汇合处　　　　D．颈外静脉注入锁骨下静脉处

28. 下列静脉属于浅静脉的是（　　）。

    A．颈外静脉　　　　B．头臂静脉　　　　　C．颈内静脉　　　　D．上腔静脉

29. 下列关于大隐静脉的描述正确的是（　　）。

    A．为下肢的深静脉　　　　　　　　　　B．经内踝后方上升

    C．注入股静脉　　　　　　　　　　　　D．接收小隐静脉

30. 肝门静脉的属支中没有（　　）。

    A．肠系膜上静脉　　B．肠系膜下静脉　　　C．脾静脉　　　　　D．肝静脉

31. 肝门静脉系与上、下腔静脉系的吻合不包括（　　）。

    A．食管静脉丛　　　B．腰丛　　　　　　　C．直肠静脉丛　　　D．脐周静脉网

32. 右淋巴导管注入（　　）。

    A．右静脉角　　　　B．左头臂静脉　　　　C．上腔静脉　　　　D．左静脉角

33. 下列关于乳糜池的描述正确的是（　　）。

    A．位于第4、第5胸椎前方　　　　　　B．由左、右腰干和肠干汇合而成

    C．位于右淋巴导管起始处　　　　　　　D．由左、右肠干和腰干汇合而成

34. 乳腺癌时，癌细胞常转移至（　　）。

    A．下颌下淋巴结　　　　　　　　　　　B．锁骨上淋巴结

    C．腋淋巴结　　　　　　　　　　　　　D．肺门淋巴结

35. 下列关于脾的描述正确的是（　　）。

    A．位于右季肋区　　　　　　　　　　　B．其长轴与第10肋一致

    C．其长轴与肋弓一致　　　　　　　　　D．具有过滤淋巴的功能

三、判断题

1. 冠状沟是左、右心室在心表面的分界线。　　　　　　　　　　　　　　　（　　）

2. 前后室间沟是左、右心室在心表面的分界线。　　　　　　　　　　　　　（　　）

3. 室间隔缺损好发于卵圆窝。　　　　　　　　　　　　　　　　　　　　　（　　）

4. 脑膜中动脉的分支走行于翼点内面。　　　　　　　　　　　　　　　　　（　　）

5. 连于头静脉和贵要静脉之间的是肘正中静脉。　　　　　　　　　　　　　（　　）

6. 指端外伤时可在指根的两侧压迫止血。　　　　　　　　　　　　　　　　（　　）

7. 全身的深静脉均与动脉伴行且同名。　　　　　　　　　　　　　　　　　（　　）

8. 临床上常在内踝前方做大隐静脉穿刺或切开，因其位置表浅且固定　　　（　　）

9. 腹部的静脉都直接注入下腔静脉。 （　　）

10. 睾丸静脉曲张好发于右侧。 （　　）

11. 肝静脉出肝门后注入下腔静脉。 （　　）

12. 脾的长轴与右侧第 10 肋一致。 （　　）

四、简答题

1. 简述体循环的途径。

2. 简述心内各腔有哪些入口和出口。

3. 腹腔干有哪些分支？各分布于何处？

4. 什么叫作面部"危险三角"？为什么此处感染时，若处理不当可引起颅内感染？

5. 肝门静脉的属支有哪些？收集范围如何？

6. 人体有哪些淋巴干？各注入何淋巴导管？

7. 简述胸导管的起始、行程、注入部位及收集范围。

8. 简述脾的形态、位置及触诊标志。

五、论述题

1. 试述心的位置和外形。

2. 试述主动脉的起止、走行和主要分支。

3. 全身可在体表触摸到搏动的动脉有哪些？

4. 试述药物从手背静脉网输入到达阑尾的途径。

5. 试述肝门静脉的侧支循环途径及临床意义。

📖 提升训练

一、名词解释

1. 颈动脉窦　　　2. 颈动脉小球　　　3. 卵圆窝　　　4. 心包腔

5. 肝门静脉　　　6. 腹腔干　　　　　7. 动脉韧带

二、单项选择题

1. 下列关于血液循环的描述错误的是（　　）。

    A. 体循环起于左心室　　　　　　B. 体循环终于左心房

    C. 肺循环起于右心室　　　　　　D. 肺循环终于左心房

2. 下列关于左心房的描述正确的是（　　）。

    A. 构成心左缘大部分　　　　　　B. 前部两侧各有一个肺静脉口

    C. 收纳由肺回流的静脉血　　　　D. 经左房室口通左心室

3. 下列关于主动脉瓣的描述错误的是（　　）。

    A. 附于主动脉口周缘　　　　　　B. 由 3 个半月形的瓣膜构成

    C. 开口朝向主动脉　　　　　　　D. 在心室收缩时关闭

4. 下列关于右颈总动脉的描述错误的是（　　）。

    A. 起自主动脉弓

    B. 上行于气管、食管、喉的外侧

C. 在甲状软骨上缘平面分为颈内动脉和颈外动脉

D. 在其分叉处后壁上附有颈动脉小球，为化学感受器

5. 下列关于肱动脉的描述错误的是（　　　）。

  A. 沿途营养臂部肌群和肘关节　　　B. 行走于肱二头肌的外侧

  C. 在肘窝的内侧上方，位置表浅　　D. 测血压听诊在肘窝内侧稍上方

6. 下列关于上腔静脉的描述正确的是（　　　）。

  A. 位于中纵隔内　　　　　　　　　B. 由左、右头臂静脉汇合而成

  C. 沿胸主动脉的右侧下降　　　　　D. 注入左心房

7. 下列关于肘正中静脉的描述正确的是（　　　）。

  A. 为上肢的深静脉　　　　　　　　B. 起自手背静脉网

  C. 位于肘窝部　　　　　　　　　　D. 注入肱静脉

8. 上唇感染引起颅内感染的患者，其脓栓进入颅腔的途径是（　　　）。

  A. 面静脉、内眦静脉、眼静脉　　　B. 面静脉、颈外静脉、眼静脉

  C. 颈外静脉、颈内静脉、眼静脉　　D. 面静脉、颈内静脉、眼静脉

9. 下列关于胸导管的描述错误的是（　　　）。

  A. 是全身最大的淋巴导管

  B. 在第 1 腰椎前方起始

  C. 起始处的膨大部为乳糜池

  D. 在注入静脉角之前有右颈干、右锁骨下干和右支气管纵隔干汇入

三、判断题

1. 心室收缩时，房室瓣关闭。　　　　　　　　　　　　　　　（　　）

2. 颈总动脉是头颈部的主要动脉，均发自主动脉弓。　　　　　（　　）

3. 椎动脉发自锁骨下动脉，穿横突孔，经枕骨大孔入颅。　　　（　　）

4. 颈内静脉与颈外静脉汇合成头臂静脉。　　　　　　　　　　（　　）

5. 肝门静脉收集腹腔内除肝和直肠下段以外不成对脏器的静脉血液。（　　）

6. 胸导管收集人体右侧上半身和膈以下的下半身淋巴。　　　　（　　）

四、简答题

1. 全身可供静脉穿刺、输液的浅静脉有哪些？

2. 简述颈外动脉的主要分支及临床意义。

3. 营养胃的主要动脉血管有哪些？

4. 简述颞部头皮、面部、上肢及下肢外伤后，压迫止血的具体部位和血管。

五、论述题

1. 试述对阑尾炎患者进行臀部肌肉注射的药物，经何途径到达阑尾？

2. 给予尿道炎患者抗菌消炎，请写出药物从左手背静脉网到达感染部位的主要路径。

3. 经消化管吸收的乳糜微粒进入肠干，在肝内进行代谢，其运输过程经过哪些结构？

4. 某患者口服三黄片后，不久尿液变为黄色。请叙述三黄片的药物成分在体内依次经过的途径。

第八章

感 觉 器 官

复习要求

1. 掌握：眼球壁各层的分部及结构特点；眼球内容物的组成和形态结构；房水的产生及循环途径；眼的折光系统；眼球外肌的作用；小儿咽鼓管的形态特点及临床意义；位置觉和听觉感受器的名称及位置。

2. 熟悉：结膜的分部；泪器的组成；鼻泪管的开口；眼球外肌的组成和主要作用；外耳道和鼓膜的形态结构；鼓室的位置和交通；听小骨的名称和连接；骨迷路和膜迷路的形态结构；声波的空气传导途径。

3. 了解：眼睑的形态和结构；眼的血管；乳突窦和乳突小房的位置及临床意义；外耳和中耳的组成和功能。

复习内容

一、视器

视器由眼球和眼副器 2 部分组成。

（一）眼球

眼球近似球形，由眼球壁及其内容物组成。

1. 眼球壁

纤维膜
- 角膜：占前 1/6，无色透明，无血管和淋巴管，但神经末梢丰富，故感觉敏锐，具有屈光作用
- 巩膜：占后 5/6，乳白色，不透明，有保护作用。巩膜与角膜交界处的深部有一环形小管称巩膜静脉窦，房水由此汇入眼静脉

血管膜
- 虹膜：位于角膜后方，中央有瞳孔，内含瞳孔括约肌和瞳孔开大肌，有缩小和开大瞳孔的作用。活体上通过角膜可见虹膜和瞳孔
- 睫状体：环形，肥厚，内有睫状肌，该肌收缩与舒张可以调节晶状体的凸度
- 脉络膜：有丰富的血管和色素细胞，具有营养眼球和吸收眼内散射光线的作用

视网膜：由色素上皮和神经细胞（视细胞、双极细胞、节细胞）组成，分为盲部和视部，其后部有视神经盘、黄斑和中央凹

视网膜的特殊结构及功能如下。

（1）视神经盘：又称视神经乳头，是视网膜后部中央偏鼻侧处，有一白色圆盘状隆起，是视神经汇集和视网膜中央动、静脉出入处，此处无感光能力，称为生理性盲点。

（2）黄斑：距视神经盘颞侧约 3.5 mm 处有一黄色圆形小区称黄斑，其中央略凹陷称中央凹，是感光、辨色最敏锐的部位。

2．眼内容物 { 房水：由睫状体产生的无色透明液体，充满眼房
晶状体：双凸的弹性透明体，无血管和神经，曲率随睫状体舒缩而改变
玻璃体：无色透明的胶状物质，充填于晶状体和视网膜之间

眼房是指眼内位于角膜和晶状体、睫状体之间的腔隙。眼房被虹膜分为两部分，一是虹膜之前与角膜之间的眼前房，二是虹膜后面与晶状体之间的眼后房。前房与后房之间借瞳孔相通。

（1）房水的产生、功能与循环途径：房水由睫状体产生，具有折光、营养角膜和晶状体以及维持眼压的作用。

循环路径：睫状体产生房水→后房→瞳孔→前房→虹膜角膜角→巩膜静脉窦→眼静脉。

青光眼：由于房水循环受阻引起眼内压增高，导致视乳头萎缩及凹陷、视野缺损和视力下降，临床上称为青光眼。

巩膜静脉窦：位于靠近角膜缘处的巩膜实质内，有一环形小管，称巩膜静脉窦，是房水流入眼静脉的通道。

虹膜角膜角：位于眼球前房边缘处，虹膜与角膜所构成的夹角称虹膜角膜角，房水由此汇入巩膜静脉窦。

（2）眼的屈光系统（折光系统）：由角膜、房水、晶状体和玻璃体等组成的。

视近物时，睫状肌收缩，睫状体向晶状体方向移动，使睫状小带松弛，晶状体因自身弹性而变凸，折光能力增强；而视远物时则相反。

白内障：各种原因如老化、遗传、局部营养障碍、免疫与代谢异常、外伤、中毒、辐射等，都能引起晶状体代谢紊乱，导致晶状体蛋白质变性而发生混浊，称为白内障。

（二）眼副器

眼副器包括眼睑、结膜、泪器、眼球外肌等结构。

1．眼睑

眼睑包括 5 层结构，从外向内依次为皮肤、皮下组织、肌层、睑板和结膜。

2．结膜

结膜富含血管的透明薄膜，分睑结膜和球结膜，闭眼时围成结膜囊。

3．泪器

泪器包括泪腺和泪道。泪腺位于眶上壁前外侧的泪腺窝内，排泄管开口于结膜上穹；泪道包括泪点、泪小管、泪囊、鼻泪管，鼻泪管开口于下鼻道前部。

4．眼球外肌

眼球外肌包括内直肌、外直肌、上直肌、下直肌、上斜肌、下斜肌和上睑提肌。

内直肌收缩使眼球转向内侧；外直肌收缩使眼球转向外侧；上直肌收缩使眼球转向上内；下直肌收缩使眼球转向下内；上斜肌收缩使眼球转向下外；下斜肌收缩使眼球转上外；上睑提肌收缩时可上提上睑。

（三）眼的血管

眼的血管主要有眼动脉和眼静脉。眼动脉来自颈内动脉，发出视网膜中央动脉入视神经。眼静脉向后注入颅内的海绵窦，向前与面部内眦静脉相交通。眼静脉无静脉瓣。

二、前庭蜗器

1. 组成

前庭蜗器又称为耳，分为外耳、中耳和内耳三部分。

（1）外耳
- 耳廓：收集声波，耳垂是临床上常用的采血部位
- 外耳道：长 2.5 cm，外侧 1/3 为软骨部，内侧 2/3 为骨部，呈 S 形弯曲，能传导声波。检查成年人外耳道或鼓膜时应将耳廓拉向后上方，而给婴儿检查时应将耳廓拉向后下方
- 鼓膜：是椭圆形的半透明薄膜，位于外耳道与中耳鼓室之间，呈倾斜位，其上 1/4 为松弛部，呈浅红色，下 3/4 为紧张部，呈灰白色。紧张部前下方的三角形反光区称为光锥。鼓膜中央部略向内陷，称鼓膜脐。鼓膜可在声波作用下产生振动

（2）中耳
- 鼓室：位于鼓膜与内耳之间，室内有 3 块听小骨（锤骨在外、砧骨居中、镫骨在内侧），形成听骨链
- 咽鼓管：连通咽腔与鼓室，可使鼓室内外的气压保持平衡
- 乳突小房和乳突窦：乳突小房是颞骨乳突内许多含气的小腔。乳突窦是介于乳突小房与鼓室之间的腔，向前开口于鼓室，向后下与乳突小房相通，二者内面衬贴的黏膜与鼓室黏膜相续，当中耳炎发生时可蔓延至此，形成乳突炎

（3）内耳
- 骨迷路
  - 骨半规管：是 3 个互相垂直的半环形小管，每个半规管的一端都有一个膨大部分，称为骨壶腹
  - 前庭：其外侧壁上有前庭窗和蜗窗，前庭窗被镫骨底封闭，蜗窗被第二鼓膜封闭
  - 耳蜗：由 1 条蜗螺旋管环绕蜗轴盘旋约 2.5 圈而成，分前庭阶和鼓阶
- 膜迷路
  - 膜半规管：位于骨半规管内，膜壶腹上有壶腹嵴
  - 椭圆囊、球囊：位于前庭内，二者相通
  - 蜗管：位于蜗螺旋管内，是由前庭膜和基底膜围成的三角形管道

内耳整体分为骨迷路和膜迷路。骨迷路为骨性结构，骨迷路与膜迷路的间隙内含外淋巴；膜迷路为膜性结构，嵌套在骨迷路内，膜迷路内含内淋巴。内淋巴与外淋巴互不相通。

（4）小儿咽鼓管的特点：小儿咽鼓管短、宽、粗，接近水平位，故小儿咽部感染易通过咽鼓管侵入鼓室，引发中耳炎。

（5）位觉感受器和听觉感受器。

位觉感受器：椭圆囊斑和球囊斑位于椭圆囊和球囊内，能接受直线变速运动的刺激；3 个壶腹嵴位于膜壶腹，能感受旋转变速运动的刺激。

壶腹嵴：是三个膜半规管膨大的膜壶腹局部增厚凸入腔内形成的嵴状突起，方向与半

规管的长轴垂直，能感受旋转变速运动的刺激。

听觉感受器：螺旋器位于蜗管的基底膜上，能接受声波的刺激。

2．声波的传导

（1）空气传导：声波→外耳道→鼓膜→听骨链→前庭窗→外淋巴→内淋巴→螺旋器→听神经→大脑听觉中枢。

（2）骨传导：颅骨振动，将声音传至内耳，同样能听到声音。

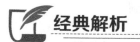 经典解析

1．下列有关视神经盘的描述错误的是（   ）。

   A．是视神经纤维汇集处　　　　　　B．是视网膜的生理盲点

   C．位于黄斑的颞侧　　　　　　　　D．视网膜中央动脉由此穿过

【答案解析】本题应选 C。本题重点考查视神经盘的位置及结构特点。视神经盘是视神经纤维汇集处；是视网膜的生理盲点；黄斑位于视神经盘的颞侧（即视神经盘位于黄斑的鼻侧）；视神经盘位置有视网膜中央动脉穿过。故 A、B、D 选项的描述正确，C 选项描述错误，故选 C。

2．晶状体位于（   ）。

   A．角膜后方　　　B．玻璃体后方　　　C．视网膜前方　　　D．虹膜后方

【答案解析】本题应选 D。本题重点考查晶状体的位置。重点掌握眼球壁及眼内容物各个结构的位置关系，由前到后分别是：角膜、虹膜、晶状体、玻璃体、视网膜。晶状体位于虹膜后方，故选 D。

3．晶状体若因疾病或创伤而变浑浊，称青光眼。　　　　　　　　　　　　（　　）

【答案解析】本题应判"错"。本题重点考查晶状体病变引起的白内障。晶状体若因疾病或创伤而变浑浊，导致视力受损，称为白内障；而青光眼是由于房水循环受阻引起眼内压增高，导致视乳头萎缩及凹陷、视野缺损和视力下降。两者不能混淆，因概念错误，故判"错"。

4．看远物时，睫状肌收缩，睫状小带松弛，晶状体变凸。　　　　　　　　（　　）

【答案解析】本题应判"错"。本题重点考查晶状体的调节。看远物时，睫状肌舒张，睫状小带拉紧，晶状体凸度变小；看近物时，睫状肌收缩，睫状小带松弛，晶状体因自身弹性而凸度变大。题中描述错误，故判"错"。

5．下列关于内耳迷路的描述错误的是（   ）。

   A．膜迷路位于骨迷路内　　　　　　B．膜迷路内有内淋巴

   C．膜迷路与骨迷路之间有外淋巴　　D．内、外淋巴在蜗顶处相交通

【答案解析】本题应选 D。本题重点考查内耳的结构。膜迷路位于骨迷路内；膜迷路内有内淋巴；膜迷路与骨迷路之间有外淋巴；前庭阶和鼓阶内的外淋巴在蜗顶处相通；内淋巴与外淋巴不相通。故 A、B、C 选项的描述正确，D 选项描述错误，故选 D。

基础过关

一、名词解释

1．巩膜静脉窦　　　2．虹膜角膜角　　　3．视神经盘　　　4．黄斑

二、单项选择题

1. 下列关于眼球的描述不正确的是（　　）。
   A．呈近似球形
   B．由眼球壁和眼副器组成
   C．内容物包括房水等
   D．其后面借视神经与脑相连

2. 下列有关睫状体的叙述错误的是（　　）。
   A．是血管膜环状增厚的部分
   B．借睫状小带与晶状体相连
   C．能调节晶状体的曲度
   D．透过角膜可以看到

3. 下列不属于血管膜的是（　　）。
   A．角膜　　　　B．虹膜　　　　C．睫状体　　　　D．脉络膜

4. 下列关于脉络膜的描述，正确的是（　　）。
   A．呈乳白色
   B．无色素细胞
   C．含丰富的神经末梢
   D．有吸收散射光线的作用

5. 感光、辨色最敏锐的部位是（　　）。
   A．视神经盘　　B．黄斑　　　　C．黄斑中央凹　　D．角膜

6. 产生房水的结构是（　　）。
   A．晶状体　　　B．玻璃体　　　C．睫状体　　　　D．脉络膜

7. 下列关于房水的作用的描述不正确的是（　　）。
   A．折光　　　　B．感光　　　　C．营养　　　　　D．维持眼内压

8. 沟通眼球前房和后房的是（　　）。
   A．虹膜角膜角　B．巩膜静脉窦　C．瞳孔　　　　　D．泪点

9. 关于眼房，下列说法错误的是（　　）。
   A．充满了房水
   B．位于角膜与晶状体之间
   C．可分前房、后房
   D．后房边缘部为虹膜角膜角

10. 下列关于玻璃体的描述正确的是（　　）。
    A．无色透明的液态物质
    B．充填于眼房内
    C．对视网膜有支持作用
    D．若发生浑浊，影响视力，称为"白内障"

11. 眼的屈光装置不包括（　　）。
    A．角膜　　　　B．晶状体　　　C．虹膜　　　　　D．玻璃体

12. 有辨色能力的细胞是（　　）。
    A．色素上皮细胞
    B．双极细胞
    C．视杆细胞
    D．视锥细胞

13. 前庭蜗器分为（　　）。
    A．耳廓、鼓膜和外耳道
    B．外耳、中耳和内耳
    C．外耳道、鼓膜和鼓咽管
    D．半规管、前庭和耳蜗

14. 鼻泪管开口于（　　）。
    A．咽腔　　　　B．中鼻道　　　C．下鼻道　　　　D．上颌窦内

15. 下斜肌收缩使眼球转向（　　）。
    A．上内　　　　B．上外　　　　C．下内　　　　　D．下外

16. 下列关于鼓膜的描述错误的是（　　）。
    A. 与外耳道下壁成 45°角　　　　　B. 位于外耳道和鼓室之间
    C. 呈浅漏斗状　　　　　　　　　　D. 上 1/4 为紧张部
17. 下列关于中耳的描述正确的是（　　）。
    A. 由鼓膜、鼓室和咽鼓管构成　　　B. 鼓室内有半规管
    C. 鼓室内有三块听小骨　　　　　　D. 鼓室内的压力低于大气压
18. 下列关于咽鼓管的描述错误的是（　　）。
    A. 是连通鼓室与咽部的通道　　　　B. 是中耳的一部分
    C. 是维持鼓室内外压力平衡的通道　D. 管壁的黏膜与鼓室的黏膜互不相续
19. 构成鼓室外侧壁的是（　　）。
    A. 鼓膜　　　　B. 第二鼓膜　　　　C. 前庭窗　　　　D. 咽鼓管
20. 下列不属于骨迷路的是（　　）。
    A. 骨半规管　　B. 前庭　　　　　　C. 骨壶腹　　　　D. 蜗管
21. 小儿感冒易导致中耳炎的主要原因是（　　）。
    A. 咽部与中耳的鼓室相通　　　　　B. 鼓膜振动能力强
    C. 小儿咽鼓管较成人的粗短且水平　D. 鼓室内的压力比咽部高
22. 位觉感受器不包括（　　）。
    A. 椭圆囊斑　　B. 球囊斑　　　　　C. 壶腹嵴　　　　D. 螺旋器
23. 下列属于听觉感受器的是（　　）。
    A. 椭圆囊斑　　B. 球囊斑　　　　　C. 壶腹嵴　　　　D. 螺旋器

三、判断题

1. 视器由眼球与眼球内容物两部分组成。　　　　　　　　　　　　（　　）
2. 角膜无色透明，无血管，具有屈光作用，可供移植。　　　　　　（　　）
3. 视锥细胞具有感受强光和辨色的能力。　　　　　　　　　　　　（　　）
4. 晶状体为富有弹性的白色物体，形如双凸透镜。　　　　　　　　（　　）
5. 视神经盘不能感光，又称盲点。　　　　　　　　　　　　　　　（　　）
6. 听小骨链是声波骨传导的重要组成部分。　　　　　　　　　　　（　　）
7. 椭圆囊斑与球囊斑能感受头部旋转变速运动的刺激。　　　　　　（　　）
8. 位于基底膜上的螺旋器是位置觉感受器。　　　　　　　　　　　（　　）

四、简答题

1. 眼球外肌有哪些？各有何作用？
2. 写出房水的产生、循环途径及作用。
3. 简述咽鼓管的功能，小儿咽鼓管的特点及临床意义。

📖 **提升训练**

一、名词解释

1. 壶腹嵴　　　　2. 螺旋器　　　　3. 鼓膜

二、单项选择题

1. 下列关于眼球纤维膜的描述错误的是（　　）。
    A. 位于眼球壁最外层
    B. 前 1/6 部称角膜，后 5/6 部称巩膜
    C. 呈乳白色
    D. 巩膜与角膜交界处深部有巩膜静脉窦

2. 下列关于角膜的描述错误的是（　　）。
    A. 无色透明　　　　　　　　　　　B. 血管丰富
    C. 神经末梢丰富　　　　　　　　　D. 有折光作用

3. 下列关于虹膜的描述错误的是（　　）。
    A. 位于角膜和玻璃体之间　　　　　B. 瞳孔开大肌呈辐射状排列
    C. 在强光下瞳孔括约肌收缩　　　　D. 透过角膜可以看到

4. 填充在晶状体与视网膜之间的结构是（　　）。
    A. 房水　　　　　　　　　　　　　B. 玻璃体
    C. 睫状体　　　　　　　　　　　　D. 泪液

5. 下列关于黄斑的描述正确的是（　　）。
    A. 是视神经纤维汇集处　　　　　　B. 是视网膜的生理盲点
    C. 中央凹是视网膜感光最敏锐的部位　D. 中央凹处只有视杆细胞

6. 下列说法正确的是（　　）。
    A. 看近物时，晶状体变薄，折光力增强
    B. 看远物时，晶状体变薄，折光力增强
    C. 看近物时，晶状体变厚，折光力减弱
    D. 看远物时，晶状体变薄，折光力减弱

7. 下列对结膜的描述错误的是（　　）。
    A. 是一层厚而富有血管的黏膜　　　B. 睑结膜位于眼睑的后面
    C. 球结膜贴于巩膜的前面　　　　　D. 结膜移行形成上穹和下穹

8. 下列关于外耳道的叙述正确的是（　　）。
    A. 外 2/3 为软骨部，内 1/3 为骨部
    B. 成人做外耳道检查时，应向前上方牵拉耳廓
    C. 婴儿做外耳道检查时，应向后上方牵拉耳廓
    D. 外耳道皮下组织少，富有感觉神经末梢

9. 鼓室内的结构不包括（　　）。
    A. 前庭窗　　　　　　　　　　　　B. 第二鼓膜
    C. 内耳门　　　　　　　　　　　　D. 咽鼓管开口

三、判断题

1. 巩膜无色透明，无血管，但含有丰富的感觉神经末梢。　　　　　　　　（　　）

2. 睫状肌收缩时向晶状体靠近。　　　　　　　　　　　　　　　　　　　（　　）

3. 虹膜中央有瞳孔，在弱光或看远方时开大。　　　　　　　　　　　　　（　　）

4. 外耳道皮肤与骨膜、软骨膜结合紧密，炎症时疼痛剧烈。　　　　　　　（　　）

5. 鼓室、咽鼓管、乳突小房的黏膜相延续，故感染时可互相蔓延。 （　　）

6. 前庭阶和鼓阶借蜗孔相通。 （　　）

四、简答题

1. 外界光线经过哪些结构才能投射到视网膜上？

2. 简述声波的空气传导途径。

五、论述题

试述鼓膜的位置和形态结构。

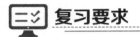

第九章

神 经 系 统

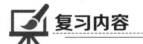

复习要求

1. 掌握：神经系统的分部及常用术语；脊髓的位置、外形、内部主要结构及功能；脑的位置和分部；脑干的分部、外形及功能；小脑扁桃体的位置及临床意义；间脑的位置、分部和功能；端脑的分部；大脑半球的外形和分叶；大脑皮质的功能定位；基底核的组成；内囊的位置、分部、主要投射纤维束以及内囊损伤后的临床表现；硬膜外隙和蛛网膜下隙的概念、内容及临床意义；脑的动脉来源及主要分支；大脑动脉环的构成及意义；脑脊液的产生及其循环途径；腋神经、正中神经、尺神经、桡神经、股神经、坐骨神经的主要分支、分布及损伤后的主要表现；十二对脑神经的分类、名称及其主要功能；迷走神经的行程和主要分支分布；分布在眼、舌的脑神经；交感神经、副交感神经的区别。

2. 熟悉：侧脑室、第四脑室、第三脑室的位置及沟通；小脑的位置和外形；边缘叶的位置和组成功能；硬脑膜窦的位置；大脑镰和小脑幕的位置；颈丛、臂丛、腰丛、骶丛的组成、位置和主要分支；胸神经前支的节段性分布；四肢主要肌群的神经支配；躯干和四肢的深、浅感觉传导通路；头面部浅感觉传导通路；视觉传导通路；运动传导通路的锥体系。

3. 了解：神经系统的活动方式；脑干的内部结构；胼胝体的位置、结构和作用；脊髓的动脉和静脉；脑的静脉；脊神经的组成、性质与分支；十二对脑神经的连脑部位。

复习内容

一、概述

1. 神经系统的组成

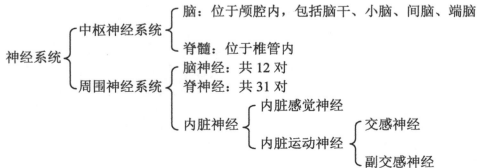

2．常用术语

$$
中枢神经系统
\begin{cases}
灰质：在中枢神经系统内，神经元胞体和树突聚集处色泽灰暗。分布 \\
\quad 于大脑和小脑浅层的灰质又称皮质 \\
白质：在中枢神经系统内，神经纤维聚集处色泽白亮。分布于大脑和 \\
\quad 小脑深层的白质又称髓质 \\
神经核：在中枢神经系统内，形态和功能相同的神经元胞体聚集成的 \\
\quad 团块状或柱状称为神经核 \\
纤维束：在中枢神经系统的白质内，起止、行程和功能基本相同的神 \\
\quad 经纤维聚集成束称为纤维束 \\
网状结构：在中枢神经系统内，灰、白质混杂相间、神经纤维交织成 \\
\quad 网，灰质团块散在其中的结构称为网状结构
\end{cases}
$$

$$
周围神经系
\begin{cases}
神经节：在周围神经系统内，形态和功能相同的神经元胞体聚集而成 \\
\quad 的结节状结构称为神经节 \\
神经：在周围神经系统内，神经纤维聚集成束，并由结缔组织被膜包 \\
\quad 裹形成的条索状结构称为神经
\end{cases}
$$

3．神经系统的活动方式

神经系统的基本活动方式是反射，反射的结构基础是反射弧，由感受器、传入神经、中枢、传出神经和效应器 5 部分组成。

二、中枢神经系统

1．脊髓

（1）位置：脊髓位于椎管内，上端在枕骨大孔处接延髓，下端在成人平第 1 腰椎体下缘，新生儿约平第 3 腰椎，故临床上腰椎穿刺常在第 3～4 腰椎或第 4～5 腰椎之间进行，以免损伤脊髓。

（2）外形：脊髓呈前后略扁的圆柱状，全长 40～45 cm，有 1 个圆锥、2 处膨大、6 条沟裂。

$$
脊髓外形
\begin{cases}
脊髓圆锥：脊髓末端变细呈圆锥状，末端为无神经组织的终丝，在脊髓圆锥下 \\
\quad 方，腰 2～腰 5、骶 1～骶 5 及尾节发出的共 10 对神经根连同终丝 \\
\quad 形成马尾 \\
膨大
\begin{cases}
颈膨大：连有到上肢的神经 \\[6pt]
腰骶膨大：连有到下肢的神经
\end{cases} \\
沟裂
\begin{cases}
前正中裂 \\
后正中沟 \\
前外侧沟：2 条，连有脊神经前根 \\
后外侧沟：2 条，连有脊神经后根
\end{cases}
\end{cases}
$$

（3）脊髓节段：脊髓两侧连有 31 对脊神经，每对脊神经所连的一段脊髓称为一个脊髓节段，共 31 个节段，即颈髓 8 节、胸髓 12 节、腰髓 5 节、骶髓 5 节和尾髓 1 节。

（4）内部结构。

脊髓
├ 灰质
│   ├ 前角：含躯体运动神经元，轴突自前外侧沟穿出构成脊神经前根
│   ├ 后角：含联络神经元，与脊神经后根纤维形成突触
│   └ 侧角：胸1～腰3节段含交感神经元；骶2～骶4节段含副交感神经元
└ 白质
     ├ 上行纤维束
     │   ├ 薄束和楔束：传导同侧躯干和四肢本体感觉和精细触觉冲动
     │   └ 脊髓丘脑束：传导对侧躯干和四肢的痛温觉、粗触觉和压觉
     └ 下行纤维束
          ├ 皮质脊髓束：包括皮质脊髓前束、皮质脊髓侧束，管理骨骼肌的随意运动
          └ 红核脊髓束：调节肌张力，协调肌群运动

（5）脊髓的功能：①传导功能；②反射功能，如腱反射、排便反射、排尿反射等。

2．脑的位置和分部

脑位于颅腔内，可分为脑干、小脑、间脑和端脑4部分。

（1）脑干。

①外形：自下而上依次为延髓、脑桥和中脑3部分。

分部
├ 延髓：连有第Ⅸ、Ⅹ、Ⅺ、Ⅻ对脑神经；腹侧面有锥体、锥体交叉；背侧面有薄束结节、楔束结节、菱形窝（第四脑室底）
├ 脑桥：连有第Ⅴ、Ⅵ、Ⅶ、Ⅷ对脑神经；腹侧面有延髓脑桥沟、基底沟；背侧面有菱形窝
└ 中脑：连有第Ⅲ、Ⅳ对脑神经；腹侧面有大脑脚、脚间窝；背侧面有上丘、下丘

上丘是视觉反射中枢，下丘是听觉反射中枢，下丘下方连有滑车神经。

②内部结构。

灰质
├ 脑神经核：与脑神经相连，分为脑神经运动核和脑神经感觉核
└ 非脑神经核：包括薄束核和楔束核、红核和黑质等

白质
├ 上行纤维束：内侧丘系、脊髓丘系和三叉丘系
└ 下行纤维束：主要有锥体束，分为皮质核束和皮质脊髓束

网状结构：与中枢神经系统联系广泛。

③功能。

传导功能：上、下行纤维束的必经之路。

反射功能
├ 延髓：有呼吸和心血管活动中枢，合称"生命中枢"
├ 脑桥：有角膜反射中枢
└ 中脑：有瞳孔对光反射中枢

网状结构的功能：调节睡眠、觉醒、意识状态及内脏活动。

（2）小脑。

①小脑的位置、外形和功能。

位置：小脑位于颅后窝内，在延髓和脑桥的后上方。

外形：两侧膨大部分称小脑半球，小脑中间变细部分称小脑蚓。

小脑扁桃体：小脑半球下面，接近枕骨大孔处的部分较膨隆，称为小脑扁桃体。

当颅外伤出血导致颅内压增高时，小脑扁桃体可被挤压而嵌入枕骨大孔，形成小脑扁

桃体疝（又称枕骨大孔疝），压迫延髓的生命中枢而危及生命。

功能：调节骨骼肌张力，协调随意运动，维持身体的平衡。

②小脑内部结构：小脑浅层的灰质称小脑皮质；深层的白质称小脑髓质。小脑髓质内有数对灰质核团称小脑核，主要有齿状核和顶核等。

③第四脑室：位于延髓、脑桥和小脑之间的室腔，底为菱形窝，尖朝向小脑，上借中脑水管与第三脑室相通，下通脊髓中央管，后经一个正中孔和两个外侧孔与蛛网膜下隙相通。

（3）间脑。

间脑位于中脑和端脑之间，主要由背侧丘脑和下丘脑组成。

①背侧丘脑：被"Y"形内髓板分为前核群、内侧核群和外侧核群，其中外侧核群又分为腹侧和背侧2部分，腹侧核群的后部称腹后核，包括腹后内侧核、腹后外侧核；腹后外侧核为躯体感觉中继核。

背侧丘脑后部外下方有两对隆起，即内侧膝状体和外侧膝状体。内侧膝状体与听觉冲动传导有关，外侧膝状体与视觉冲动传导有关。

②下丘脑：位于背侧丘脑的前下方。下丘脑从前向后分为3部分：视上部位于视交叉上方，由视上核和室旁核组成，可分泌抗利尿激素和催产素，经漏斗运至神经垂体；结节部位于漏斗的后方；乳头部位于乳头体。下丘脑是调节内脏活动的高级中枢，对内分泌、体温、摄食、水平衡和情绪反应等起重要的调节作用。

③第三脑室：位于两侧背侧丘脑和下丘脑之间的矢状位裂隙，前借室间孔与左、右侧脑室相通，后借中脑水管与第四脑室相通。

（4）端脑。

端脑由左、右大脑半球借胼胝体连接而成。胼胝体是联系左、右大脑半球的横向纤维。

①大脑半球的外形。

外形
- 3面：内侧面、上外侧面、下面
- 3沟：中央沟、外侧沟、顶枕沟
- 5叶
  - 额叶：位于中央沟前部，外侧沟上方；有中央前回、额上回、额中回、额下回
  - 顶叶：在顶枕沟和中央沟之间，外侧沟的上方；有中央后回、角回、缘上回
  - 枕叶：顶枕沟以后的部分；有距状沟
  - 颞叶：位于枕叶的前方、外侧沟的下方；有颞上回、颞中回、颞下回及颞横回
  - 岛叶：位于外侧沟的深处

在大脑半球的内侧面，包括扣带回、海马旁回和钩等大脑回，呈环形包绕大脑半球颈的周围，位于大脑半球和间脑交界处的边缘，故称为边缘叶。

②大脑半球的内部结构。

灰质：皮质和基底核。

大脑皮质的功能定位如下。

躯体运动区：位于中央前回及中央旁小叶前部，管理对侧半身骨骼肌的随意运动。

躯体感觉区：位于中央后回及中央旁小叶后部，接受对侧半身感觉传入纤维。

视区：位于距状沟两侧的皮质，接受两眼对侧半视野视觉冲动的传入。

听区：位于颞横回，接受双侧听觉冲动的传入。

语言区 {
运动性语言区：位于额下回后部，损伤后出现运动性失语症
语言书写区：位于额中回后部，损伤后出现失写症
视觉性语言区：位于角回，损伤后出现失读症
听觉性语言区：位于颞上回后部，损伤后出现感觉性失语症
}

基底核：指位于大脑半球基底部，包埋在髓质内的灰质团块，由尾状核、豆状核、杏仁体组成。尾状核和豆状核合称纹状体，可调节肌张力和协调各肌群的运动。杏仁体与内脏活动、行为和内分泌等有关。

白质 {
投射纤维：是联系大脑皮质和皮质下结构的上下行纤维，大部分从内囊经过
联络纤维：是联系同侧大脑半球的回与回、叶与叶的纤维
连合纤维：是联系左、右大脑半球的横向纤维，主要构成胼胝体
}

胼胝体：是指位于大脑纵裂底部，由联系左、右大脑半球的连合纤维构成的纤维束板，在正中矢状切面呈弓状。对于两侧大脑半球间的协调活动有重要作用。

内囊：位于尾状核、背侧丘脑和豆状核之间的上、下行纤维，大部分投射纤维经过此处，在大脑水平切面上，呈"＞＜"形。

内囊可分为 3 部分：内囊前肢、内囊膝、内囊后肢。豆状核与尾状核头部之间的部分称内囊前肢，有额桥束和丘脑前辐射通过；前、后肢的结合部位称内囊膝，有皮质核束通过；豆状核与背侧丘脑之间的部分称内囊后肢，内有皮质脊髓束、丘脑中央辐射、听辐射和视辐射通过。

一侧内囊受损可引起对侧半身感觉障碍（损伤丘脑中央辐射所致）、对侧半身的肢体随意运动障碍（损伤皮质脊髓束、皮质核束所致）和双眼对侧半视野的同向性偏盲（损伤视辐射所致），即"三偏综合征"。

③侧脑室：位于大脑半球的深部，左、右各一，呈"C"形的室腔，内衬室管膜，腔内充满脑脊液，借室间孔通第三脑室。

三、脑和脊髓的被膜、血管及脑脊液循环

1. 脑和脊髓的被膜

（1）硬膜。

①硬脊膜：为一层厚而坚硬的致密结缔组织膜。

硬膜外隙：硬脊膜与椎管内骨膜之间的狭窄腔隙称为硬膜外隙，内含脊神经根、疏松结缔组织、脂肪组织、淋巴管和静脉丛等，呈负压，是硬膜外麻醉的部位。

②硬脑膜：由内、外两层构成，外层衬于颅骨内面，内层折叠成板状凸起，深入脑的各部裂隙中。

大脑镰：硬脑膜沿大脑纵裂深入其中形成的如镰刀状的结构。

小脑幕：硬脑膜伸入大脑横裂内形成的宽阔的半月形襞。

小脑幕切迹：小脑幕前缘游离，称小脑幕切迹，前方与中脑相邻。

小脑幕切迹疝：颅内压增高时，可将海马旁回和钩挤入小脑幕切迹并压向前下方，压

迫中脑及动眼神经，临床上称为小脑幕切迹疝。

硬脑膜窦：硬脑膜在某些部位两层分开形成的含静脉血的腔隙，主要收集颅内静脉血，并与颅外静脉相交通。脑和脑膜的静脉血流入硬脑膜各窦内，按一定循环经路最后注入颈内静脉。主要的硬脑膜窦有上矢状窦、下矢状窦、直窦、窦汇、横窦、乙状窦、海绵窦等。

（2）蛛网膜：为半透明的薄膜，位于硬脊膜的深面。

蛛网膜下隙：蛛网膜与软膜之间的腔隙，充满脑脊液。其宽大部位称蛛网膜下池，主要有小脑延髓池和终池，临床上常在终池处进行腰椎穿刺以抽取脑脊液或在蛛网膜下隙麻醉（腰麻）。

终池：蛛网膜下隙在脊髓下端至第2骶椎之间形成的一个扩大的腔隙，内有马尾，充满脑脊液。

蛛网膜粒：蛛网膜在上矢状窦周围形成许多颗粒状凸起，突入上矢状窦内，称蛛网膜粒。脑脊液通过蛛网膜粒渗入上矢状窦，是脑脊液回流静脉的重要途径。

（3）软膜：为富有血管的薄膜，紧贴脑和脊髓表面。

脉络丛：在脑室附近软脑膜、毛细血管和室管膜上皮共同突入脑室内构成脉络丛，这是产生脑脊液的部位。

2．脑和脊髓的血管

（1）脑的血管：脑的动脉来自颈内动脉和椎动脉。颈内动脉（主要分支有大脑前动脉和大脑中动脉）供应大脑前 2/3 及部分间脑；椎动脉（先合成基底动脉，后分为左、右大脑后动脉）供应大脑后 1/3 及部分间脑、脑干和小脑。脑的静脉不与动脉伴行，最终汇入颈内静脉。

大脑动脉环：由两侧大脑前动脉、前交通动脉、颈内动脉、后交通动脉及大脑后动脉吻合形成，围绕在视交叉、灰结节和乳头体的周围。此环对保证脑的血液供应有重要作用。

（2）脊髓的血管：脊髓的动脉来自椎动脉和阶段性动脉，静脉分布与动脉大致相同，注入椎内静脉丛。

3．脑脊液的产生及循环途径

脑脊液由各脑室的脉络丛产生，循环途径为：

左、右侧脑室→室间孔→第三脑室→中脑水管→第四脑室→正中孔、左右外侧孔→蛛网膜下隙→蛛网膜粒→上矢状窦→颈内静脉。

四、周围神经系统

（一）脊神经

1．脊神经的数目及组成

脊神经共 31 对，借前根和后根与脊髓相连。前根属于运动纤维（躯体运动和内脏运动），后根上有椭圆形膨大的脊神经节（含感觉纤维），二者在椎间孔处汇合，故脊神经属于混合性神经。

2．脊神经分支与神经丛

脊神经出椎间孔后形成的分支主要有前支和后支。脊神经的前支除了胸2～胸11神经前支外，其余的都互相交织成神经丛，包括颈丛、臂丛、腰丛和骶丛，由神经丛发出分支分布到头颈和四肢。

3．各神经丛的组成、位置及主要分支（见表1-9-1）

表1-9-1　各神经丛的组成、位置及主要分支

神 经 丛	组　成	位　置	主 要 分 支
颈丛	颈1～颈4的前支	胸锁乳突肌上部的深面	皮支和膈神经
臂丛	颈5～颈8的前支 胸1前支的一部分	锁骨后方 腋窝	肌皮神经、正中神经、 尺神经、桡神经、腋神经
腰丛	胸12前支的一部分 腰1～腰3的前支 腰4前支的一部分	腰大肌深面	股神经、闭孔神经
骶丛	腰骶干（腰4前支的一部分和腰5前支）、 全部骶神经的前支、尾神经的前支	盆腔内骶骨和梨状肌前面	臀上神经、臀下神经、 阴部神经、坐骨神经

4．各神经丛主要分支的作用及损伤后的典型表现

（1）膈神经：是混合性神经，感觉纤维分布至心包、纵隔胸膜、膈胸膜、膈下和肝胆下方的腹膜，运动纤维支配膈肌的运动。

膈神经损伤可致同侧膈肌瘫痪、呼吸困难。膈神经受刺激时，产生呃逆（膈肌痉挛性收缩引起）。

（2）肌皮神经：肌支支配肱二头肌、喙肱肌和肱肌；皮支分布于前臂外侧的皮肤。

肌皮神经损伤会导致屈肘无力和前臂外侧皮肤感觉丧失。

（3）正中神经：在肘部和前臂，支配大部分前臂屈肌及旋前肌。在手掌支配鱼际肌、第1、2蚓状肌。皮支分布于手掌桡侧2/3的皮肤，桡侧三个半指的掌面以及其手背中、远指节的皮肤。

正中神经受损可致鱼际肌萎缩，手掌变平坦，称"猿手"；同时前臂不能旋前，屈腕力减弱，拇指、食指及中指不能屈曲，拇指不能做对掌运动；拇指、食指、中指末节感觉丧失。

（4）尺神经：肌支支配前臂尺侧小部分前群肌和小鱼际肌、拇收肌、骨间肌及第3、4蚓状肌；皮支分布于手掌尺侧半和尺侧1个半指掌面的皮肤，以及手背尺侧半和尺侧两个半指背面的皮肤。

尺神经因途经尺神经沟处，故肱骨下段骨折（肱骨髁上骨折）时易受损，可导致小鱼际平坦，掌间隙出现深沟（骨间肌和蚓状肌萎缩），掌指关节过伸，第4、5指的指骨间关节屈曲，称"爪状手"；运动障碍表现为屈腕力减弱，拇指不能内收，各指不能内收外展，环指与小指不能屈曲；感觉障碍表现为小指尖感觉丧失。

（5）桡神经：肌支主要支配肱三头肌和前臂的伸肌等；皮支分布于臂及前臂背侧面、手背尺侧半和桡侧两个半指近节背面的皮肤。

桡神经因贴近桡神经沟走行，故在肱骨中段骨折时易受损伤，损伤后，出现"垂腕"症，不能伸腕伸指，拇指不能外展，前臂旋后功能减弱；"虎口区"皮肤感觉丧失。

（6）腋神经：肌支支配三角肌和小圆肌；皮支分布至三角肌表面的皮肤。

腋神经的走行途经肱骨外科颈，因此肱骨外科颈骨折易损伤腋神经。损伤后三角肌萎缩，肩峰突出，形成"方肩"；肩关节外展能力减弱；三角肌区皮肤感觉障碍。

（7）股神经：肌支支配股前肌群（股四头肌）；皮支分布于股前皮肤、小腿内侧及足内

侧缘皮肤。

股神经受损后表现为屈髋无力，不能伸小腿；行走困难，膝跳反射消失；大腿前面和小腿内侧面皮肤感觉障碍。

（8）坐骨神经：坐骨神经是全身最粗、最长的神经。从梨状肌下孔出骨盆，在臀大肌深面向下，经股骨大转子与坐骨结节之间达大腿后面，在股二头肌深面下降，沿途发出肌支支配大腿后群肌（股二头肌、半腱肌、半膜肌），在腘窝上方分为胫神经和腓总神经。

胫神经：在小腿后部下降，经内踝后方入足底，分为足底内侧神经和足底外侧神经。分布于小腿后群肌（小腿三头肌）、足底肌及小腿后面、足底和足背外侧的皮肤。

胫神经损伤可致足不能跖屈、不能屈趾和足内翻弱；由于小腿前、外侧肌群的牵拉，足呈背屈外翻状态，出现"钩状足"；感觉障碍表现为小腿后面及足底感觉迟钝或丧失。

腓总神经：沿腘窝外侧下行，绕腓骨头外下方达小腿前面，分为腓浅神经和腓深神经。腓浅神经分布于小腿外侧肌群、小腿外侧和足背的皮肤；腓深神经分布于小腿前群肌、足背肌和第1趾间隙的皮肤。

腓总神经在腓骨颈骨折时易被伤及，表现为"马蹄内翻足"，足不能背屈，足下垂、内翻，不能伸趾，走路时，呈"跨阈步态"；小腿外侧、足背及趾背皮肤感觉迟钝或消失。

5．胸神经前支

第1～第11对胸神经前支位于相应的肋间隙，称为肋间神经；第12对胸神经前支位于第12肋下方，称为肋下神经。肋间神经和肋下神经肌支分布于肋间肌和腹前外侧肌群，皮支分布于胸、腹壁皮肤及相应的壁胸膜和壁腹膜。

胸神经前支有明显的节段性，第2、第4、第6、第8、第10对胸神经前支分别布于胸骨角、乳头、剑突、肋弓和脐平面，第12对胸神经前支布于耻骨联合与脐连线中点平面，即"2胸4乳6剑突，8弓10脐12中"。

6．四肢主要肌群的神经支配（见表1-9-2）

表1-9-2　四肢主要肌群的神经支配

上 肢 肌 群	神　　经	下 肢 肌 群	神　　经
三角肌	腋神经	臀大肌	臀下神经
肱二头肌	肌皮神经	股肌前群	股神经
肱三头肌	桡神经	大腿肌后群	坐骨神经
前臂肌前群	正中神经、尺神经、桡神经	大腿肌内侧群	闭孔神经
前臂肌后群	桡神经	小腿肌前群	腓深神经
手肌外侧群	正中神经	小腿三头肌	胫神经
手肌中间群	正中神经、尺神经	小腿肌外侧群	腓浅神经
手肌内侧群	尺神经	足底肌 足背肌	胫神经 腓深神经

7．手部神经 ｛ 手背面：桡神经、尺神经和正中神经

手掌面：正中神经和尺神经

（二）脑神经

1. 12对脑神经的名称、连脑部位、主要功能及损伤后表现（见表1-9-3）

表1-9-3　12对脑神经的名称、连脑部位及主要功能

名　　称	连脑部位	主 要 功 能	损伤后表现
Ⅰ嗅神经	端脑	传导嗅觉冲动	嗅觉障碍
Ⅱ视神经	间脑	传导视觉冲动	视觉障碍
Ⅲ动眼神经	中脑	支配内直肌、上直肌、下直肌、下斜肌及提上睑肌，完成瞳孔对光反射	眼外下斜视、上睑下垂；对光反射消失
Ⅳ滑车神经	中脑	支配上斜肌	眼不能向外下斜视
Ⅴ三叉神经	脑桥	眼神经：支配额、顶及颅面部皮肤，眼球及眶内感觉 上颌神经：传导口、鼻腔黏膜、颊部皮肤、上颌牙及牙龈感觉 下颌神经：传导下颌牙及牙龈、腮腺、舌前2/3黏膜的一般感觉；咀嚼肌运动	头面部皮肤、口鼻腔黏膜感觉障碍；咀嚼肌瘫痪、张口时下颌偏向患侧
Ⅵ展神经	脑桥	支配外直肌	眼内斜视
Ⅶ面神经	脑桥	面部表情肌、颈阔肌；泪腺、下颌下腺、舌下腺、鼻腔及腭腺体舌前2/3味蕾	面肌瘫痪、额纹消失；眼睑不能闭合、口角歪向健侧；腺体分泌障碍、角膜干燥；舌前2/3味觉障碍
Ⅷ前庭蜗神经	脑桥	传导平衡觉和听觉冲动	眩晕、眼球震颤；听力障碍
Ⅸ舌咽神经	延髓	支配咽肌，腮腺，咽壁、鼓室黏膜、颈动脉窦、颈动脉小球，以及舌后1/3黏膜及味蕾	咽反射消失；分泌障碍；咽壁等感觉障碍；舌后1/3味觉障碍
Ⅹ迷走神经	延髓	支配咽、喉肌，胸、腹腔脏器的平滑肌、腺体、心肌，胸腹腔脏器及咽、喉、硬脑膜、耳廓及外耳道皮肤	发音困难、声音嘶哑；吞咽困难，内脏运动、腺体分泌障碍；内脏感觉障碍；耳廓、外耳道皮肤感觉障碍
Ⅺ副神经	延髓	支配胸锁乳突肌、斜方肌	面不能转向健侧、不能上提患侧肩胛骨
Ⅻ舌下神经	延髓	支配舌内、外肌	舌肌瘫痪，伸舌时舌尖偏向患侧

一嗅二视三动眼，四滑五叉六外展，七面八听九舌咽，迷副舌下神经全。

12对脑神经中，Ⅰ、Ⅱ、Ⅷ为单纯感觉性神经，Ⅲ、Ⅳ、Ⅵ、Ⅺ、Ⅻ为单纯运动性神经，Ⅴ、Ⅶ、Ⅸ、Ⅹ为混合性神经，Ⅲ、Ⅶ、Ⅸ、Ⅹ含副交感神经。

2. 眼的神经支配

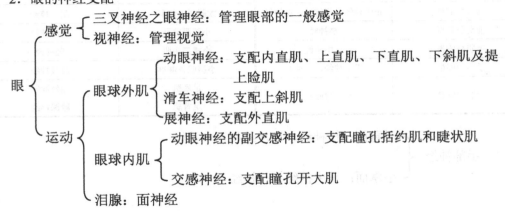

3．面部的神经支配

一般感觉 {
眼神经：感觉性，接受睑裂以上的面部感觉冲动
上颌神经：感觉性，接受睑裂与口裂之间的面部感觉冲动
下颌神经：混合性，接受耳颞部、口裂以下的面部感觉冲动
}

运动 {
面神经：支配表情肌运动，并控制泪腺、下颌下腺及舌下腺分泌
下颌神经：支配咀嚼肌运动
舌咽神经：控制腮腺分泌
}

4．舌的神经支配（见表 1-9-4）

表 1-9-4　舌的神经支配

舌	一 般 感 觉	味　　觉	舌 肌 运 动
舌前 2/3	下颌神经	面神经	舌下神经
舌后 1/3	舌咽神经	舌咽神经	舌下神经

5．迷走神经

迷走神经是脑神经中唯一远行分布到胸、腹腔脏器的神经。在颈、胸部的分支主要有喉上神经和喉返神经，喉上神经分布于喉外肌及声门裂以上喉的黏膜，损伤后可出现呛咳；喉返神经传导喉内肌运动及声门裂以下喉黏膜的感觉，损伤后可出现声音嘶哑或失音。

在胸部，迷走神经发出心支分布于心，并在食管周围交织成丛，形成迷走神经前、后干，穿膈的食管裂孔入腹腔，分支布于肝、胆囊、胃、脾、胰、肾、肾上腺及结肠左曲以上的肠管。

（三）内脏神经

内脏神经主要分布于内脏、心血管和腺体，分为内脏感觉神经和内脏运动神经（又称为植物神经或自主神经）。内脏运动神经根据功能的不同，分为交感神经和副交感神经。

1．交感神经

组成 {
低级中枢：位于脊髓胸 1～腰 3 节段灰质侧角内
交感神经节 {
椎旁节：位于脊柱两侧，节与节之间借节间支相连构成串珠状的神经节链，称交感干
椎前节：位于脊柱前方，有腹腔神经节、主动脉肾神经节和肠系膜上、下神经节
}
交感神经纤维 {
节前纤维：由低级中枢内的神经元胞体发出，较短
节后纤维：由交感神经节的神经元发出，较长，分布于效应器
}
}

2．副交感神经

组成 {
低级中枢：位于脑干副交感核和脊髓骶 2～骶 4 节段的骶副交感核
副交感神经节：为器官旁节或壁内节，故节前纤维长，节后纤维短
神经纤维：脑干副交感核发出的纤维随Ⅲ、Ⅶ、Ⅸ、Ⅹ对脑神经到达所支配的器官；脊髓骶 2～骶 4 节段的骶副交感核发出的节前纤维组成盆内脏神经，节后纤维布于结肠左曲以下的肠管、盆腔器官及外生殖器
}

3．交感神经和副交感神经的区别（见表1-9-5）

表1-9-5 交感神经和副交感神经的区别

区别项目	交感神经	副交感神经
低级中枢位置	脊髓胸1～腰3节侧角	脑干副交感核、脊髓骶副交感核
周围神经节	椎旁节和椎前节	器官旁节和器官壁内节
节前、节后纤维	节前纤维短、节后纤维长	节前纤维长、节后纤维短
分布范围	①全身血管、汗腺和立毛肌；②内脏平滑肌、心肌和腺体；③瞳孔开大肌等	①部分内脏平滑肌、心肌和腺体；②瞳孔括约肌、睫状肌等

五、脑和脊髓的传导通路

感觉（上行）传导通路起于各类感受器的冲动，经周围神经传入中枢，经中继后终止于大脑皮质或皮质下中枢的神经通路。运动（下行）传导通路是由大脑皮质或皮质下中枢发出纤维，直接或通过中继终止于脑干、脊髓的运动神经元，再经周围神经至效应器的神经通路。

1．感觉传导通路

（1）躯干四肢深感觉和精细触觉传导通路

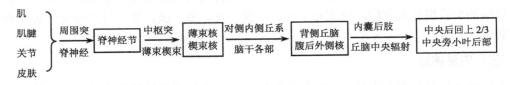

（2）躯干四肢痛、温、粗触觉传导通路

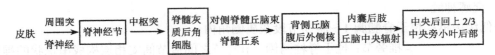

（3）头面部痛、温、粗触觉传导通路

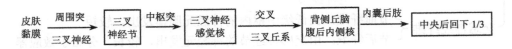

（4）视觉传导通路

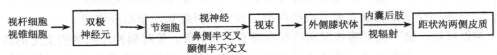

感觉传导通路的神经元位置及交叉部位（见表1-9-6）。

表 1-9-6　感觉传导通路的神经元位置及交叉部位

传 导 通 路	第 1 级神经元	第 2 级神经元	第 3 级神经元	纤维交叉部位
躯干四肢深感觉和精细触觉	脊神经节	薄束核、楔束核	背侧丘脑腹后外侧核	延髓
躯干四肢痛、温、粗触觉	脊神经节	脊髓灰质后角	背侧丘脑腹后外侧核	脊髓
头面部痛、温、粗触觉	三叉神经节	三叉神经感觉核（脑干）	背侧丘脑腹后内侧核	脑干
视觉	双极细胞	节细胞	外侧膝状体	间脑

　　视觉传导通路不同部位损伤的临床表现：一侧视神经损伤，患侧眼全盲；视交叉部位的交叉纤维损伤，双眼颞侧半视野偏盲；视交叉部位的未交叉纤维损伤，患侧眼鼻侧视野偏盲；一侧视束损伤，双眼对侧半视野同向性偏盲（患侧眼鼻侧半视野偏盲，健侧眼颞侧半视野偏盲）。

　　2．运动传导通路

　　大脑皮质对躯体运动的调节是通过锥体系和锥体外系两类传导通路来实现的。

　　（1）锥体系传导通路。

　　锥体系主要管理骨骼肌的随意运动。锥体系由上、下两级神经元组成，上运动神经元的胞体位于大脑皮质内，神经元的轴突组成了下行纤维束，其中下行到脊髓者，称为皮质脊髓束；下行到脑干内止于躯体运动核者，称为皮质核束。锥体系下运动神经元的胞体位于脑干（躯体运动核）和脊髓（脊髓前角运动神经元）内，发出的轴突分别形成脑神经和脊神经，管理骨骼肌的随意运动。

　　皮质核束的纤维大部分止于脑干内双侧脑神经运动核，但面神经核的下半部和舌下神经核只接受对侧皮质核束的纤维。

　　（2）锥体外系传导通路。

　　锥体外系传导通路指锥体系以外的控制和影响骨骼肌运动的纤维束，主要功能是调节肌张力和维持肌群的协调性运动，与锥体系配合共同完成人体的各种随意运动。

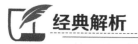 经典解析

　　1．大脑半球内侧面看不到（　　）。

　　A．胼胝体　　　　　B．距状沟　　　　　C．扣带回　　　　　D．岛叶

　　【答案解析】本题应选 D。本题重点考查大脑半球的结构。大脑内侧面的结构有扣带回、胼胝体、中央旁小叶、楔叶、距状沟等，而岛叶位于外侧沟的深部，故选 D。

　　2．某青年因车祸头部损伤而急诊入院，经查患者处于昏迷状态，额部瘀血明显，呼吸微弱，血压为 50/30 mmHg，脉搏细速，瞳孔对光反射消失，且逐渐散大。试问，患者可能的损伤部位在（　　）。

　　A．小脑　　　　　B．脑干　　　　　C．间脑　　　　　D．内囊

　　【答案解析】本题应选 B。本题重点考查脑干出血的表现。脑干内有呼吸和心血管活动中枢、角膜反射中枢、瞳孔对光反射中枢，患者昏迷、呼吸微弱，血压极低，脉搏细速，瞳孔对光反射消失，瞳孔散大，符合脑干出血的表现，而未表现出小脑、间脑、内囊等部

位损伤的症状，故选 B。

3. 胸锁乳突肌后缘中点是颈丛麻醉的部位。　　　　　　　　　　　（　　　）

【答案解析】本题应判"对"。本题重点考查颈丛的分支及分布。颈丛的分支有皮支和肌支，其皮支有枕小神经、耳大神经、颈横神经、锁骨上神经，这些神经以胸锁乳突肌后缘中点附近为中心呈放射状穿出，故临床上以胸锁乳突肌后缘中点作为颈丛麻醉的部位。

4. 某男，64 岁，有高血压病史，因家庭琐事与子女发生争吵，突然昏厥而急诊入院，经查患者右半身瘫痪，感觉丧失，疑有脑出血。试问患者的出血部位在（　　　）。

    A. 左侧纹状体　　　B. 左小脑　　　　　　C. 左侧脑干　　　　　D. 左侧内囊

【答案解析】本题应选 D。本题重点考查一侧内囊出血的表现。患者昏厥、右半身瘫痪，感觉丧失，符合左侧内囊出血的表现，题目中的症状不符合纹状体、小脑、脑干部位损伤的表现，故选 D。

5. 在行程中贴近肱骨的神经是（　　　）。

    A. 正中神经、尺神经和桡神经　　　　　B. 腋神经、桡神经和尺神经

    C. 腋神经、桡神经和肌皮神经　　　　　D. 腋神经、桡神经和正中神经

【答案解析】本题应选 B。本题重点考查臂丛分支的走行。肱骨上段有外科颈，腋神经途经肱骨外科颈；肱骨中段有桡神经沟，有桡神经走行；肱骨下段有尺神经沟，尺神经走行于沟内，故选 B。

6. 三叉神经支配面部的运动。　　　　　　　　　　　　　　　　　（　　　）

【答案解析】本题应判"错"。本题重点考查三叉神经的分布。三叉神经分布于头面部皮肤、口鼻腔黏膜、咀嚼肌等。面部表情肌的运动由面神经支配。故判"错"。

🔧 基础过关

一、名词解释

1. 灰质　　　　　2. 神经核　　　　　3. 神经节　　　　　4. 纤维束

5. 神经　　　　　6. 基底核　　　　　7. 第四脑室　　　　8. 内囊

二、单项选择题

1. 位于周围神经系统内的结构是（　　　）。

    A. 灰质　　　　　　B. 白质　　　　　　C. 神经节　　　　　D. 神经核

2. 下列关于脊髓的描述正确的是（　　　）。

    A. 上端在平枕骨大孔处与脑相连　　　　B. 对于成人，下端平齐第二腰椎的下缘

    C. 呈蝶形柱状　　　　　　　　　　　　D. 相连有 26 对脊神经

3. 脊髓灰质前角的神经元是（　　　）。

    A. 交感神经元　　　B. 感觉神经元　　　C. 运动神经元　　　D. 联络神经元

4. 马尾由（　　　）。

    A. 腰、骶神经根围绕终丝形成　　　　　B. 腰、尾神经根围绕终丝形成

    C. 骶、尾神经根围绕终丝形成　　　　　D. 腰、骶、尾神经根围绕终丝形成

5. 成人脊髓下端平（　　　）。

    A. 第 12 胸椎的下缘　　　　　　　　　B. 第 1 腰椎的下缘

C. 第 2 腰椎的下缘　　　　　　　　　D. 第 3 腰椎的下缘

6. 皮质脊髓束的作用是（　　　）。

    A. 传导痛、温觉冲动　　　　　　　　B. 传导本体感觉冲动

    C. 传导内脏运动冲动　　　　　　　　D. 传导躯体运动冲动

7. 薄束和楔束的作用是（　　　）。

    A. 传导同侧半身的本体觉和精细触觉冲动

    B. 传导对侧半身的本体觉和精细触觉冲动

    C. 传导对侧半身的一般感觉和粗触觉冲动

    D. 传导同侧半身的一般感觉和粗触觉冲动

8. 下列不属于脊髓上行纤维的是（　　　）。

    A. 薄束　　　　　　B. 楔束　　　　　　C. 皮质脊髓束　　　　D. 脊髓丘脑束

9. 位于脑干腹侧面的结构是（　　　）。

    A. 薄束结节　　　　B. 锥体　　　　　　C. 菱形窝　　　　　　D. 上丘

10. 从延髓脑桥沟出入脑的神经，自内侧向外侧分别为（　　　）。

    A. 展神经、面神经　　　　　　　　　B. 展神经、面神经、前庭蜗神经

    C. 展神经、面神经、前庭神经　　　　D. 前庭蜗神经、面神经、展神经

11. 从脑干背面发出的脑神经是（　　　）。

    A. 动眼神经　　　　B. 滑车神经　　　　C. 展神经　　　　　　D. 面神经

12. 不位于延髓的结构是（　　　）。

    A. 薄束结节　　　　B. 锥体　　　　　　C. 菱形窝　　　　　　D. 大脑脚

13. 不位于中脑的结构是（　　　）。

    A. 动眼神经根　　　B. 滑车神经根　　　C. 上丘　　　　　　　D. 下丘脑

14. "生命中枢"位于（　　　）。

    A. 端脑　　　　　　B. 中脑　　　　　　C. 脑桥　　　　　　　D. 延髓

15. 下列有关小脑的描述错误的是（　　　）。

    A. 位于颅中窝内　　　　　　　　　　B. 由小脑蚓和小脑半球构成

    C. 内部有小脑核　　　　　　　　　　D. 颅压增高时可形成小脑扁桃体疝

16. 下列与视觉反射有关的是（　　　）。

    A. 外侧膝状体　　　B. 内侧膝状体　　　C. 上丘　　　　　　　D. 下丘

17. 与间脑相连的脑神经是（　　　）。

    A. 三叉神经　　　　B. 面神经　　　　　C. 动眼神经　　　　　D. 视神经

18. 大脑半球的分叶不包括（　　　）。

    A. 额叶　　　　　　B. 顶叶　　　　　　C. 边缘叶　　　　　　D. 枕叶

19. 连接左、右大脑半球的结构是（　　　）。

    A. 胼胝体　　　　　B. 背侧丘脑　　　　C. 豆状核　　　　　　D. 大脑镰

20. 躯体感觉中枢主要位于（　　　）。

    A. 中央后回和中央旁小叶的后部　　　B. 中央后回和中央旁小叶的前部

    C. 中央前回和中央旁小叶的后部　　　D. 中央前回和中央旁小叶的前部

21．听觉中枢位于（　　　）。

    A．距状沟两侧　　　B．颞横回　　　　　　C．额下回中部　　　D．角回

22．下列关于内囊的描述正确的是（　　　）。

    A．由灰质团块组成　　　　　　　　　　B．位于豆状核、尾状核和背侧丘脑之间

    C．连接左、右两侧大脑半球　　　　　　D．损伤后出现同侧肢体运动障碍

23．皮质脊髓束通过内囊的部位是（　　　）。

    A．内囊前肢　　　　B．内囊后肢　　　　C．内囊膝　　　　　D．内囊任何部位

24．视觉中枢位于（　　　）。

    A．距状沟两侧　　　B．额中回后部　　　C．角回　　　　　　D．颞横回

25．联系左、右大脑半球的纤维属于（　　　）。

    A．上行纤维　　　　B．下行纤维　　　　C．连合纤维　　　　D．投射纤维

26．纹状体包括（　　　）。

    A．红核和屏状核　　　　　　　　　　　B．豆状核和尾状核

    C．尾状核和杏仁体　　　　　　　　　　D．豆状核和杏仁体

27．连接第三脑室与侧脑室的孔是（　　　）。

    A．外侧孔　　　　　B．正中孔　　　　　C．室间孔　　　　　D．中脑水管

28．下列不属于基底核的结构是（　　　）。

    A．尾状核　　　　　B．豆状核　　　　　C．杏仁体　　　　　D．齿状核

29．硬膜外隙内含有（　　　）。

    A．终丝　　　　　　B．马尾　　　　　　C．脑脊液　　　　　D．脊神经根

30．蛛网膜下隙（　　　）。

    A．位于硬脑膜与蛛网膜之间　　　　　　B．脑和脊髓的蛛网膜下腔互不相通

    C．腔内含有脑脊液　　　　　　　　　　D．经室间孔与脑室系统相通

31．产生脑脊液的结构是（　　　）。

    A．蛛网膜　　　　　B．脉络膜　　　　　C．脉络丛　　　　　D．软脑膜

32．颈内动脉的分支是（　　　）。

    A．椎动脉　　　　　B．脑膜中动脉　　　C．大脑前动脉　　　D．大脑后动脉

33．与端脑相连的脑神经是（　　　）。

    A．动眼神经　　　　B．滑车神经　　　　C．嗅神经　　　　　D．视神经

34．与面静脉交通的硬脑膜窦是（　　　）。

    A．上矢状窦　　　　B．横窦　　　　　　C．海绵窦　　　　　D．乙状窦

35．下列有关脊神经的描述错误的是（　　　）。

    A．共31对　　　　　　　　　　　　　　B．都是混合性神经

    C．由前根和后根在椎间孔处合并组成　　D．前支都交织成神经丛

36．脊神经的性质是（　　　）。

    A．运动性　　　　　B．感觉性　　　　　C．单纯性　　　　　D．混合性

37．下列不属于臂丛分支的是（　　　）。

    A．膈神经　　　　　B．桡神经　　　　　C．尺神经　　　　　D．正中神经

38. 支配肱二头肌的神经是（　　）。

    A．正中神经　　　　B．尺神经　　　　　C．肌皮神经　　　　D．腋神经

39. 下列神经损伤会导致小指感觉功能丧失的是（　　）。

    A．正中神经　　　　B．桡神经　　　　　C．尺神经　　　　　D．腋神经

40. 支配肱三头肌的神经是（　　）。

    A．正中神经　　　　B．肌皮神经　　　　C．桡神经　　　　　D．腋神经

41. 肱骨外科颈骨折易伤及（　　）。

    A．腋神经　　　　　B．正中神经　　　　C．桡神经　　　　　D．尺神经

42. 肱骨中段骨折易损伤（　　）。

    A．正中神经　　　　B．桡神经　　　　　C．尺神经　　　　　D．腋神经

43. 肋间神经和肋下神经的分布范围不包括（　　）。

    A．肋间肌　　　　　B．胸膜脏层　　　　C．腹前外侧肌群　　D．腹膜壁层

44. 剑突平面由哪对胸神经前支支配？（　　）

    A．第 2 对　　　　　B．第 4 对　　　　　C．第 6 对　　　　　D．第 8 对

45. 下列关于坐骨神经的描述错误的是（　　）。

    A．从梨状肌下缘出骨盆

    B．经股骨大转子与坐骨结节之间达股后部

    C．分支布于股二头肌等

    D．在腘窝上方分为腓浅神经和腓深神经

46. 下列神经中含有运动性神经纤维的是（　　）。

    A．视神经　　　　　B．嗅神经　　　　　C．上颌神经　　　　D．下颌神经

47. 下列属于单纯运动性神经的是（　　）。

    A．面神经　　　　　B．迷走神经　　　　C．动眼神经　　　　D．三叉神经

48. 动眼神经的内脏运动纤维支配（　　）。

    A．眼外肌　　　　　B．腮腺　　　　　　C．眼内肌　　　　　D．舌下腺

49. 与眼球运动有关的脑神经是（　　）。

    A．视神经　　　　　B．面神经　　　　　C．眼神经　　　　　D．滑车神经

50. 支配眼外直肌的神经是（　　）。

    A．三叉神经　　　　B．展神经　　　　　C．动眼神经　　　　D．滑车神经

51. 支配眼上斜肌的神经是（　　）。

    A．三叉神经　　　　B．展神经　　　　　C．动眼神经　　　　D．滑车神经

52. 支配面部表情肌的神经是（　　）。

    A．面神经　　　　　B．上颌神经　　　　C．下颌神经　　　　D．舌下神经

53. 支配舌肌的神经是（　　）。

    A．面神经　　　　　B．舌咽神经　　　　C．下颌神经　　　　D．舌下神经

54. 迷走神经从胸腔进入腹腔穿过膈的（　　）。

    A．主动脉裂孔　　　B．食管裂孔　　　　C．腔静脉孔　　　　D．迷走神经孔

55. 自主神经属于（　　）。

    A．内脏运动纤维　　　　　　　　　　　　B．内脏感觉纤维

C．躯体运动纤维　　　　　　　　　D．躯体感觉纤维

56．交感神经的组成不包括（　　）。

A．交感干　　　　　　　　　　　　B．脊髓交感神经低级中枢

C．节前纤维　　　　　　　　　　　D．脑干交感神经低级中枢

57．交感神经的低级中枢位于（　　）。

A．胸 1～胸 2 脊髓灰质侧角　　　　B．腰 1～腰 3 脊髓灰质侧角

C．骶 2～骶 4 脊髓灰质侧角　　　　D．胸 1～腰 3 脊髓灰质侧角

58．副交感神经的低级中枢位于（　　）。

A．间脑和骶 2～骶 4 脊髓灰质侧角　　B．脑干和腰 2～腰 4 脊髓灰质侧角

C．脑干和骶 2～骶 4 骶副交感核　　　D．胸 2～腰 4 脊髓灰质侧角

59．内脏神经不支配（　　）。

A．平滑肌　　　　B．心肌　　　　C．骨骼肌　　　　D．胃腺

60．下列有关躯干及四肢痛、温、粗触觉传导通路的描述，错误的是（　　）。

A．第 1 级神经元位于脊神经节内

B．第 2 级神经元位于薄束核和楔束核

C．第 3 级纤维经内囊后肢投射到大脑皮层

D．第 3 级纤维投射在中央后回和中央旁小叶后部

61．与躯干、四肢本体感觉传导无关的是（　　）。

A．脊神经节　　　B．脊髓后角细胞　　C．丘脑腹后核　　D．薄束和楔束

62．躯干四肢浅感觉传导通路第 3 级神经元胞体在（　　）。

A．下丘脑　　　　B．背侧丘脑　　　　C．上丘　　　　D．下丘

63．传导头面部痛、温觉冲动的神经是（　　）。

A．第Ⅲ对脑神经　　B．第Ⅳ对脑神经　　C．第Ⅴ对脑神经　　D．第Ⅵ对脑神经

64．腰椎穿刺常选用的进针部位是（　　）。

A．第 1～2 或第 2～3 腰椎之间　　　B．第 2～3 或第 3～4 腰椎之间

C．第 3～4 或第 4～5 腰椎之间　　　D．第 4～5 腰椎之间

65．临床上穿刺抽取脑脊液的常用部位是（　　）。

A．硬膜外隙　　　B．终池　　　　　C．小脑延髓池　　　D．上矢状窦

三、判断题

1．脑干背侧连有动眼神经。　　　　　　　　　　　　　　　　　　（　　）

2．锥体交叉是皮质核束的大部分纤维的左、右交叉。　　　　　　　（　　）

3．第四脑室位于延髓、脑桥和小脑之间。　　　　　　　　　　　　（　　）

4．上丘是视觉反射中枢。　　　　　　　　　　　　　　　　　　　（　　）

5．边缘叶位于大脑半球和间脑交界处的边缘。　　　　　　　　　　（　　）

6．脑脊液通过蛛网膜粒渗入上矢状窦。　　　　　　　　　　　　　（　　）

7．颞横回是视觉中枢。　　　　　　　　　　　　　　　　　　　　（　　）

8．第 4 胸神经前支的分布平乳头平面。　　　　　　　　　　　　　（　　）

9．坐骨神经起自骶丛，其本干主要支配大腿肌后群。　　　　　　　（　　）

10．一侧内囊损伤时对侧半躯干肌不瘫痪。　　　　　　　　　　　　（　　）

11．面神经核上部只接受对侧的皮质核束传导。　　　　　　（　　）

12．运动传导通路包括皮质脊髓束和皮质核束。　　　　　　（　　）

13．交感神经节包括器官旁节和壁内节。　　　　　　　　　（　　）

14．视觉传导通路的第 3 级神经元是节细胞。　　　　　　　（　　）

15．脑干副交感神经位于第Ⅲ、Ⅶ、Ⅸ、Ⅹ对脑神经内。　　（　　）

四、简答题

1．与脑干相连的脑神经有哪些？各连于何处？

2．什么是小脑扁桃体？它有何临床意义？

3．简述脑脊液的产生及循环途径。

4．简述胸神经前支的分布。

五、论述题

1．试述内囊的位置、形态分部及穿行结构。内囊损伤后有何临床表现？

2．试述分布于眼的神经有哪些？

3．试述 12 对脑神经的名称、性质以及与脑连接的部位。

提升训练

一、名词解释

1．小脑扁桃体　　　2．交感干　　　　3．硬膜外隙　　　4．硬脑膜窦

5．蛛网膜粒　　　　6．锥体系　　　　7．大脑动脉环　　8．脉络丛

二、单项选择题

1．下列有关第四脑室的描述错误的是（　　　　）。

　　A．位于中脑、脑桥和小脑之间　　　　B．底为菱形窝

　　C．顶伸向小脑　　　　　　　　　　　D．上连中脑水管，下续脊髓中央管

2．运动语言中枢位于（　　　　）。

　　A．角回　　　　　B．额下回后部　　C．额中回后部　　D．颞上回后部

3．书写中枢位于（　　　　）。

　　A．额上回后部　　B．颞中回后部　　C．额中回后部　　D．角回

4．视觉性语言区中枢位于（　　　　）。

　　A．额上回后部　　　　　　　　　　　B．颞中回后部

　　C．额中回后部　　　　　　　　　　　D．角回

5．下列不属于硬脑膜形成的结构是（　　　　）。

　　A．大脑镰　　　　B．小脑幕　　　　C．海绵窦　　　　D．硬膜外隙

6．大脑动脉环的构成不包括（　　　　）。

　　A．大脑前动脉　　B．前交通动脉　　C．颈内动脉　　　D．大脑中动脉

7．下列关于颈丛的描述正确的是（　　　　）。

　　A．由全部颈神经前支组成　　　　　　B．位于胸锁乳突肌表面

　　C．只有皮支，无肌支　　　　　　　　D．发出混合性的膈神经

8. 下列关于桡神经的描述正确的是（   ）。

    A. 是颈丛的分支
    B. 肌支支配肱三头肌和前臂后群肌
    C. 损伤后形成"猿手"状态
    D. 皮支管理手掌皮肤

9. 膝不能伸，股前部及小腿内侧、足内侧缘感觉丧失是损伤了（   ）。

    A. 坐骨神经   B. 股神经   C. 闭孔神经   D. 阴部神经

10. 下列说法错误的是（   ）。

    A. 管理舌后 1/3 味觉的是舌咽神经
    B. 管理面部感觉的是三叉神经
    C. 支配咽肌的是舌咽神经
    D. 支配胸锁乳突肌的是舌下神经

11. 某患者腓骨头处骨折，除小腿前、外侧皮肤感觉丧失外，呈"马蹄内翻足"，则可能损伤的神经是（   ）。

    A. 股神经   B. 闭孔神经   C. 胫神经   D. 腓总神经

三、判断题

1. 小脑中间较狭窄的部分叫小脑扁桃体。   （   ）
2. 膈神经支配膈收缩，属于运动性神经。   （   ）
3. 面神经仅支配面部的肌肉运动。   （   ）
4. 感觉传导通路的第 3 级神经元均在丘脑腹后核。   （   ）
5. 视交叉是由双侧视神经来自视网膜鼻侧半的纤维交叉形成的。   （   ）
6. 汗腺、立毛肌由交感神经和副交感神经共同支配。   （   ）

四、简答题

1. 大脑皮质有哪些重要中枢？各位于何处？
2. 简述大脑动脉环的概念及临床意义。
3. 简述臂丛的主要分支及其支配的肌群名称。

五、论述题

1. 腰椎穿刺抽取脑脊液时，在何处进行？为什么？针头依次经过哪些层次？
2. 试述躯干、四肢深感觉传导通路的各级神经。

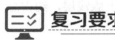

第十章

内分泌系统

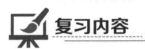

复习要求

1. 掌握：垂体、甲状腺、肾上腺的形态、位置、分部及功能。
2. 熟悉：内分泌系统的组成、结构特点及功能；甲状旁腺的位置和形态。

复习内容

内分泌系统由内分泌腺和内分泌组织组成。内分泌腺包括垂体、甲状腺、甲状旁腺、肾上腺、胸腺和松果体等，其结构特点是无导管、腺细胞排列成团，毛细血管丰富，可分泌激素。

内分泌腺：又称无管腺，指人体内具有一定形态结构并分泌激素的器官，且无导管。

内分泌组织：是分散存在于其他器官或组织内，可分泌激素的细胞团，如胰岛、睾丸间质细胞、卵泡细胞等。

内分泌系统是机体的调节系统，与神经系统相辅相成，调节机体的新陈代谢、生长发育和生殖等功能。

一、垂体

1. 形态和位置

垂体呈椭圆形，灰红色，位于颅底蝶骨体上面的垂体窝内，上端借漏斗与下丘脑相连，前方邻视交叉。

2. 分部

垂体可分为前方的腺垂体和后方的神经垂体两部分。腺垂体包括远侧部、结节部和中间部；神经垂体包括神经部和漏斗部。一般将远侧部和结节部称为垂体前叶，中间部和神经部合称垂体后叶。

垂体前叶以腺垂体为主，占 75%，其功能是分泌生长素、催乳素、促甲状腺激素、促性腺激素、促肾上腺皮质激素、黑色素细胞刺激素等。幼儿时期，生长素分泌不足，可引起侏儒症；如分泌过多，可致巨人症。成人分泌过多可致肢端肥大症。

垂体后叶以神经垂体为主，无内分泌功能，但可储存和释放抗利尿激素、催产素。如抗利尿激素分泌不足，可致尿崩症。

二、甲状腺和甲状旁腺

甲状腺位于颈前部，呈"H"形，质地柔软，呈棕红色，分左、右两侧叶和峡部，借结缔组织固定于喉软骨上，其左、右两侧叶位于喉下部和气管上部的两侧，峡部位于第2～第4气管软骨的前方。甲状腺位置表浅，肿大或有结节时可在体表摸到，吞咽时甲状腺可随喉上、下移动。

甲状旁腺有上、下两对，呈扁椭圆形，附于甲状腺侧叶的后面或埋藏于甲状腺实质内。

三、肾上腺

肾上腺位于肾的内上方，呈黄色，左侧呈半月形，右侧呈三角形，肾上腺与肾共同包被于肾筋膜内。肾上腺实质分为皮质和髓质两部分。肾上腺皮质位于肾上腺浅层，约占总体积的80%～90%，肾上腺髓质位于肾上腺深层。

四、松果体

松果体位于丘脑的后上方，呈灰红色的椭圆形小体，形似松果，以细柄连于第三脑室顶的后部。

松果体可分泌褪黑激素等多种物质，调节人体的生物钟节律，抑制性腺早熟。

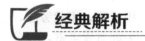 经典解析

1. 下列属于内分泌组织的是（   ）。
    A．胰腺　　　　　　　　　　　　B．肾上腺
    C．卵泡细胞　　　　　　　　　　D．甲状腺
【答案解析】本题应选C。本题重点考查内分泌组织的概念。内分泌组织是分散存在于其他器官或组织内，可分泌激素的细胞团，因而内分泌组织不是独立的器官，题目中胰腺属于外分泌腺，肾上腺和甲状腺属于内分泌腺，卵泡细胞是卵巢内具有内分泌功能的细胞团，故选C。

2. 下列与侏儒症有关的腺体是（   ）。
    A．甲状腺　　　　　　　　　　　　B．肾上腺
    C．垂体　　　　　　　　　　　　　D．松果体
【答案解析】本题应选C。本题重点考查垂体的功能。垂体可分泌生长素，幼儿时期因生长素分泌不足，可引起侏儒症，而甲状腺、肾上腺、松果体的功能与侏儒症无关，故选C。

3. 垂体上端与间脑相连。　　　　　　　　　　　　　　　　　　　　　　　　（   ）
【答案解析】本题应判"对"。本题重点考查垂体的位置。垂体呈椭圆形，位于颅底蝶骨体上面的垂体窝内，上端借漏斗与下丘脑相连。下丘脑属于间脑的一部分，故"垂体上端与间脑相连"的描述无错误。

🔧 基础过关

一、名词解释

内分泌腺

二、单项选择题

1. 内分泌腺的特点不包括（　　）。
   - A. 有丰富的血管
   - B. 细胞排列紧密
   - C. 分泌物经导管排出
   - D. 分泌物称激素

2. 下列不属于内分泌腺的是（　　）。
   - A. 垂体
   - B. 甲状腺
   - C. 胰腺
   - D. 胸腺

3. 下列有关内分泌腺的描述错误的是（　　）。
   - A. 腺垂体可分泌激素
   - B. 胸腺位于上纵隔内
   - C. 松果体连于下丘脑
   - D. 肾上腺位于肾的上方

4. 神经垂体释放的激素是（　　）。
   - A. 促甲状腺素
   - B. 促肾上腺皮质激素
   - C. 促性腺激素
   - D. 催产素

5. 腺垂体包括（　　）。
   - A. 前叶和后叶
   - B. 前叶、中叶、后叶
   - C. 远侧部、结节部和中间部
   - D. 远侧部、结节部和漏斗部

三、判断题

1. 内分泌器官包括胰岛。　　　　　　　　　　　　　　　　（　　）
2. 垂体位于垂体窝内，其中神经垂体可分泌加压素和催产素。（　　）
3. 甲状旁腺位于甲状腺的后方。　　　　　　　　　　　　　（　　）
4. 右肾上腺呈三角形。　　　　　　　　　　　　　　　　　（　　）

四、简答题

1. 简述甲状腺的位置和形态结构。
2. 简述肾上腺的形态和位置。

📖 提升训练

一、名词解释

内分泌组织

二、单项选择题

1. 下列关于垂体的描述错误的是（　　）。
   - A. 位于垂体窝内
   - B. 上端借漏斗与下丘脑相连
   - C. 后方邻视交叉
   - D. 分为腺垂体和神经垂体

2．下列关于甲状腺的描述错误的是（　　）。

    A．位于颈前部　　　　　　　　　　B．分为左、右两个侧叶

    C．肿大时容易摸到　　　　　　　　D．可随吞咽上下移动

3．下列关于肾上腺的描述错误的是（　　）。

    A．位于肾的内上方　　　　　　　　B．是腹膜外位器官

    C．左肾上腺呈半月形　　　　　　　D．包裹在肾的纤维囊内

三、判断题

1．甲状腺峡部位于喉结的前方。　　　　　　　　　　　　　　　　　　（　　）

2．肾上腺是腹膜间位器官。　　　　　　　　　　　　　　　　　　　　（　　）

3．松果体可促进儿童性成熟。　　　　　　　　　　　　　　　　　　　（　　）

四、简答题

简述垂体的位置、形态和分部。

第一部分

生理学

第一章

绪论

复习要求

1. 掌握：生命活动的基本特征；兴奋性、阈强度的概念及二者间的关系；内环境的概念，稳态的概念及生理意义；人体功能活动三种调节方式的概念和特点，反射的概念和结构基础；反馈的概念，正反馈和负反馈的概念及其生理意义。

2. 熟悉：刺激和反应，兴奋和抑制；反射的分类。

3. 了解：体液的种类及正常值。

考点详解

一、生命活动的基本特征

（一）新陈代谢

1. 概念

新陈代谢是指机体在不断地与其周围环境之间所进行的物质和能量交换中实现自我更新的过程。

2. 组成

新陈代谢包括合成代谢（同化作用）和分解代谢（异化作用）两个方面。机体在进行物质代谢的同时伴随有能量代谢。

3. 生理意义

机体的一切生命活动都是在新陈代谢的基础上进行的，新陈代谢一旦停止，生命也随之终结。故新陈代谢是生命活动的最基本特征，是生命体区别于非生命体的根本标志。

（二）兴奋性

1. 概念

兴奋性是机体或组织细胞对刺激发生反应的能力或特性。从电生理的角度看，兴奋性被认为是可兴奋细胞受到刺激产生动作电位的能力或特性。

2. 刺激

（1）概念：能引起机体或组织细胞发生反应的各种内、外环境的改变，称为刺激。

（2）分类：按刺激性质的不同，刺激可分为物理性刺激、化学性刺激、生物性刺激和社会心理性刺激等。

（3）刺激引起反应的必要条件（三要素）：①足够的刺激强度；②足够的刺激作用时间；③一定的刺激强度-时间变化率（单位时间内刺激强度的增减量）。

3. 反应

（1）概念：机体或细胞受到刺激后发生的一切活动变化，称为反应。

（2）形式：反应有兴奋和抑制两种表现形式。兴奋是接受刺激后，机体或细胞由相对静止转为活动状态或活动由弱变强。抑制是接受刺激后，机体或细胞由活动状态转为相对静止或活动由强变弱。

4. 阈强度（阈值）

（1）概念：将刺激作用时间和强度-时间变化率固定时，引起组织发生反应的最小刺激强度称为阈强度，也称阈值。

（2）阈值与兴奋性的关系：阈值是衡量组织兴奋性高低的指标，二者呈反变关系，即阈值越小，组织兴奋性越高；阈值越大，组织兴奋性越低。

（3）刺激分类：以阈值为标准，刺激可被分为阈刺激、阈上刺激和阈下刺激。

刺激 $\begin{cases} 阈上刺激：刺激强度大于阈值的刺激称为阈上刺激。\\ 阈刺激：刺激强度等于阈值的刺激称为阈刺激。\\ 阈下刺激：刺激强度小于阈值的刺激称为阈下刺激。 \end{cases}$

（4）可兴奋细胞：神经元、肌细胞和部分腺细胞的兴奋性较高，反应迅速，对电刺激敏感，受刺激兴奋时能产生动作电位，被称为可兴奋细胞。

（三）适应性

机体根据内、外环境的变化调整体内各种功能活动以适应环境变化的能力，称为适应性。根据内、外环境的变化，机体调整功能活动的过程称为适应。

（四）生殖

1. 概念

生殖是指人体生长发育到一定阶段，男、女成熟的生殖细胞结合，产生与自身相似的子代个体的功能活动。

2. 生理意义

生殖是生物体繁衍后代、延续种系的基本生命活动特征。

二、内环境及其稳态

（一）体液

1. 概念

体液是指机体内液体的总称。

2. 正常值

成人体液总量约占体重的 60%。

3. 分类

体液可分为细胞内液和细胞外液。其中细胞内液占体液的 2/3（约占体重的 40%），细胞外液约占体液的 1/3（约占体重的 20%）。细胞外液包括血浆（约占体重的 5%）、组织液（约占体重的 15%）、淋巴液、房水和脑脊液等。其中，血浆是沟通机体内、外环境的重要媒介，是体液中最活跃的部分。

$$
体液（约60\%体重）
\begin{cases}
细胞内液（约40\%体重） \\
细胞外液（约20\%体重）
\begin{cases}
组织液（约15\%体重） \\
血浆（约5\%体重） \\
淋巴液、房水、脑脊液等
\end{cases}
\end{cases}
$$

（二）内环境

细胞外液是体内细胞直接生存的环境，称为机体的内环境。

（三）稳态

1. 概念

机体内环境中的各种成分和理化性质（如渗透压、温度、酸碱度、各物质的浓度等）保持相对稳定的状态，简称为稳态。

2. 生理意义

内环境的稳态不是绝对的稳定不变，而是由体内各种功能活动变化和调节机制间维持的一系列复杂的动态平衡状态。机体的正常生命活动是在稳态的不断被破坏和恢复过程中维持和进行的。稳态一旦遭到破坏，机体的某些功能将会出现紊乱，随之发生疾病，甚至危及生命。因此，内环境稳态是机体进行正常生命活动的必要条件。

三、人体功能活动的调节

人体功能活动的调节方式主要有三种：神经调节、体液调节和自身调节。

（一）神经调节

1. 概念

神经调节是指通过神经系统的活动对人体功能进行的调节，它是人体最重要的、起主导作用的调节方式。

2. 基本方式

神经调节的基本方式是反射。

（1）反射的概念：反射是指在中枢神经系统的参与下，机体对刺激做出的规律性反应。

（2）反射的结构基础：反射弧。①组成：反射弧由感受器、传入神经、神经中枢、传出神经和效应器五部分组成；②特点：反射弧中任一部分的结构损伤或功能障碍，均会引起反射活动减弱或消失，所以，反射的实现有赖于反射弧的结构完整和功能正常。

（3）反射的类型：按其形成过程，反射分为非条件反射和条件反射两类。二者的比较见表 2-1-1。

表 2-1-1　非条件反射与条件反射的比较

	非条件反射	条件反射
形　成	先天遗传、与生俱来、种族共有	通过后天学习和训练获得、个体特有
刺　激	非条件刺激	条件刺激
反射弧	简单、固定	复杂、易变、暂时性
中　枢	大脑皮质下各级中枢即可完成	须大脑皮质
数　量	有限	无限
典型举例	吸吮反射、腱反射、瞳孔对光反射等	"望梅止渴""谈虎色变"等
生理意义	维持个体生存和种族繁衍	对环境变化具有预见性和灵活性，提高机体对环境的适应能力

3．特点

神经调节的特点是迅速、准确、短暂，并具有高度协调和整合功能。

（二）体液调节

1．概念

体液调节是指体液中的某些化学物质（如激素或局部细胞代谢产物等）经过体液运输（血液循环或组织液扩散等）对机体功能进行的调节作用。

2．分类

体液调节可分为全身性体液调节、局部性体液调节和神经-体液调节。

3．特点

体液调节的特点是作用温和、缓慢、广泛、持久。

（三）自身调节

1．概念

自身调节是指在内、外环境变化时，机体的某些器官和组织细胞（如心肌等）不依赖神经和体液调节，自身对刺激产生的适应性反应。

2．特点

自身调节的特点是灵敏度低、调节幅度小、范围局限。

四、人体功能调节的反馈调节

1．反馈的概念和分类

在控制部分和受控部分形成的环式回路中，由受控部分发出的反馈信息来调整控制部分活动的过程，称为反馈。反馈分为负反馈和正反馈两种。

2．负反馈与正反馈的比较（见表 2-1-2）

表 2-1-2　负反馈与正反馈的比较

	负反馈	正反馈
概念	反馈信息与控制信息作用方向相反的反馈。（反馈信息减弱控制部分活动）	反馈信息与控制信息作用方向相同的反馈。（反馈信息加强控制部分活动）
举例	正常体温、血压和血糖水平等	血液凝固、排尿反射、排便反射和分娩等
生理意义	维持机体各种生理功能的相对稳定（也是维持稳态最重要的调节方式）	使机体某些生理过程迅速发动，并逐渐增强直至完成

经典解析

1．人体生命活动最基本的特征是（　　）。

　　A．新陈代谢　　　B．兴奋性　　　　C．适应性　　　　D．生殖

【答案解析】本题应选 A。本题重点考查生命活动的最基本特征。生命活动的特征有新陈代谢、兴奋性、适应性和生殖，而一旦机体的新陈代谢停止，生命就会终结，故生命活动最基本的特征是新陈代谢。故选 A。

2．能沟通机体内、外环境，最能反映内环境变化的体液是（　　）。

　　A．脑脊液　　　　B．组织液　　　　C．淋巴液　　　　D．血浆

【答案解析】本题应选 D。本题重点考查对机体内环境的理解。内环境是体内细胞直接生存的环境，即细胞外液。细胞外液包括组织液、血浆、淋巴液和脑脊液等，故 A、B、C、D 四个选项都是机体的内环境。其中，血浆不仅运输来自外环境中的水和各种营养物质，还运输组织细胞代谢后排入内环境的代谢产物，能沟通机体的内、外环境，是内环境中最活跃的部分，也是最能反映内环境变化的体液。故选 D。

3．机体内最重要的调节方式是（　　）。

　　A．神经调节　　　B．体液调节　　　C．自身调节　　　D．神经-体液调节

【答案解析】本题应选 A。本题重点考查神经调节。人体功能活动的调节方式有神经调节、体液调节和自身调节三种方式。其中，神经调节是体内最重要的、起主导作用的调节方式。若神经调节的效应器是内分泌腺（受神经支配的内分泌腺），则内分泌腺分泌的激素可进一步调节机体的生理功能（属体液调节），这样的调节方式称为神经-体液调节。故选 A。

4．阈强度与组织兴奋性呈正变关系。 （　　）

【答案解析】本题应判"错"。本题重点考查阈强度（阈值）与兴奋性之间的关系。阈强度是衡量兴奋性的指标，其与兴奋性呈反变关系，即阈强度越大，兴奋性越低；反之，阈强度越小，兴奋性越高。题目中描述为"正变关系"，故判"错"。

基础过关

一、名词解释

1．新陈代谢　　　　　2．兴奋性　　　　　3．阈强度

4．内环境　　　　　　5．稳态　　　　　　6．神经调节

7．正反馈　　　　　　8．负反馈

二、单项选择题

1．引起组织发生反应的最小刺激强度是（　　）。
　　A．最小刺激　　　　　　　　　　B．阈值
　　C．阈电位　　　　　　　　　　　D．组织反应强度

2．可被机体感受到的内、外环境变化称为（　　）。
　　A．内环境　　　B．反应　　　C．阈值　　　D．刺激

3．下列不属于内环境的是（　　）。
　　A．组织液　　　B．淋巴液　　　C．血浆　　　D．细胞内液

4．内环境稳态是指（　　）。
　　A．内环境各种成分和理化性质保持绝对稳定的状态
　　B．内环境各种成分和理化性质保持相对稳定的状态
　　C．内环境各种成分和理化性质保持恒定的状态
　　D．内环境各种成分和理化性质保持剧烈变动的状态

5．维持稳态最重要的途径是（　　）。
　　A．神经调节　　B．体液调节　　C．自身调节　　D．负反馈

6．神经调节的基本方式是（　　）。
　　A．反应　　　B．反射　　　C．反馈　　　D．反射弧

7．维持人体功能的相对稳定主要依赖（　　）。
　　A．神经调节　　B．体液调节　　C．正反馈　　D．负反馈

8．神经调节的特点是（　　）。
　　A．调节幅度小　　　　　　　　　B．作用缓慢、广泛和持久
　　C．范围局限　　　　　　　　　　D．作用迅速、准确而短暂

9．下列属于自身调节的是（　　）。
　　A．体温维持相对稳定
　　B．血压维持相对稳定
　　C．血糖维持相对稳定
　　D．肾动脉压在80～180 mmHg 范围内变动时，肾血流量维持不变

10．下列生理过程属于正反馈调节的是（　　）。
　　A．体温的调节　　　　　　　　　B．血浆的酸碱度
　　C．排尿反射　　　　　　　　　　D．压力感受器反射

11．下列生理过程属于负反馈调节的是（　　）。
　　A．血液凝固　　　　　　　　　　B．排尿反射
　　C．分娩　　　　　　　　　　　　D．压力感受器反射

三、判断题

1．内环境稳态是指细胞外液成分和理化性质保持相对稳定的状态。　（　　）
2．神经调节的基本方式是反射，其结构基础是反射弧。　（　　）
3．神经系统对机体功能的调节具有迅速、准确、持久的特点。　（　　）
4．神经调节在生命活动的调节方面占主导地位。　（　　）
5．反馈信息与控制信息作用相同的反馈称为正反馈。　（　　）

四、简答题

1. 简述内环境和稳态的概念及稳态的生理意义。
2. 简述机体功能活动的调节方式及其特点。

提升训练

一、名词解释

1. 兴奋　　2. 抑制　　3. 反射　　4. 反馈

二、单项选择题

1. 判断组织兴奋性高低最常用的指标是（　　）。
   - A. 组织反应强度
   - B. 动作电位幅度
   - C. 阈强度
   - D. 阈电位
2. 下列活动不属于兴奋表现的是（　　）。
   - A. 肌肉收缩
   - B. 支气管舒张
   - C. 神经细胞产生动作电位
   - D. 腺体分泌
3. 下列关于反射的叙述不正确的是（　　）。
   - A. 在中枢神经系统参与下，机体对刺激产生的规律性反应
   - B. 没有大脑的参与，就不能发生反射
   - C. 通过反射，机体对外界环境变化做出适应性反应
   - D. 可分为条件反射和非条件反射
4. 下列生理活动属于体液调节的是（　　）。
   - A. 吃酸梅时分泌唾液
   - B. 生长激素促进机体生长
   - C. 手被带刺的玫瑰扎到后迅速缩回
   - D. 瞳孔受到强光照射后会缩小
5. 下列生理过程不属于正反馈调节的是（　　）。
   - A. 排便反射
   - B. 血液凝固
   - C. 排尿反射
   - D. 压力感受器反射
6. 下列说法中正确的是（　　）。
   - A. 正反馈是反馈信息与控制信息作用方向相反的反馈
   - B. 负反馈是反馈信息与控制信息作用方向相同的反馈
   - C. 正反馈时反馈信息使控制部分的活动减弱
   - D. 正反馈时反馈信息使控制部分的活动增强
7. 在一定范围内，心肌收缩力会随着静脉回心血量增多而增强，属于（　　）。
   - A. 神经调节
   - B. 体液调节
   - C. 自身调节
   - D. 反馈调节

三、判断题

1. 若取消器官的神经调节和体液调节，则会丧失对器官的调节能力。（　　）
2. 条件反射和非条件反射都是人生来就具备的反射活动。（　　）

第二章

细胞的基本功能

复习要求

1. 掌握：细胞膜的物质转运方式，单纯扩散、易化扩散、主动转运的概念及其转运的物质，经载体易化扩散的特点；静息电位和动作电位的概念及其产生机制，极化、去极化、超极化、复极化和阈电位的概念。

2. 熟悉：钠泵的活动过程及生理意义；动作电位传导的特点，局部电位的概念和特点；兴奋-收缩耦联的概念、结构基础和耦联因子。

3. 了解：动作电位的传导机制。

考点详解

一、细胞膜的物质转运方式

（一）单纯扩散

1. 概念

脂溶性小分子物质由膜的高浓度一侧向低浓度一侧扩散的过程，称为单纯扩散。

2. 转运的物质

转运的物质主要有 O_2、CO_2、NH_3、乙醇、尿素等。

3. 特点

①转运的物质主要是脂溶性小分子物质；②物质是顺浓度差扩散，不需要细胞代谢供能；③不需要膜蛋白的参与。

4. 影响因素

①细胞膜两侧物质的浓度差（动力）；②细胞膜对该物质的通透性（难易程度）：细胞膜对脂溶性小分子物质的通透性大。浓度差越大，通透性越大，扩散的量越多。

（二）易化扩散

1. 概念

水溶性或脂溶性很小的小分子物质在细胞膜上特殊蛋白质的帮助下，由膜的高浓度（或高电位）一侧向低浓度（或低电位）一侧转运的过程，称为易化扩散。

2．分类

（1）经载体易化扩散：指水溶性小分子物质在细胞膜上载体蛋白的帮助下，顺浓度差的跨膜转运。转运的物质主要是葡萄糖、氨基酸等。

（2）经通道易化扩散：指溶液中的带电离子在细胞膜上通道蛋白的帮助下，顺浓度差或电位差的跨膜转运。转运的物质主要是溶液中的 Na^+、K^+、Ca^{2+}、Cl^-等。

3．特点

经载体易化扩散的特点是：①高度特异性；②饱和现象；③竞争性抑制。

经通道易化扩散的特点是：①离子选择性；②门控性：通道一般具有开放和关闭两种状态。③无饱和现象。

4．被动转运

单纯扩散和易化扩散的物质转运过程中所需的能量主要来自浓度差或（和）电位差所含的势能，不需要细胞再额外消耗能量，均属于被动转运。

（三）主动转运

1．概念

离子或小分子物质在膜上泵蛋白（简称泵）的作用下，逆浓度差或电位差的耗能性跨膜转运过程，称为主动转运。主动转运分为原发性主动转运和继发性主动转运，一般所说的主动转运是指原发性主动转运。

2．特点

①转运物质是离子或小分子物质；②需要膜上泵蛋白的帮助；③泵蛋白具有 ATP 酶的作用，被激活时可分解 ATP 供能；④主动转运是逆电位差或（和）浓度差（即电-化学梯度）进行的转运。

3．钠-钾泵（简称钠泵）

钠泵是普遍存在于哺乳动物细胞膜上的一种特殊蛋白质。

（1）实质：Na^+-K^+依赖式 ATP 酶。

（2）激活条件：细胞内 Na^+浓度增高和（或）细胞外 K^+浓度增高。

（3）转运过程：钠泵被激活后，每分解 1 个分子 ATP 所释放的能量，可逆浓度差将细胞内的 3 个 Na^+泵出细胞外，同时将细胞外的 2 个 K^+泵入细胞内。

（4）生理意义：①建立并维持细胞膜内外 Na^+、K^+的不均衡分布，即细胞内高钾低钠，细胞外高钠低钾的分布状态；②钠泵是维持神经、肌肉等组织细胞正常兴奋性的基础。

4．继发性主动转运

有些物质在逆浓度差或逆电位差主动转运时，所需的能量不直接由 ATP 分解提供，而是利用原发性主动转运所形成的离子浓度差进行的，这种间接使用 ATP 能量的主动转运称为继发性主动转运。如肾小管上皮细胞膜 Na^+-葡萄糖转运体（一种膜蛋白，自身无 ATP 酶功能）借助钠泵形成的细胞内外钠浓度差，将 Na^+顺浓度差转入细胞内的同时，逆浓度差将小管液中的葡萄糖转运至上皮细胞内。因此，Na^+-葡萄糖转运体逆浓度差转运葡萄糖所消耗的能量是由钠泵间接提供的，即肾小管上皮细胞重吸收葡萄糖的方式是继发性主动转运。小肠黏膜上皮细胞吸收葡萄糖和氨基酸等也属于继发性主动转运。

（四）出胞作用和入胞作用

大分子或团块物质需要复杂的细胞膜活动才能进出细胞，属于耗能的主动过程。

1．出胞作用

出胞作用是细胞将大分子物质或团块物质由胞内排出到胞外的过程。如神经纤维末梢释放神经递质、内分泌细胞分泌激素、消化腺细胞分泌消化酶等。

2．入胞作用

入胞作用是细胞外的大分子物质或团块物质进入细胞的过程。入胞分为吞噬和吞饮两种形式。固体物质入胞称为吞噬，如白细胞或巨噬细胞吞噬细菌或异物等；液体物质入胞称为吞饮，如蛋白质分子进入细胞等。

二、细胞的生物电现象

（一）静息电位

1．概念

静息电位是指细胞处于安静状态时，细胞膜内外两侧存在的电位差。

2．特征

①负值（膜内电位比膜外电位低，膜外电位规定为 0，则膜内电位为负值）；②内负外正；③相对稳定。

3．大小

不同细胞的静息电位大小不同。如神经细胞的静息电位约为–70 mV，骨骼肌细胞的静息电位约为–90 mV，平滑肌细胞的静息电位约为–55 mV，红细胞的静息电位约为–10 mV。

4．相关术语

（1）极化：安静时，细胞膜两侧保持的内负外正的状态，称为极化。极化或静息电位都是细胞处于安静状态的标志。

（2）去极化：以静息电位为准，膜内电位减小的过程（如膜电位由–70 mV 变为–50 mV）。

（3）超极化：以静息电位为准，膜内电位增大的过程（如膜电位由–70 mV 变为–90 mV）。

（4）复极化：细胞膜发生去极化甚至反极化后，再向静息电位恢复的过程。

5．产生机制

安静时，细胞膜对 K^+ 的通透性最大，对 Na^+ 的通透性很小，而对膜内有机阴离子（A^-）没有通透性。细胞内 K^+ 浓度远远高于细胞外 K^+ 浓度，因此 K^+ 可顺浓度差（即动力）由膜内向膜外扩散，A^- 则留在膜内，于是膜外正电荷增多（电位变正），同时膜内负电荷相对增多（电位变负），形成膜外为正、膜内为负的电位差，此电位差成为阻碍 K^+ 外流的力量（即阻力）；刚开始阻力小，但随着 K^+ 不断外流，细胞膜内外的电位差不断增大；当电位差形成的阻力不断增大与促进 K^+ 外流的动力（浓度差）达平衡时，K^+ 的净外流量为 0，此时，形成了细胞膜内外相对稳定的电位差，即静息电位。因此，静息电位主要是由 K^+ 外流形成的电-化学平衡电位，也被称为 K^+ 平衡电位。

（二）动作电位

1．概念

动作电位是指细胞受刺激而兴奋时，在静息电位的基础上发生的一次快速、可扩布的电位变化。

2．生理意义

动作电位是细胞兴奋的标志。

3．组成

动作电位主要包括上升支（去极化过程）和下降支（复极化过程）。

4．产生机制

神经细胞动作电位的产生机制：①上升支（去极化过程）：细胞受到刺激兴奋时，细胞膜上 K^+ 通道关闭，细胞膜对 Na^+ 的通透性增大，Na^+ 通道开放，细胞外的 Na^+ 在浓度差和电位差的动力作用下内流，细胞膜发生去极化；当膜电位达阈电位水平，细胞膜上 Na^+ 通道突然全部开放，大量 Na^+ 快速内流，膜电位迅速变为 0，细胞膜两侧的电位差消失；Na^+ 继续在浓度差的动力作用下内流，膜内电位变为正值，此时膜内正外负的电位差开始阻碍 Na^+ 内流；随着 Na^+ 内流数量增多，阻力增大，当阻力与动力达平衡时，Na^+ 净内流停止，形成动作电位的上升支，即去极化过程。因此，动作电位上升支是大量 Na^+ 的快速内流形成的电-化学平衡电位（也被称为 Na^+ 平衡电位）。②下降支（复极化过程）：当膜电位达 Na^+ 平衡电位，Na^+ 通道关闭，K^+ 通道开放，K^+ 在浓度差和电位差的动力作用下外流，膜内电位急剧下降；当膜电位为 0 时，K^+ 在浓度差的动力作用下继续外流；膜内负电荷增多，膜内电位变为负值，膜内负外正的电位差阻碍 K^+ 外流；当阻力增大到与动力达平衡时，K^+ 净外流为 0，形成动作电位的下降支，即复极化过程。因此，动作电位的下降支是 K^+ 外流形成的。③后电位：复极后，还有缓慢、低幅度的膜电位波动，称为后电位。这主要是由于动作电位过程中细胞内增多的 Na^+ 和细胞外增多的 K^+ 离子，使细胞膜上的钠-钾泵被激活，通过钠-钾泵的主动转运，将 Na^+、K^+ 重新调整到原来静息时的分布状态，从而维持细胞正常的兴奋性。

5．动作电位的引起

（1）阈电位

①概念：以神经细胞为例，阈电位是指能引起细胞膜上 Na^+ 通道突然大量开放的临界膜电位值。

②意义：阈电位是引发动作电位的必要条件。任何刺激，只有其能使膜内电位去极化达阈电位水平，才能触发可兴奋细胞产生动作电位。

③阈电位与兴奋性的关系：阈电位与静息电位的差距与兴奋性呈反变关系。差距小，细胞兴奋性高；反之，差距大，细胞兴奋性低。去极化时，静息电位上移，与阈电位差距减小，兴奋性增高；超极化时，静息电位下移，与阈电位差距增大，兴奋性降低。

（2）局部电位：在单个阈下刺激的作用下，少量 Na^+ 通道开放引起膜电位的去极化波动，称为局部电位。局部电位的特点：①无"全或无"现象，局部电位的幅度与阈下刺激的刺激强度成正比（等级性）；②衰减性传导，局部电位只发生在受刺激处周围的局部细胞膜，不能远传；③可以总和，包括时间总和（连续刺激产生的局部电位先后叠加）和空间总和（多个相距较近的刺激同时产生的局部电位叠加）。

（3）动作电位的产生途径

① 单个阈刺激或阈上刺激→膜去极化达到阈电位水平→产生动作电位。

② 多个阈下刺激→产生的局部电位总和达阈电位水平→产生动作电位。

6．动作电位的特点

①"全或无"现象；②不衰减性传导；③脉冲式。

7．动作电位的传导

（1）相关概念：动作电位在同一细胞沿细胞膜扩布到整个细胞的过程称为动作电位的

传导。在神经纤维上传导的动作电位称为神经冲动。

（2）传导特点：①"全或无"现象；②不衰减性传导；③双向传导。

（3）传导机制："局部电流"学说。①无髓神经纤维动作电位是沿细胞膜依次发生"局部电流"而传遍整个细胞，传导速度较慢；②有髓神经纤维动作电位是在相邻郎飞结之间进行"跳跃式传导"，耗能少，传导速度快。

8．神经细胞静息电位与动作电位的区别（见表2-2-1）。

表2-2-1　神经细胞静息电位与动作电位的区别

	静 息 电 位	动 作 电 位
膜电位	细胞膜内外稳定的电位差值	一系列膜电位的变化
产生机制	K^+外流	上升支：Na^+内流；下降支：K^+外流
意　义	细胞静息的标志	细胞兴奋的标志

（三）兴奋-收缩耦联

1．概念

把肌细胞的电兴奋和肌细胞的机械收缩衔接起来的中介过程，称为兴奋-收缩耦联。

2．结构基础

兴奋-收缩耦联的结构基础是三联体。三联体是由横管及其两侧的终池构成的。

3．耦联因子

兴奋-收缩耦联的偶联因子是 Ca^{2+}。

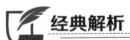 **经典解析**

1．葡萄糖通过细胞膜转运的方式是（　　　）。

    A．单纯扩散　　　　　　　　　　B．经载体易化扩散

    C．经通道易化扩散　　　　　　　D．出胞作用和入胞作用

【答案解析】本题应选B。本题重点考查经载体易化扩散。经载体易化扩散是借助细胞膜上的载体蛋白将水溶性的小分子物质由其细胞膜的高浓度一侧转运至低浓度一侧的转运方式，转运的代表物主要是葡萄糖和氨基酸。葡萄糖进入细胞内的转运方式一般是经载体易化扩散，但葡萄糖被小肠黏膜细胞吸收或肾小管上皮细胞重吸收入细胞内则是通过耗能的继发性主动转运实现的。因而本题选项中只有经载体易化扩散对应。故选B。

2．细胞内外正常的 Na^+ 和 K^+ 浓度差的形成和维持是由于（　　　）。

    A．Na^+ 和 K^+ 易化扩散的结果　　　B．安静时细胞膜对 K^+ 通透性大

    C．兴奋时细胞膜对 Na^+ 通透性大　　D．细胞膜上 Na^+-K^+ 泵的作用

【答案解析】本题应选D。本题重点考查钠泵的生理意义。钠泵是哺乳动物细胞膜上普遍存在的特殊蛋白质，当细胞内 Na^+ 浓度增高和（或）细胞外 K^+ 浓度增高时，钠泵可被激活，激活后的钠泵能逆浓度差将细胞内的 Na^+ 泵出，同时将细胞外的 K^+ 泵入，从而建立并维持细胞内高钾低钠、细胞外高钠低钾的不均衡分布状态。故细胞内外正常的 Na^+ 和 K^+ 浓度差的形成和维持是钠泵活动的结果。故选D。

3．在细胞膜的物质转运中，Na^+ 跨膜转运的方式有（　　　）。

    A．单纯扩散和易化扩散　　　　　B．单纯扩散和主动转运

C．易化扩散和主动转运　　　　　　　D．易化扩散和出胞

【答案解析】本题应选C。本题综合考查细胞膜的物质转运方式，尤其是Na^+的物质转运方式。Na^+是带电离子，且细胞外的Na^+浓度高、细胞内的Na^+浓度低。当钠离子进入细胞内，是由其高浓度一侧到低浓度一侧，主要由经通道易化扩散转运；当钠离子出细胞，则是由其低浓度一侧到高浓度一侧，主要由耗能的钠泵进行转运。Na^+跨膜转运的方式主要有易化扩散和主动转运。故选C。

4．某刺激作用于一根神经纤维能使其产生动作电位，若刺激强度增加一倍，产生的动作电位的幅度会（　　　）。

A．增加一倍　　　B．增加两倍　　　C．不变　　　D．减小

【答案解析】本题应选C。本题重点考查动作电位的特点。动作电位的特点主要有"全或无"现象、不衰减性传导和脉冲式。其中，动作电位具有"全或无"现象，"无"是指动作电位不产生（刺激使细胞膜发生去极化未达阈电位水平，故不产生动作电位)；"全"是指一旦产生动作电位，动作电位幅值即会达到最大，动作电位的幅值不会随刺激强度的增大而增大。题干中"某刺激"为阈上刺激，阈上刺激的强度增加一倍（或增大），引起的动作电位幅值不变。故选C。

5．阈上刺激可引起可兴奋细胞产生动作电位，而阈下刺激不能。（　　　）

【答案解析】本题应判"错"。本题重点考查动作电位的引起。在可兴奋细胞兴奋性不变的前提下，动作电位的引起主要有两种途径，一是单个阈刺激或阈上刺激使膜去极化达到阈电位水平而产生动作电位；二是多个阈下刺激产生的局部电位总和达阈电位水平而产生动作电位。故单个阈下刺激是不能产生动作电位的，但多个阈下刺激产生的局部电位总和若能达阈电位水平，也可产生动作电位。题目中阈下刺激不能产生动作电位的表述不全面，故判"错"。

基础过关

一、名词解释

1．单纯扩散　　2．易化扩散　　3．主动转运
4．去极化　　5．超极化　　6．静息电位
7．动作电位　　8．阈电位　　9．兴奋-收缩耦联

二、单项选择题

1．下列能以单纯扩散方式进行跨膜转运的物质是（　　　）。
A．O_2和CO_2　　B．氨基酸　　C．脂肪　　D．蛋白质

2．经载体的易化扩散特点不包括（　　　）。
A．特异性　　B．饱和现象　　C．竞争性抑制　　D．消耗能量

3．经通道易化扩散转运的物质是（　　　）。
A．葡萄糖　　B．氨基酸　　C．Na^+　　D．乙醇

4．白细胞吞噬细菌和异物的过程属于（　　　）。
A．单纯扩散　　B．易化扩散　　C．主动转运　　D．入胞作用

5. 消化腺分泌消化酶的过程属于（　　）。
　　A．易化扩散　　　　B．单纯扩散　　　　C．出胞作用　　　　D．入胞作用

6. 神经纤维末梢分泌神经递质的过程属于（　　）。
　　A．单纯扩散　　　　B．易化扩散　　　　C．主动转运　　　　D．出胞作用

7. 骨骼肌细胞膜内电位由-90 mV 变为-70 mV，称为（　　）。
　　A．极化　　　　　　B．去极化　　　　　C．超极化　　　　　D．复极化

8. 细胞受刺激而兴奋时，静息电位减小，被称为（　　）。
　　A．去极化　　　　　B．极化　　　　　　C．复极化　　　　　D．超极化

9. 细胞膜内负外正的状态称为（　　）。
　　A．去极化　　　　　B．极化　　　　　　C．复极化　　　　　D．超极化

10. 静息电位的产生机制主要是（　　）。
　　A．K^+内流　　　　B．K^+外流　　　　C．Na^+外流　　　　D．Na^+内流

11. 静息电位从-90 mV 变化到-120 mV 称为（　　）。
　　A．去极化　　　　　B．超极化　　　　　C．复极化　　　　　D．反极化

12. 神经细胞动作电位上升支的产生机制是（　　）。
　　A．K^+内流　　　　B．K^+外流　　　　C．Na^+内流　　　　D．Ca^{2+}内流

13. 神经细胞动作电位下降支的产生是由于（　　）。
　　A．K^+内流　　　　B．K^+外流　　　　C．Na^+内流　　　　D．Ca^{2+}内流

14. 下列有关动作电位传导的描述正确的是（　　）。
　　A．衰减性传导　　　　　　　　　　　B．单向传导
　　C．双向性传导　　　　　　　　　　　D．非"全或无"现象

15. 可兴奋细胞产生兴奋的共同标志是产生（　　）。
　　A．神经冲动　　　　B．肌肉收缩　　　　C．腺体分泌　　　　D．动作电位

16. 神经细胞上，使 Na^+ 通道突然大量开放的临界膜电位值称为（　　）。
　　A．动作电位　　　　B．局部电位　　　　C．阈电位　　　　　D．阈强度

17. 骨骼肌兴奋-收缩耦联的结构基础是（　　）。
　　A．横管　　　　　　B．纵管　　　　　　C．三联体　　　　　D．横桥

18. 骨骼肌兴奋-收缩耦联的耦联因子是（　　）。
　　A．Na^+　　　　　　B．Cl^-　　　　　　C．K^+　　　　　　D．Ca^{2+}

三、判断题

1. 钠泵能顺电-化学梯度将 Na^+ 泵入细胞，同时将 K^+ 泵出细胞。　　　　　　（　　）

2. 静息电位是细胞在安静时存在于细胞膜内外两侧的电位差。　　　　　　　　（　　）

3. 可兴奋细胞兴奋的标志是产生动作电位。　　　　　　　　　　　　　　　　（　　）

4. 能使细胞膜上 Na^+ 通道突然大量开放的临界膜电位称为阈电位。　　　　（　　）

5. 细胞安静时，膜外电位为负、膜内电位为正的状态称为极化。　　　　　　（　　）

6. 静息电位增大的过程为去极化。　　　　　　　　　　　　　　　　　　　　（　　）

7. 单个阈下刺激能引起可兴奋细胞产生局部电位。　　　　　　　　　　　　（　　）

8. 局部电位经总和达阈电位时不能爆发动作电位。　　　　　　　　　　　　（　　）

9. 兴奋-收缩耦联是将肌细胞的电兴奋与机械收缩衔接起来的中介过程。　　（　　）

四、简答题

1．什么是经载体易化扩散？它有哪些特点？
2．简述静息电位与动作电位概念及二者的主要区别。

提升训练

一、名词解释

1．继发性主动转运　　2．极化　　3．复极化

二、单项选择题

1．下列选项，属于易化扩散和主动转运的共同点的是（　　）。
　　A．要消耗能量　　　　　　　　　B．顺浓度梯度
　　C．顺电位梯度　　　　　　　　　D．需要膜蛋白的介导

2．下列不属于被动转运的是（　　）。
　　A．K^+由胞外转运至胞内　　　B．葡萄糖借助细胞膜上载体蛋白的转运
　　C．Na^+由胞外转运至胞内　　D．细胞膜对 O_2 和 CO_2 的转运

3．下列不是 K^+ 进出细胞的方式是（　　）。
　　A．单纯扩散　　　　　　　　　　B．主动转运
　　C．经通道易化扩散　　　　　　　D．钠-钾泵

4．与 K^+ 平衡电位相接近的膜电位是（　　）。
　　A．静息电位值　　　　　　　　　B．动作电位的超射值
　　C．终板电位值　　　　　　　　　D．突触后电位值

5．安静状态下，细胞内 K^+ 外流属于（　　）。
　　A．单纯扩散　　　　　　　　　　B．经载体易化扩散
　　C．主动转运　　　　　　　　　　D．经通道易化扩散

6．细胞在安静状态下，膜对其通透性最大的离子是（　　）。
　　A．K^+　　　　B．Cl^-　　　　C．Na^+　　　　D．Ca^{2+}

7．下列有关钠泵的叙述正确的是（　　）。
　　A．细胞外 Na^+ 升高可激活钠泵
　　B．能维持细胞的正常兴奋性
　　C．每消耗 1 分子 ATP，可转运 3 个 K^+
　　D．钠泵本身不具有 ATP 酶的作用

8．动作电位的超射值相当于（　　）。
　　A．K^+平衡电位　　　　　　　　B．Na^+平衡电位
　　C．Ca^{2+}平衡电位　　　　　　　D．Cl^-平衡电位

9．当细胞外液 Na^+ 浓度减少时，动作电位（　　）。
　　A．幅度不变　　　B．幅度增大　　　C．幅度降低　　　D．先增大后减小

10．下列关于动作电位的引起和传导的描述错误的是（　　）。
　　A．双向传导
　　B．幅度随传导距离增大而减小

  C．局部电位总和达到阈电位的结果

  D．具有"全或无"现象

11．骨骼肌细胞的三联体结构是指（   ）。

  A．每个纵管及其两侧的横管   B．每个纵管及其两侧的肌节

  C．每个横管及其两侧的终池   D．每个横管及其两侧的肌节

三、判断题

1．神经细胞动作电位去极化的 Na^+ 内流属于被动转运。   （   ）

2．细胞外 Na^+ 增多或细胞内 K^+ 增多时，钠泵被激活。   （   ）

3．同一根神经纤维上传导的动作电位幅度可随传导距离增加而减小。 （   ）

4．局部电位的幅度可随阈下刺激强度的增强而变大。   （   ）

5．多个阈下刺激总和后就一定能引起动作电位。   （   ）

四、简答题

试以钠泵为例，简述主动转运过程及生理意义。

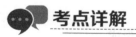

第三章

血　液

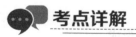

复习要求

1. 掌握：血细胞比容的概念和意义；血浆渗透压的种类、主要的形成物质及生理作用；红细胞、血红蛋白的正常值和功能，红细胞的生成与生成调节，白细胞的正常值、分类及功能；血液凝固的概念和基本过程，血清的概念、血清与血浆的区别，血浆中主要抗凝物质的种类和作用机制；血型的概念，ABO 血型系统的分型及其分型依据，输血原则。

2. 熟悉：血液的组成，临床上常用的等渗溶液；血沉；内源性凝血途径和外源性凝血途径，临床上常用的抗凝和促凝方法；血量的正常值，交叉配血的概念和意义。

3. 了解：血液的功能；凝血因子的概念和特点；ABO 血型的鉴定，Rh 血型及临床意义。

考点详解

一、血液的功能

血液的基本功能：①运输功能；②调节功能；③免疫防御功能。

二、血液的组成和血细胞比容

（一）血液的组成

血液由血细胞和血浆组成。血细胞分为红细胞、白细胞和血小板三种。血浆是血液中加入抗凝剂并离心后所获得的淡黄色透明液体。

（二）血细胞比容

1. 概念

血细胞在血液中所占的容积百分比，称为血细胞比容。

2. 正常值

正常成年男性的血细胞比容为 40%～50%，成年女性为 37%～48%。

3. 临床意义

血细胞中红细胞数量最多，故临床上测定血细胞比容可反映血液中红细胞的相对浓度。贫血患者，血细胞比容会降低；严重烧伤、腹泻患者，血细胞比容会增高。

三、血浆

（一）血浆蛋白的分类及其主要功能

1．白蛋白（数量最多）

主要功能是形成血浆胶体渗透压，调节血管内外的水分交换。

2．球蛋白

主要发挥免疫作用。

3．纤维蛋白原

主要参与血液凝固。

（二）血浆渗透压

1．正常值和种类

血浆渗透压约为 5 790 mmHg，可分为血浆晶体渗透压和血浆胶体渗透压。

2．溶液的种类

根据渗透压的大小不同可将溶液分为三类。①等渗溶液：渗透压与血浆渗透压相等或相近的溶液，如 0.9%氯化钠溶液（生理盐水）和 5%葡萄糖溶液等是临床上常用的等渗溶液；②高渗溶液：渗透压高于血浆渗透压的溶液，如 10%葡萄糖溶液、20%甘露醇溶液等；③低渗溶液：渗透压低于血浆渗透压的溶液，如 0.7%氯化钠溶液等。

3．血浆晶体渗透压

（1）正常值：血浆晶体渗透压约为 5 765 mmHg。

（2）形成物质：由血浆中的小分子晶体物质（主要为 NaCl）形成。

（3）生理作用：维持细胞内外水的平衡，维持红细胞的正常形态和功能。

4．血浆胶体渗透压

（1）正常值：血浆胶体渗透压约为 25 mmHg。

（2）形成物质：由血浆蛋白等大分子胶体物质（主要是白蛋白）形成。

（3）生理作用：调节血管内外的水分交换，维持正常的血浆容量。

（三）血浆酸碱度

1．正常值

正常人血浆 pH 为 7.35～7.45。

2．维持机制

血浆酸碱度的相对稳定主要依赖血液中缓冲对的缓冲作用和正常肺、肾的排泄功能。血浆中最重要的缓冲对是 $NaHCO_3/H_2CO_3$；红细胞中最主要的缓冲对是 KHb/HHb（血红蛋白钾盐/血红蛋白）。

3．临床意义

血浆 pH 小于 7.35 为酸中毒；血浆 pH 大于 7.45 为碱中毒。酸中毒或碱中毒都会影响组织细胞的正常生理活动，严重者可危及生命。

四、血细胞

（一）红细胞

1．正常值

正常成年男性的红细胞数为（4.0～5.5）$\times 10^{12}$/L，血红蛋白含量为 120～160 g/L；正常成年女性的红细胞数为（3.5～5.0）×10^{12}/L，血红蛋白含量为110～150 g/L。红细胞数量和（或）血红蛋白含量低于正常标准，称为贫血。

2．功能

①主要依靠红细胞内的血红蛋白运输 O_2 和 CO_2。②缓冲血液的酸碱度。

3．红细胞的悬浮稳定性

（1）概念：正常情况下，红细胞能在血浆中保持悬浮状态而不易下沉的特性，称为红细胞的悬浮稳定性。

（2）衡量标准：红细胞沉降率。

①概念：将盛有一定量抗凝血的沉降管垂直静置，通常以红细胞在第1小时末下沉的距离称为红细胞沉降率（ESR，简称血沉）。②正常值：正常成年男性血沉为0～15 mm/h，女性为0～20 mm/h。③临床意义：血沉越快，说明红细胞的稳定性越差。活动性肺结核、风湿热等疾病的患者，血沉明显加快。④血沉加快的原因：主要与血浆成分变化，发生红细胞叠连有关。

4．红细胞的生成

（1）生成部位（或前提条件）：正常成人红细胞生成的部位是红骨髓，红骨髓造血功能正常是红细胞生成的前提条件。某些药物（氯霉素、抗癌药等）、放射性物质等因素可抑制骨髓造血功能，导致再生障碍性贫血。

（2）造血原料：铁和蛋白质。当机体对铁的需求增多、摄入不足、吸收障碍或丢失过多（慢性失血）时，血红蛋白合成减少，可引起小细胞低色素性贫血，即缺铁性贫血。

（3）成熟因子：叶酸和维生素 B_{12}。叶酸是合成 DNA 过程中必需的辅酶，维生素 B_{12} 能促进叶酸在体内的利用。当机体缺乏叶酸或维生素 B_{12} 时，均可致红细胞内 DNA 合成障碍，引起巨幼细胞贫血。内因子缺乏时也可引起巨幼细胞贫血。

5．红细胞生成的调节

（1）促红细胞生成素（EPO）：是调节红细胞生成的最主要因素。EPO 由肾合成释放，可刺激红骨髓造血，并促进红细胞入血。严重肾疾病时，EPO 减少，红细胞数量减少，称为肾性贫血；当机体缺氧时，EPO 增多，使血液中红细胞增多。

（2）雄激素：既可直接刺激骨髓造血，也可促进肾合成和释放 EPO，使血液中红细胞数量增多。这可能是正常成年男性的红细胞数量和血红蛋白含量均高于女性的原因之一。

（二）白细胞

1．分类与正常值

正常成人的白细胞总数为（4.0～10.0）×10^9/L。根据胞质内有无特殊颗粒将白细胞分为有粒白细胞和无粒白细胞两类，其中有粒白细胞包括中性粒细胞（占50%～70%）、嗜酸性粒细胞（占0.5%～5%）和嗜碱性粒细胞（占0～1%）；无粒白细胞包括淋巴细胞（占20%～40%）和单核细胞（占3%～8%）。

2．功能

（1）中性粒细胞：是血液中主要的吞噬细胞，有很强的趋化作用、变形、游走能力和吞噬功能，能吞噬和清除侵入机体的异物和细菌（尤其是化脓性细菌），并将其消化。当急性化脓性细菌感染时，机体内的白细胞总量增多，中性粒细胞的数量和比例增高。

（2）嗜酸性粒细胞：嗜酸性粒细胞能限制嗜碱性粒细胞和肥大细胞引起的过敏反应；

嗜酸性粒细胞有较弱的吞噬能力，基本上无杀菌作用。在蠕虫入侵机体时，嗜酸性粒细胞可黏附在蠕虫幼虫上并利用其溶酶体内所含的酶来损伤虫体。故机体发生过敏反应或寄生虫感染时，常伴嗜酸性粒细胞增多。

（3）嗜碱性粒细胞：嗜碱性粒细胞的颗粒中含有肝素、组胺和过敏性慢反应物质等生物活性物质。其中，肝素具有抗凝血作用，组胺和过敏性慢反应物质可引起过敏反应。

（4）淋巴细胞：淋巴细胞是具有特异性免疫功能的细胞，主要包括 T 淋巴细胞和 B 淋巴细胞。T 淋巴细胞主要参与细胞免疫，B 淋巴细胞主要参与体液免疫。

（5）单核细胞：进入血液的单核细胞尚未成熟，吞噬能力很弱。其具有活跃的变形运动能力，穿过血管壁迁移至组织中发育为吞噬能力强的巨噬细胞，不仅吞噬细菌、异物及体内衰老或受损的细胞，还能识别和杀伤肿瘤细胞，并在特异性免疫应答的诱导和调节中起关键作用。

（三）血小板

1．正常值

正常成人的血小板数量为（100～300）×10^9/L。妊娠、进食、运动等可使血小板数量增多。

2．生理特性

血小板具有黏附、聚集、释放、收缩和吸附的生理特性。

3．功能

①维持血管壁的完整性；②参与生理性止血；③促进凝血。

五、血液凝固

（一）概念

血液凝固是指血液由流动的液体状态变成不流动的凝胶状态的过程，简称凝血。

（二）血清

1．概念

血清是指血液凝固后，血凝块逐渐回缩所析出的淡黄色透明液体。

2．血清与血浆的主要区别

血液凝固的实质是血浆中溶于水的纤维蛋白原转变为不溶于水的纤维蛋白的过程。血清与血浆的主要区别是血清中不含纤维蛋白原。

（三）凝血因子

1．概念

凝血因子是指血浆与组织中直接参与血液凝固的物质。

2．特点

①因子Ⅲ（组织因子）存在于组织中，其他均在血浆中；②除因子Ⅳ（Ca^{2+}）外，其他因子均属于蛋白质，且大都在肝脏中合成；③因子Ⅱ、Ⅶ、Ⅸ、Ⅹ在肝脏合成过程中需要维生素 K 的参与，故因子Ⅱ、Ⅶ、Ⅸ、Ⅹ称为维生素 K 依赖因子。当肝功能受损或缺乏维生素 K 时，可引起凝血功能障碍而有出血倾向。

（四）凝血过程

血液凝固的基本过程分为三步：

第一步：　凝血酶原激活物（Xa、V、Ca^{2+}、PF_3）

$\downarrow$

第二步：　凝血酶原 $\longrightarrow$ 凝血酶

$\downarrow$

第三步：　　　　纤维蛋白原 $\longrightarrow$ 纤维蛋白

（五）内源性凝血途径和外源性凝血途径

根据因子X的不同激活方式，凝血可分为内源性凝血途径和外源性凝血途径。

1．内源性凝血途径

内源性凝血途径是指参与激活因子X的凝血因子全部来源于血浆的凝血途径，启动因子是因子Ⅻ。

2．外源性凝血途径

外源性凝血途径是指组织损伤、血管破裂时，由组织细胞释放的因子Ⅲ进入血液，激活因子X的凝血途径，启动因子是因子Ⅲ。

（六）血浆中主要的抗凝物质

1．种类

血浆中最主要的抗凝物质有抗凝血酶和肝素。

2．作用机制

①抗凝血酶通过与活化的因子Ⅱ、Ⅸ、X、Ⅺ等分子活性中心结合而使后者失去活性，起抗凝作用；②肝素不仅能增强抗凝血酶的活性，还对血小板的黏附、聚集和释放具有抑制功能。

（七）临床上常用的促凝和抗凝方法（见表2-3-1）

表 2-3-1 临床上常用的促凝和抗凝方法

促凝方法	抗凝方法
①在一定范围内升高温度可增强酶的活性，加快酶促反应	①降低温度可降低酶促反应
②使血液与粗糙的纱布接触，激活因子Ⅻ，促进血小板的黏附、聚集和释放	②使血液与光滑面接触，减少因子Ⅻ的激活从而减少血小板的黏附、聚集和释放
③注射维生素K，促进肝脏合成凝血因子Ⅱ、Ⅶ、Ⅸ、X	③使用抗凝剂 草酸盐和柠檬酸钠，二者均可去除血浆中的 Ca^{2+} 而起到抗凝作用；肝素，属生物抗凝剂，在体内、体外均有抗凝作用

六、血量、血型与输血

（一）血量

1．概念

血量是指正常人体内血液的总量，包括循环血量和储存血量。

2．正常值

正常成人的血量占体重的 7%～8%，相当于每千克体重有 70～80 mL 血液。

（二）血型的概念

血型通常是指红细胞膜上存在的特异性抗原（凝集原）的类型。

（三）ABO 血型系统

1. 分型依据

ABO 血型系统是依据红细胞膜表面所含凝集原的有无及种类进行分型的。

2. 分型

根据红细胞膜上 A 凝集原与 B 凝集原的有无和种类将血液分为 4 型：A 型、B 型、AB 型和 O 型，见表 2-3-2。

表 2-3-2　ABO 血型系统的分型

血　　型	红细胞膜上的凝集原（抗原）	血清（浆）中含有的凝集素（抗体）
A 型	A	抗 B
B 型	B	抗 A
AB 型	A 和 B	无
O 型	无	抗 A 和抗 B

3. ABO 血型的鉴定

ABO 血型的鉴定试验是用已知的标准抗 A 血清和标准抗 B 血清分别与未知血型的血液（内含红细胞）相混合，根据是否发生凝集反应来判定未知红细胞上存在的抗原类型，继而判断出 ABO 血型的类型。实验过程中尤其要注意勿使抗 A 和抗 B 血清相混合。

（四）输血原则

输血原则是避免在输血过程中发生红细胞的凝集反应，确保输血安全。凝集反应是指红细胞膜上的凝集原与相应的血清凝集素相遇时（如血型不合的输血），红细胞被凝集成一簇簇不规则细胞团的现象，其本质是抗原-抗体反应。凝集反应严重时可危及生命。因此，输血前必须要鉴定双方血型、进行交叉配血试验。

（五）交叉配血

1. 概念

将供血者的红细胞与受血者的血清混合，称为交叉配血主侧；将受血者的红细胞与供血者的血清混合，称为交叉配血次侧。

2. 结果及意义

①主侧、次侧均无凝集反应，为配血相合，可以输血；②主侧发生凝集反应，无论次侧有无凝集反应，均为配血不合，绝对不能输血；③主侧不发生凝集反应，次侧发生凝集反应，为配血基本相合，一般不进行输血。只有在紧急情况且无同型血液时，才少量（不超过 300 mL）、缓慢输血，输血过程中还应严密观察有无输血反应。

3. 临床意义

输血前须做交叉配血试验，以避免在输血过程中由于 ABO 血型系统中的亚型不合和其他血型不合而引起红细胞的凝集反应，确保输血安全。

（六）Rh 血型系统

1. 分型

Rh 血型系统中与临床密切相关的抗原有 5 种，即 C、c、D、E、e，其中 D 抗原的抗原性最强。根据 D 抗原的有无，Rh 血型系统分为：①红细胞膜上含有 D 抗原者称为 Rh 阳性；②红细胞膜上不含 D 抗原者称为 Rh 阴性。约 99% 的汉族人为 Rh 阳性，仅约 1% 为 Rh 阴性；而塔塔尔族、苗族等少数民族中 Rh 阴性者较多。

2．特点

血清中不存在抗 Rh 的天然抗体，只有当 Rh 阴性者接受 Rh 阳性的血液后，Rh 阴性者体内才会产生抗 Rh 的免疫性抗体。Rh 系统的抗体主要是 IgG，能透过胎盘。

3．临床意义

主要是对 Rh 阴性者有临床意义：一是当 Rh 阴性者再次输 Rh 阳性血液时；二是当 Rh 阴性妇女再次孕育 Rh 阳性胎儿时，都应当注意避免抗 D 抗体与 D 抗原相遇而发生凝集反应。

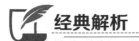

经典解析

1．正常成人血液总量占体重的（　　）。
　　A．5%～6%　　　　B．6%～7%　　　　C．7%～8%　　　　D．8%～9%

【答案解析】本题应选 C。本题重点考查对血量占体重的百分比的识记。正常成人血量占体重的 7%～8%，相当于每千克体重有 70～80 mL 血液。血浆是血液的组成部分，约占体重的 5%，而血浆的容积约占血液容积的 55%。故选 C。

2．血浆胶体渗透压的生理作用是（　　）。
　　A．调节细胞内外水分的交换　　　　B．调节血管内外水分的交换
　　C．维持红细胞正常形态　　　　　　D．维持血细胞正常功能

【答案解析】本题应选 B。本题重点考查对血浆胶体渗透压生理意义的理解。血浆胶体渗透压主要是由血浆蛋白所形成的渗透压。由于毛细血管壁对离子通透，但不允许蛋白质通过，故血浆胶体渗透压主要在毛细血管壁两侧发挥调节水分交换的作用；正常情况下，血浆中蛋白质含量较组织液中蛋白质含量高，故可维持正常的血浆容量。故选 B。

3．外源性凝血途径与内源性凝血途径的主要区别是（　　）。
　　A．前者发生在体外，后者在体内
　　B．前者发生在血管外，后者在血管内
　　C．前者需组织因子，后者只需血浆因子
　　D．前者需外加因子，后者只需体内因子

【答案解析】本题应选 C。本题重点考查对内源性凝血途径与外源性凝血途径的理解。这两条途径主要是根据激活凝血因子 X 的不同凝血因子而进行区分的。激活因子 X 的凝血因子全部来源于血浆，由因子 XII 启动的途径为内源性凝血途径；激活因子 X 的凝血因子来源于组织，由因子 III 启动的途径为外源性凝血途径。无论凝血因子是来源于血浆还是组织，都属于体内因子；而凝血途径也主要发生在血管内。故选 C。

4．成年女性红细胞的正常值是（　　）。
　　A．（3.5～5.0）×10^8/L　　　　　　B．（3.5～5.0）×10^{12}/L
　　C．（3.5～5.0）×10^{10}/L　　　　　D．（3.5～5.0）×10^9/L

【答案解析】本题应选 B。本题重点考查对红细胞正常值的识记。成年女性红细胞的正常值是（3.5～5.0）×10^{12}/L。本题选项的区别主要是在红细胞正常值的数量级（10^{12}）。故

选 B。

5．血小板减少的患者，皮肤黏膜常自发出现出血点和紫癜，主要是由于（　　　）。

　　A．凝血功能障碍　　　　　　　　B．血管不易收缩

　　C．不易形成血栓　　　　　　　　D．不能维持血管内皮的完整性

【答案解析】本题应选 D。本题重点考查对血小板生理功能的理解。血小板的生理功能是维持血管壁的完整性、参与生理性止血和促进凝血。其中，血小板可随时填补血管内皮细胞脱落后的间隙，以达到维持血管壁的完整性。故选 D。

6．机体出现过敏反应时，血中嗜酸性粒细胞数量会增加。　　　　　　　　（　　　）

【答案解析】本题应判"对"。本题重点考查嗜酸性粒细胞的功能。嗜酸性粒细胞可以限制嗜碱性粒细胞和肥大细胞在速发型过敏反应中的作用，因此，机体出现过敏反应时，常伴嗜酸性粒细胞的数量增多，故判"对"。

7．若红细胞膜只含 A 抗原，血型一定为 A 型。　　　　　　　　　　　　（　　　）

【答案解析】本题应判"对"。本题重点考查 ABO 血型的分型依据。ABO 血型系统的分型就是根据红细胞膜上 A 抗原或 B 抗原的有无及种类进行分型的。故红细胞膜上只含有 A 抗原，那么血型一定为 A 型。题目中的描述与 ABO 血型系统的分型依据内容一致，故判"对"。

🔧 基础过关

一、名词解释

1．血细胞比容　　　　2．血液凝固　　　　3．血清

4．血型　　　　　　　5．交叉配血

二、单项选择题

1．血细胞比容是指血细胞（　　　）。

　　A．占血浆容积的百分比　　　　　B．占血液重量的百分比

　　C．占血液容积的百分比　　　　　D．占血管容积的百分比

2．形成血浆胶体渗透压的主要物质是（　　　）。

　　A．NaCl　　　　　B．白蛋白　　　　C．球蛋白　　　　D．纤维蛋白原

3．形成血浆晶体渗透压的主要物质是（　　　）。

　　A．葡萄糖　　　　B．白蛋白　　　　C．KCl　　　　　D．NaCl

4．血浆晶体渗透压的生理作用是（　　　）。

　　A．调节细胞内外水分的交换　　　B．调节血管内外水分的交换

　　C．维持组织细胞的正常形态　　　D．维持正常血浆容量

5．下列溶液中属于等渗溶液的是（　　　）。

　　A．9%NaCl 溶液　　　　　　　　B．10%葡萄糖溶液

　　C．20%甘露醇溶液　　　　　　　D．5%葡萄糖溶液

6．成年男性血红蛋白的正常值是（　　　）。

　　A．（100～160）g/L　　　　　　B．（110～150）g/L

　　C．（120～150）g/L　　　　　　D．（120～160）g/L

7. 成人红细胞的生成部位是（ ）。
    A. 肝 　　　　　B. 脾 　　　　　C. 黄骨髓 　　　　　D. 红骨髓

8. 调节红细胞生成的主要激素是（ ）。
    A. 甲状腺激素 　　　　　　　　B. 促红细胞生成素
    C. 雄激素 　　　　　　　　　　D. 雌激素

9. 当机体患急性化脓性细菌感染时，下列白细胞数量或比例增加的是（ ）。
    A. 嗜酸性粒细胞 　　　　　　　B. 嗜碱性粒细胞
    C. 淋巴细胞 　　　　　　　　　D. 中性粒细胞

10. 当机体过敏时，血中白细胞数量会增加的种类是（ ）。
    A. 淋巴细胞 　　　　　　　　　B. 单核细胞
    C. 嗜酸性粒细胞 　　　　　　　D. 中性粒细胞

11. 下列具有特异性免疫功能的白细胞是（ ）。
    A. 中性粒细胞 　　　　　　　　B. 单核细胞
    C. 淋巴细胞 　　　　　　　　　D. 嗜碱性粒细胞

12. 中性粒细胞的主要功能是（ ）。
    A. 产生抗体 　　　　　　　　　B. 产生慢反应物质
    C. 引起过敏反应 　　　　　　　D. 具有趋化作用和吞噬能力

13. 产生小细胞低色素性贫血的原因是缺乏（ ）。
    A. Fe^{2+} 　　　　　　　　　　B. 维生素 B_{12}
    C. 内因子 　　　　　　　　　　D. 叶酸

14. 下列成人男性血液检查的数值中，不正常的是（ ）。
    A. 红细胞 $5.0 \times 10^{12}/L$ 　　　　B. 白细胞 $8.0 \times 10^9/L$
    C. 血小板 $200 \times 10^9/L$ 　　　　　D. 血红蛋白 $110\ g/L$

15. 血清与血浆的主要区别是前者不含（ ）。
    A. 白蛋白 　　　B. 球蛋白 　　　C. 纤维蛋白原 　　　D. 纤溶酶原

16. 内源性凝血途径的启动因子是（ ）。
    A. 因子Ⅲ 　　　B. 因子Ⅹ 　　　C. 因子Ⅻ 　　　D. 因子Ⅺ

17. 外源性凝血途径的启动因子是（ ）。
    A. 因子Ⅲ 　　　B. 因子Ⅹ 　　　C. 因子Ⅻ 　　　D. 因子Ⅺ

18. 凝血酶原激活物不包括（ ）。
    A. 因子Ⅴ 　　　B. 因子Ⅺ 　　　C. PF3 　　　D. Ca^{2+}

19. 不需要维生素 K 参与合成的凝血因子是（ ）。
    A. 因子Ⅸ 　　　B. 因子Ⅹ 　　　C. 因子Ⅶ 　　　D. 因子Ⅲ

20. 临床上输血常用的抗凝血物质是（ ）。
    A. 草酸钙 　　　　　　　　　　B. 柠檬酸钠
    C. 维生素 K 　　　　　　　　　D. 肝素

21. 肝素抗凝血的主要作用是（ ）。
    A. 抑制因子Ⅰ激活 　　　　　　B. 增强抗凝血酶的活性

C．去除血浆中的 Ca^{2+}　　　　　　　　D．促进纤维蛋白溶解

22．红细胞膜上既含有 B 凝集原，又含有 A 凝集原的血型是（　　　）。

A．A 型　　　　　　B．B 型　　　　　　C．AB 型　　　　　　D．O 型

23．"熊猫血"为 Rh 阴性血液，其红细胞膜上未含有的主要凝集原是（　　　）。

A．A 凝集原　　　　B．B 凝集原　　　　C．C 凝集原　　　　D．D 凝集原

24．在下列交叉配血试验中，最适合输血的结果是（　　　）。

A．主侧不凝集、次侧凝集　　　　　　　B．主侧凝集、次侧不凝集

C．主侧、次侧都凝集　　　　　　　　　D．主侧、次侧都不凝集

三、判断题

1．血液由红细胞和血浆两部分组成。　　　　　　　　　　　　　　　　　　（　　　）

2．健康成人的血量约占体重的 7%～8%。　　　　　　　　　　　　　　　（　　　）

3．血浆与血清相比，主要是血浆中缺乏纤维蛋白原。　　　　　　　　　　（　　　）

4．维持细胞内外水平衡的主要是血浆胶体渗透压。　　　　　　　　　　　（　　　）

5．血浆晶体渗透压对维持红细胞形态极为重要。　　　　　　　　　　　　（　　　）

6．寄生虫疾病时，血中嗜酸性粒细胞数量通常会增加。　　　　　　　　　（　　　）

7．急性化脓性细菌感染时，血中淋巴细胞明显增多。　　　　　　　　　　（　　　）

8．T 淋巴细胞主要参与细胞免疫，B 淋巴细胞主要参与体液免疫。　　　　（　　　）

9．肝素和枸橼酸钠均为抗凝剂，其作用机制相同。　　　　　　　　　　　（　　　）

10．凝血因子Ⅲ可启动外源性凝血途径。　　　　　　　　　　　　　　　　（　　　）

11．内源性凝血途径的启动因子是因子Ⅻ。　　　　　　　　　　　　　　　（　　　）

12．若血浆（清）中含抗 B 抗体，则血型肯定是 B 型。　　　　　　　　　（　　　）

13．血型是指红细胞膜上的特异性抗原的类型。　　　　　　　　　　　　　（　　　）

14．输血时主要考虑供血者的红细胞不被受血者的血清所凝集。　　　　　（　　　）

15．输血时，不仅要鉴定供血者和受血者的血型，还需做交叉配血。　　　（　　　）

16．交叉配血次侧是指供血者的红细胞与受血者的血清相混合。　　　　　（　　　）

四、简答题

1．简述血浆渗透压的分类以及主要区别。

2．简述红细胞的生成条件和生成调节。

3．简述血液凝固的基本过程。

4．简述 ABO 血型系统的分型依据及分型。

📖 提升训练

一、名词解释

1．血沉　　　　　2．外源性凝血途径　　　　3．内源性凝血途径

二、单项选择题

1．血浆中最重要的缓冲对是（　　　）。

A．Na_2HPO_4/NaH_2PO_4　　　　　　　　B．K_2HPO_4/KH_2PO_4

C. KHb/ HHb   D. $NaHCO_3/ H_2CO_3$

2. 调节细胞内外水分交换的主要是（　　）。

    A. 组织液晶体渗透压   B. 组织液胶体渗透压

    C. 血浆晶体渗透压   D. 血浆胶体渗透压

3. 0.9%氯化钠溶液与血浆相等的是（　　）。

    A. 血浆蛋白浓度   B. 渗透压

    C. 白蛋白浓度   D. 葡萄糖浓度

4. 50 kg 体重的正常成人，其体液量和血量分别为（　　）。

    A. 40 L 和 4 L   B. 50 L 和 5 L   C. 30 L 和 4 L   D. 20 L 和 4 L

5. 血浆胶体渗透压降低可引起（　　）。

    A. 血管容积增多   B. 有效滤过压降低

    C. 细胞内液减少   D. 组织液生成增多

6. 下列有关红细胞生成的叙述中不正确的是（　　）。

    A. 红细胞的主要成分是血红蛋白

    B. 促红细胞生成素在肾合成

    C. 生成原料主要是叶酸和维生素 B_{12}

    D. 雄激素可使红细胞数量增多

7. 下列有关血沉的说法正确的是（　　）。

    A. 血沉是衡量红细胞悬浮稳定性的指标

    B. 血沉越快，说明悬浮稳定性越好

    C. 血沉与红细胞叠连无关

    D. 活动性肺结核、风湿热等疾病时，血沉明显减慢

8. 下列情况不会发生巨幼红细胞性贫血的是（　　）。

    A. 缺乏 Fe^{2+} B. 缺乏维生素 B_{12}

    C. 缺乏内因子   D. 缺乏叶酸

9. 血小板减少的患者，出血时间延长，主要是由于（　　）。

    A. 参与生理性止血功能减弱   B. 血管容易收缩

    C. 促进血栓形成   D. 不能维持血管内皮的完整性

10. 下列可延缓凝血的措施是（　　）。

    A. 补充适量的维生素 K   B. 适当升高温度

    C. 注射肝素   D. 用纱布按压出血部位

11. 某人的红细胞与 A 型血清发生凝集，其血清与 A 型血的红细胞不发生凝集，此人的血型应为（　　）。

    A. A 型   B. B 型   C. AB 型   D. O 型

12. 红细胞膜上的 A 抗原遇到抗 A 抗体会发生（　　）。

    A. 红细胞叠连   B. 红细胞凝集反应

    C. 血液凝固   D. 红细胞沉降

三、判断题

1. 血细胞比容测定可反映血液中血细胞的绝对数值。   （　　）

2．维生素 K 依赖的凝血因子有因子Ⅱ、因子Ⅶ、因子Ⅸ、因子Ⅹ。　　（　　）

3．缺乏维生素 K 引起的凝血时间延长是由于肝合成凝血因子减少。　　（　　）

4．若红细胞膜上含有抗 B 抗体，则血型肯定是 B 型。　　（　　）

5．因 O 型血红细胞膜上无 A、B 抗原，故紧急情况下可作为"万能血"。　　（　　）

6．同型血在临床输血时，可以不做交叉配血试验。　　（　　）

四、简答题

简述交叉配血试验的主侧和次侧，并说明试验的结果和意义。

第四章

血液循环

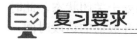

复习要求

1. 掌握：心率的概念和正常值，心动周期的概念；心脏泵血过程中心室、心房和主动脉内压力、瓣膜开闭、血流方向和心室容积的变化，心输出量的概念及影响因素，第一心音与第二心音的区别；心肌细胞的电生理特性；收缩压、舒张压、脉压、平均动脉压的概念和正常值，动脉血压的形成条件及影响因素，中心静脉压的概念、正常值、影响因素及临床意义，影响静脉回流的因素，微循环的概念、基本功能，血流通路的种类及功能；心脏和血管的神经支配及其作用，压力感受器反射的概念、过程、作用和生理意义，肾上腺素和去甲肾上腺素对心血管活动的调节和临床应用。

2. 熟悉：心动周期与心率的关系，每搏输出量的概念；心室肌细胞生物电现象及其形成机制，自律细胞的生物电特点；组织液的生成与回流；心音听诊和血压测量的方法。

3. 了解：心肌收缩的特点；血流通路的特点。

考点详解

一、心脏生理

（一）心率和心动周期

1. 心率

（1）概念：心率是指每分钟心脏跳动的次数。

（2）正常值：正常成人安静状态下心率正常值为60~100次/分，平均为75次/分。心率可随年龄、性别及其他生理状态的不同而有一定的差异。

2. 心动周期

（1）概念：心动周期是指心房或心室每收缩和舒张一次所构成的机械活动周期。

（2）分期、时间：在一个完整的心动周期中，心房和心室的活动都可分为收缩期和舒张期。按平均心率75次/分计算，无论心房还是心室，心动周期均为0.8秒。心房的收缩期为0.1秒，舒张期为0.7秒；心室的收缩期为0.3秒，舒张期为0.5秒。

（3）特点：①无论心房还是心室，舒张期均长于收缩期；②心动周期中左、右心房同步活动，左、右心室同步活动；③心房、心室交替收缩，心室在心房收缩完毕后再收缩；④虽然心房、心室不能同时收缩，但可以同时处于舒张状态，即有全心舒张期（0.4秒）。

3．心动周期与心率的关系

心动周期与心率成反比。当心率增快，心动周期反而缩短，虽收缩期和舒张期均缩短，但以舒张期缩短更明显，故心率过快不利于心脏的充盈、射血，影响心脏的持久工作。

（二）心脏的泵血过程

左心和右心的泵血过程基本一致，但心脏在泵血过程中，心室的活动比心房更重要。现以左心室为例，说明一个心动周期中心室的射血和充盈过程。

1．心室收缩期（0.3秒）

包括等容收缩期和射血期。射血期又分为快速射血期和减慢射血期。

（1）等容收缩期（0.05秒）：心房收缩完毕，心室肌开始收缩，致室内压升高，当室内压大于房内压时，房室瓣关闭；此期室内压仍小于动脉压，动脉瓣仍处于关闭状态，此时的心室腔暂时处于封闭状态，心室容积不变。从房室瓣关闭到动脉瓣开放前的这段时间，称为等容收缩期。在此期，由于心室容积不变、心室内血液充盈，心室肌收缩使室内压急剧升高。

（2）射血期（0.25秒）：随着心室肌的继续收缩，室内压进一步升高，当室内压升高到大于动脉压时，动脉瓣开放，血液由心室射入动脉，即进入射血期，心室容积不断减小。

在射血期前期，血液射入主动脉的速度快、血量多，称为快速射血期，此期约持续0.1秒，所射出的血量约为总射血量的70%，心室容积明显缩小。

在射血期后期，心室收缩力减弱，射血速度减慢，称为减慢射血期，此期约持续0.15秒。减慢射血期，室内压下降已略低于主动脉压，但由于心室内血液尚有较高动能，能继续射入动脉，心室容积进一步缩小。

2．心室舒张期（0.5秒）

包括等容舒张期和充盈期。充盈期又分为快速充盈期、减慢充盈期和心房收缩期。

（1）等容舒张期（0.08秒）：心室收缩完毕，心室肌开始舒张，致室内压进一步下降，室内压小于动脉压，动脉内血液反流使动脉瓣关闭；此期室内压仍大于房内压，房室瓣仍处于关闭状态，此时的心室腔又暂时处于封闭状态，心室容积不变，血液暂存于心房。从动脉瓣关闭到房室瓣开放前的这段时间，称为等容舒张期。在此期，心室容积不变，无血液进出，心室肌舒张使室内压急剧下降。

（2）充盈期（0.42秒）：随着心室肌舒张，室内压进一步下降。当室内压小于房内压时，房室瓣开放，血液由心房流入心室，即进入充盈期，心室容积不断增大。

在房室瓣开放早期，室内压降低非常明显，室内压和房内压之间有很大压力差，心室对大静脉和心房内的血液产生"抽吸"作用，血液快速经心房流入心室，心室容积迅速增大。这一时期称为快速充盈期，此期约持续0.11秒。此期进入心室的血液量约为心室总充盈量的70%。

随着心室内血液充盈，室内压与房内压之间的压力差减小，血流速度减慢，这一时期称为减慢充盈期，此期约持续0.22秒，心室容积继续增大。

在心室充盈的最后0.1秒，心房则进入其下一个心动周期的收缩期，即心房收缩期（简称房缩期），心房收缩将一部分血液挤入心室，以增加心室的血液充盈量（约为心室总充盈量的 30%)。心室约 70%的充盈量是靠心室舒张室内压下降产生的"抽吸"作用，约 30%是靠心房收缩的挤压作用。

心动周期过程中心腔内压力、瓣膜开闭、血流方向、心室容积的变化见表 2-4-1。

表 2-4-1 心动周期过程中心腔内压力、瓣膜开闭、血流方向、心室容积的变化

心动周期分期			压 力 比 较	瓣 膜 开 闭		心 内 血流方向	心室 容积
				房室瓣	动脉瓣		
心室 收缩期 (约0.3秒)	等容收缩期（约 0.05 秒）		房内压 < 室内压 < 动脉压	关闭	关闭	血液存于心室	不变
	射血期 (约0.25秒)	快速射血期 （约 0.1 秒）	房内压 < 室内压 > 动脉压	关闭	开放	心室→动脉	减小
		减慢射血期 （约 0.15 秒）	房内压 < 室内压 < 动脉压	关闭	开放	心室→动脉	减小
心室 舒张期 (约0.5秒)	等容舒张期（约 0.08 秒）		房内压 < 室内压 < 动脉压	关闭	关闭	血液存于心房	不变
	充盈期 (约0.42秒)	快速充盈期 （约 0.11 秒）	房内压 > 室内压 < 动脉压	开放	关闭	心房→心室	增大
		减慢充盈期 （约 0.22 秒）	房内压 > 室内压 < 动脉压	开放	关闭	心房→心室	增大
		房缩期 （约 0.1 秒， 下一心动周期）	房内压 > 室内压 < 动脉压	开放	关闭	心房→心室	继续 增大

说明：①房缩期末，心室容积最大；②等容收缩期，室内压急剧升高；③等容舒张期，室内压急剧下降；④射血期中期，动脉血压最高；⑤等容收缩期末，动脉血压最低；⑥充盈期历时最长；⑦等容收缩期历时最短。

（三）评价心脏泵血功能的指标

1．每搏输出量

（1）概念：心脏搏动一次，由一侧心室所射出的血液量，称为每搏输出量。

（2）正常值：正常成人安静状态下的每搏输出量为 60～80 mL，平均 70 mL。

2．射血分数

（1）概念：每搏输出量占心室舒张末期容积的百分比，称为射血分数。

（2）正常值：正常成人安静状态下约为 55%～65%。

3．心输出量

（1）概念：一侧心室每分钟射出的血液量，称为心输出量。心输出量等于每搏输出量与心率的乘积。

（2）正常值：安静状态下正常成人的心输出量为 4.5～6.0 L/min，平均 5 L/min。

4．心指数

（1）概念：以每平方米体表面积计算的心输出量，称为心指数。

（2）意义：是临床上评价不同个体心功能的常用指标。

5．心力储备

（1）概念：心输出量可随机体代谢需要而增加的能力，称为心力储备。

（2）正常值：正常成人在剧烈运动时，心输出量可以达到 25.0～30.0 L/min，为安静状态下的 5～6 倍。

（四）影响心输出量的因素

心输出量等于每搏输出量与心率的乘积，而每搏输出量又受心室肌前负荷、后负荷和心肌收缩能力的影响。因此，一旦这些因素发生变化，都将影响心输出量。

（1）心室舒张末期充盈量（心肌的前负荷）：心室舒张末期充盈量的多少主要是由静脉回心血量决定的。①在一定范围内，静脉回心血量越多，心肌的前负荷越大，导致心肌的初长度增长，心肌收缩力增强，每搏输出量增加，心输出量增加。此种调节属于心肌的异长自身调节。②若静脉血回心速度过快或量过多，致前负荷过大，心肌初长度超过一定限度，则心肌收缩力反而减弱，每搏输出量减少，心输出量随之减少。故临床上静脉输液时，应严格控制输液的速度和量，以防止发生急性心力衰竭。

（2）动脉血压（心肌的后负荷）：当其他因素不变，动脉血压升高时，后负荷会增大，使心室的等容收缩期延长，射血期缩短，每搏输出量减少。在整体条件下，正常人主动脉血压在 80～170 mmHg 范围内变动时，心输出量一般不发生明显改变。

（3）心肌收缩能力：心肌不依赖前、后负荷而改变其收缩速度和强度的内在特性，称为心肌收缩能力。在心肌初长度不变时，若心肌收缩能力增强，则每搏输出量增多，心输出量增加。此种调节属于心肌的等长自身调节。心肌收缩能力受神经和体液因素的影响。运动或情绪激动使交感神经兴奋和肾上腺素分泌增多时，心肌收缩能力增强；安静状态下，迷走神经兴奋，心肌收缩能力降低。

（4）心率：①心率在 40～180 次/分的范围内变动时，心率越快，心输出量越多；心率越慢，心输出量越少。②当心率过快，超过 180 次/分时，心动周期明显缩短，尤其是心室舒张期缩短更显著，致使心室充盈量因时间过短而明显不足，每搏输出量减少，心输出量减少。③当心率过慢，低于 40 次/分时，心室舒张期虽然延长，但心室充盈有限（心室充盈量接近最大值），心输出量也减少。

（五）心音

1. 概念

心音是指在心动周期中，由心肌收缩、瓣膜开闭以及血液流动等引起的机械振动而产生的声音。

2. 组成

用听诊器在胸壁的一定部位可听到清晰的心音。在每个心动周期中，一般可听到两个心音，即第一心音和第二心音。

3. 区别

第一心音与第二心音的主要区别见表 2-4-2。

表 2-4-2　第一心音与第二心音的主要区别

	第 一 心 音	第 二 心 音
标　　志	心室收缩的开始	心室舒张的开始
产生原因	心室肌收缩 房室瓣关闭（主要原因） 心室射血冲击动脉壁	心室肌舒张 动脉瓣关闭（主要原因） 血液冲击大动脉根部
声音特点	音调低、持续时间长	音调高、持续时间短
听诊部位	心尖搏动处（左锁骨中线第 5 肋间内侧）	胸骨左、右缘第 2 肋间
临床意义	反映心室肌收缩力的强弱和房室瓣的功能状态	反映动脉血压的高低和动脉瓣的功能状态

（六）心室肌细胞的生物电现象

1. 静息电位

心室肌细胞的静息电位约为–90 mV，主要由 K^+ 外流形成。

2. 动作电位

心室肌细胞的动作电位分为 5 个时期。

（1）0 期（去极化过程）：膜电位从–90 mV 迅速上升至+30 mV。主要由 Na^+ 迅速内流所致。

（2）1 期（快速复极初期）：膜电位由+30 mV 迅速下降至 0 mV 左右。主要由 K^+ 外流所致。

（3）2 期（缓慢复极期、平台期）：膜电位下降速度极为缓慢，基本停滞于 0 mV 左右，形成平台状，故称平台期。2 期是由于 K^+ 外流和 Ca^{2+} 缓慢内流所致。2 期（平台期）是心室肌细胞动作电位的主要特征；是心室肌细胞动作电位持续时间长和心肌有效不应期特别长的主要原因；是心室肌细胞与神经纤维及骨骼肌细胞动作电位的主要区别。

（4）3 期（快速复极末期）：膜电位由 0 mV 迅速降至静息电位–90 mV，由 K^+ 外流所致。

（5）4 期（静息期）：膜电位稳定在静息电位水平。此期钠泵和钙泵活动增强，将在动作电位期间流入细胞内的 Na^+ 和 Ca^{2+} 泵出，将外流的 K^+ 泵回胞内，使细胞内外的离子分布恢复到兴奋前的静息状态，维持心肌细胞的正常兴奋性。

（七）心肌自律细胞的生物电特点

心室肌细胞动作电位的 4 期膜电位稳定在静息水平，而心肌自律细胞生物电现象的最大特点是 4 期自动去极化，即 4 期膜电位不稳定。在无外来刺激的作用下，自律细胞 3 期复极化达到最大复极电位后，膜电位立即开始自动去极化，当去极化达到阈电位水平时，又产生新的动作电位。故 4 期自动去极化是自律细胞生物电的主要特征，也是自律细胞自律性的产生基础。

（八）心肌的生理特性

心肌的生理特性包括自律性、传导性、兴奋性和收缩性。其中，自律性、传导性和兴奋性属于电生理特性，收缩性属于机械特性。

1. 自律性（自律细胞特有）

（1）概念：心肌在没有外来刺激的条件下，能自动地产生节律性兴奋的特性，称为自动节律性，简称自律性。

（2）来源：心脏特殊传导系统的自律细胞。

（3）形成基础：4 期自动去极化。

（4）正常起搏点和窦性心律：心脏的正常起搏点是窦房结，因为窦房结的自律性最高（每分钟产生 100 次节律性兴奋）。以窦房结为起搏点的心脏跳动节律称为窦性心律。

（5）潜在起搏点、异位起搏点和异位心律：在正常情况下，因窦房结控制心脏，窦房结以外的自律细胞只起传导兴奋的作用，而不能表现出自身的自律性，被称为潜在起搏点。当窦房结的自律性异常低下或兴奋传导阻滞或潜在起搏点的自律性过高时，潜在起搏点的自律性就可表现出来，称为异位起搏点。由异位起搏点控制的心脏跳动节律称为异位心律。

（6）自律性的影响因素。

①4 期自动去极化的速度：是影响自律性最重要的因素。4 期自动去极化的速度越快，单位时间内自动发生兴奋的频率越多，自律性越高。窦房结 P 细胞 4 期自动去极化的速度最快，自律性最高。

②最大复极电位与阈电位水平：最大复极电位与阈电位之间的差距减小，自律性增高；反之，则自律性降低。

2．传导性（工作细胞和自律细胞共有）

（1）概念：传导性是指心肌细胞传导兴奋的能力。

（2）心内兴奋传导的顺序：

窦房结→心房"优势传导通路"→房室交界→房室束→左、右束支→浦肯野纤维

心房肌   心室肌

左、右心房同步收缩   左、右心室同步收缩

（3）传导特点：浦肯野纤维传导速度最快，房室交界区传导速度最慢。

（4）房室延搁。

①概念：房室交界（房室结）是正常兴奋由心房传入心室的唯一通路，此处传导速度最慢，耗时较长（0.1 秒）的现象，称为房室延搁。

②生理意义：避免心房心室同时收缩，使心房兴奋和收缩完毕后，心室才开始兴奋和收缩，有利于心室的充盈和射血。

3．兴奋性（自律细胞和工作细胞共有）

（1）概念：兴奋性是指心肌细胞受到刺激后产生兴奋的能力或特性。

（2）周期性变化：以心室肌细胞为例，在每一个心动周期内，心肌细胞的兴奋性都会发生周期性变化。心肌细胞兴奋性的周期性变化可分为 3 个时期。①有效不应期：心肌细胞从去极化 0 期开始到复极化 3 期膜电位达–60 mV 这段时间，称为有效不应期。在此期，无论给予多么强大的刺激，都不能使心肌细胞产生动作电位，心肌细胞的兴奋性几乎为 0；②相对不应期：有效不应期之后，在复极化–60 mV 至–80 mV 的这段时间，称为相对不应期。此期内心肌细胞的兴奋性逐渐恢复，但仍低于正常，需给予阈上刺激才能使心肌细胞产生动作电位；③超常期：膜电位复极化达–80 mV 至–90 mV 的这段时间，称为超常期。在此期，由于膜电位与阈电位之间的差距变小，使心肌的兴奋性高于正常，给予一个阈下刺激就能使心肌细胞产生动作电位。

（3）心肌兴奋性周期性变化的特点及其生理意义：特点是心肌细胞的有效不应期特别长，相当于机械活动的整个收缩期和舒张早期。其生理意义是使心肌不会发生强直收缩，始终保持收缩、舒张交替进行，有利于心室的充盈和射血。

（4）期前收缩与代偿间歇：① 如果在有效不应期之后到下一次窦房结兴奋传来之前，心室肌受到额外的人工刺激或窦房结以外的病理性刺激，可引起心室肌提前产生一次兴奋和收缩，称为期前兴奋和期前收缩（临床上简称为早搏）；②在期前收缩之后往往会出现一段较长的心室舒张期，称为代偿间歇。其原因是期前收缩也有有效不应期，一次期前收缩后，来自窦房结的兴奋正好落到了期前收缩的有效不应期之内，不能使心室肌再次兴奋，

必须等到窦房结的兴奋再次传来，才能使心室肌收缩，于是出现了较长时间的心室舒张期，即代偿间歇。

4．收缩性（工作细胞特有）

心肌收缩的 3 个特点：①对细胞外液 Ca^{2+} 浓度的依赖性大（主要原因是心肌的肌质网不发达，终池的储钙量比骨骼肌少）；②不发生强直收缩（这是由于心肌细胞有效不应期特别长）；③同步收缩（由于心肌细胞借闰盘相连，使左、右心房或左、右心室形成功能合胞体，能进行同步收缩）。

二、血管生理

（一）动脉血压

1．相关概念

（1）血压：血管内流动的血液对单位面积血管壁的侧压力，本质为压强，单位为毫米汞柱（mmHg）。

（2）动脉血压：血液对单位面积动脉血管壁的侧压力。一般是指主动脉的血压。

（3）收缩压：心室收缩，动脉血压上升所达到的最高值，称为收缩压。

（4）舒张压：心室舒张，动脉血压下降所达到的最低值，称为舒张压。

（5）脉搏压：收缩压与舒张压之差，称为脉搏压，简称脉压。它反映心动周期内动脉血压的波动幅度。

（6）平均动脉压：在一个心动周期中，动脉血压的平均值，称为平均动脉压，约等于舒张压 $+\frac{1}{3}$ 脉压或收缩压 $-\frac{2}{3}$ 脉压。

2．动脉血压的正常值

主动脉血压通常用肱动脉血压代替。我国正常成人在安静状态下，收缩压为 $100\sim120$ mmHg，舒张压为 $60\sim80$ mmHg，脉压为 $30\sim40$ mmHg，平均动脉压约 100 mmHg。

3．动脉血压的形成

（1）前提条件：心血管内有足够的循环血液充盈。

（2）根本因素：①心脏收缩射血产生的动力；②血液流动遇到的外周阻力。动力和阻力相互作用形成了动脉血压，外周阻力是指小动脉和微动脉处构成的血流阻力，其大小主要取决于小动脉和微动脉的口径。

（3）大动脉管壁的弹性：①缓冲血压作用，能缓冲收缩压、维持舒张压、减小脉压；②推动血液持续流动，使舒张期心室停止射血后仍然有血液向外周流动。

4．影响动脉血压的因素

（1）每搏输出量：其他因素不变，每搏输出量增加时，心缩期射入大动脉的血量增多，动脉血压升高，主要表现为收缩压升高明显，而舒张压升高不明显，故脉压增大。反之，当每搏输出量减少时，主要使收缩压降低，脉压减小。因此，收缩压的高低主要反映每搏输出量的多少。

（2）心率：其他因素不变，心率在一定范围内加快时，动脉血压升高，主要表现为舒张压升高明显，而收缩压升高不明显，脉压减小。反之，若心率减慢时，主要是舒张压降低，脉压增大。

（3）外周阻力：其他因素不变，外周阻力增大时，动脉血压升高，主要表现为舒张压升高明显，脉压减小；当外周阻力减小时，主要是舒张压降低，脉压增大。因此，舒张压的高低主要反映外周阻力的大小。

（4）大动脉管壁的弹性：大动脉管壁的弹性具有缓冲血压的作用。随着年龄增长，大动脉管壁的弹性下降，缓冲血压作用减弱，使收缩压升高，舒张压降低，脉压增大。若大动脉管壁弹性下降同时伴有小动脉硬化时，则表现为收缩压、舒张压均升高。

（5）循环血量和血管容积：正常情况下，循环血量与血管容积相适应，使血管内有足够的血液充盈，从而维持正常的血压。①当血管容积不变而循环血量减少时（循环血量绝对减少，如失血性休克），动脉血压降低。②当循环血量不变而血管容积增大（循环血量相对减少，如过敏性休克或中毒性休克）时，动脉血压降低。

（二）中心静脉压

1．概念

中心静脉压是指右心房和胸腔内大静脉的血压。

2．正常值

中心静脉压的正常值为 $4\sim12\,cmH_2O$。

3．影响因素

心脏的射血能力和静脉回心血量是决定中心静脉压高低的两个主要因素。当心脏射血能力强或静脉回心血量少时，中心静脉压较低；如果心脏射血能力弱或静脉回心血量多时，中心静脉压升高。

4．临床意义

临床监测中心静脉压可作为判断心血管功能和控制输血、输液速度和量的参考指标。

（三）影响静脉回心血量的因素——"三泵一压一体位"

静脉回心血量是指单位时间内由静脉回流入心房的血量。静脉回心血量的多少主要取决于外周静脉压与中心静脉压之间的压力差。凡能改变此压力差的因素，均能影响静脉回心血量，主要有以下因素。

1．心肌收缩力（心泵）

影响静脉回心血量最重要的因素是心肌收缩力。心肌收缩力越强，每搏输出量越多，心舒期室内压越低，对心房及大静脉内血液的"抽吸"力量越大，中心静脉压就越低，静脉回心血量就越多。反之，心肌收缩力减弱，每搏输出量减少，血液淤积于心房或大静脉内，中心静脉压升高，静脉回心血量减少。因此，右心衰竭可引起体循环静脉淤血，临床表现为颈静脉怒张、肝脾肿大、下肢水肿等；左心衰竭可致肺循环淤血，临床表现为肺淤血、肺水肿等。

2．循环系统平均充盈压

当心脏暂停，血流停止时，循环系统内各部位所测得的压力值都相同，此压力数值即为循环系统平均充盈压。循环系统平均充盈压是反映血管系统充盈程度的指标。血管系统的充盈程度越高，静脉回心血量越多。当循环血量增加或血管容量减小时，循环系统平均充盈压升高，静脉回心血量增多；反之，循环血量减少或血管容量增加，循环系统平均充盈压降低，静脉回心血量减少。

3．重力和体位

静脉血液的回流可受重力影响。当机体处于平卧状态时，全身静脉与心脏大致处于同一水平，重力对静脉回流影响不大。但当机体由平卧位（或蹲位）快速站立时，因受重力的作用，使心脏水平以下的静脉扩张，容纳血液增多，回心血量减少，致使心输出量减少，动脉血压下降，引起脑和视网膜一过性供血不足，进而出现头晕、眼前发黑甚至昏厥等症状，称为直立性低血压。

4．骨骼肌的挤压作用（肌肉泵）

下肢静脉内有静脉瓣，可防止血液逆流，保证血液只能流向心脏。骨骼肌收缩时，可挤压肌肉内和肌肉间的静脉血管，使静脉内压力升高，近心端静脉瓣开放，加速静脉血回流；骨骼肌舒张时，静脉内压力降低，远心端静脉瓣开放，促进毛细血管血液流入静脉，静脉充盈。骨骼肌舒缩活动和静脉瓣共同促进静脉血液回流。若久站或久坐，下肢静脉缺乏肌肉挤压，血液易淤积于下肢而发生静脉曲张和下肢水肿。长期卧床患者也可因下肢肌肉萎缩而减弱肌肉泵的作用。

5．呼吸运动（呼吸泵）

呼吸运动能影响静脉回流。通常情况下，胸膜腔为负压，吸气时，胸膜腔负压增大，胸腔内大静脉和右心房扩张，导致中心静脉压下降，可促进静脉回流，使静脉回心血量增加。呼气时，胸膜腔负压减小，中心静脉压升高，静脉回心血量减少。

（四）微循环

1．概念

微循环是指微动脉与微静脉之间的血液循环。

2．基本功能

实现血液与组织细胞间的物质交换。

3．血流通路及其特点和功能

（1）迂回通路（营养通路）。①概念：迂回通路是指血液经微动脉、后微动脉、毛细血管前括约肌、真毛细血管网到微静脉的通路；②特点：路径长，真毛细血管管壁薄，通透性大，血流缓慢，轮流交替开放；③生理功能：实现血液与组织细胞间的物质交换，是物质交换的主要场所。

（2）直捷通路。①概念：直捷通路是指血液经微动脉、后微动脉、通血毛细血管到微静脉的通路；②特点：多分布于骨骼肌中，途径短，血流速度快，常处于开放状态；③生理功能：使部分血液迅速通过微循环由静脉及时回流入心脏，保证静脉回心血量。

（3）动静脉短路。①概念：动静脉短路是指血液经微动脉、动静脉吻合支到微静脉的通路。②特点：主要分布于指、趾等处的皮肤及某些器官，途径最短，血管壁较厚，常处于关闭状态。此通路开放时的血流速度快，血流量增加，利于散热；③生理功能：主要参与体温的调节。

（五）组织液的生成与回流

1．概念

血液与组织细胞之间的物质交换是通过组织液的生成和回流来实现的。组织液是除血浆蛋白外的其他血浆成分通过毛细血管动脉端管壁滤出而生成的。组织液的回流主要是指组织液通过毛细血管静脉端被重吸收到毛细血管生成血浆的过程。

2．结构基础

毛细血管壁的通透性。

3．生成动力

（1）有效滤过压：是组织液生成与回流的动力。

毛细血管壁两侧有两种力量，其中毛细血管血压和组织液胶体渗透压是促进组织液生成的力量（滤过的力量）；而血浆胶体渗透压和组织液静水压是促进组织液回流的力量（重吸收的力量）。滤过的力量与重吸收的力量之差，称为有效滤过压。

有效滤过压=（毛细血管血压+组织液胶体渗透压）-（血浆胶体渗透压+组织液静水压）。

（2）有效滤过压的大小和意义：①毛细血管动脉端，有效滤过压为正值，说明滤过的力量大于重吸收的力量，液体滤出，组织液生成；②毛细血管静脉端，有效滤过压为负值，说明滤过的力量小于重吸收的力量，组织液回流，生成血浆；③毛细血管静脉端有效滤过压的绝对值比动脉端的小，说明动脉端生成的组织液在静脉端没有全部回流。

4．组织液的回流

组织液全部是在毛细血管动脉端生成的，回流时有两条途径：一是约90%的组织液在毛细血管静脉端回流；二是约10%的组织液进入毛细淋巴管生成淋巴液，经淋巴循环回流入血液循环。

三、心血管活动的调节

（一）心血管中枢

1．概念

中枢神经系统内与调节心血管活动有关的神经元群，称为心血管中枢。

2．基本中枢

最基本的心血管中枢在延髓，包括心迷走中枢、心交感中枢和交感缩血管中枢。

（二）心脏的神经支配及其作用

心脏受心交感神经和心迷走神经的双重支配。

1．心迷走神经

（1）起源：心迷走神经起自延髓的迷走神经背核和疑核。

（2）作用：心迷走神经兴奋时能使心率减慢、房室传导减慢、心房肌收缩力减弱，导致心输出量减少、血压下降。

（3）机制：心迷走神经兴奋，节后纤维末梢释放乙酰胆碱（ACh），与心肌细胞膜上的 M 受体结合，抑制心肌细胞的活动。

（4）临床应用：M 受体阻断剂阿托品可治疗心动过缓。

2．心交感神经

（1）起源：心交感神经起自脊髓胸段（$T_1 \sim T_5$）灰质侧角。

（2）作用：心交感神经兴奋时能使心率加快、房室传导加快、心肌收缩力增强，导致心输出量增多，血压升高。

（3）机制：心交感神经兴奋，节后纤维末梢释放去甲肾上腺素（NE），与心肌细胞膜上的 β_1 受体结合，可兴奋心肌细胞。

（4）临床应用：β 受体阻断剂普萘洛尔（心得安）可治疗心动过速。

（三）血管的神经支配及其作用

1．交感缩血管神经

全身绝大多数血管的平滑肌只接受交感缩血管神经的单一支配。交感缩血管神经节后纤维末梢释放去甲肾上腺素（NE），主要与血管平滑肌上的 α 受体结合，可使血管收缩、外周阻力增大、动脉血压升高。

2．舒血管神经

少数血管还接受交感舒血管神经或副交感舒血管神经的支配。

（1）交感舒血管神经：分布于骨骼肌血管平滑肌。交感舒血管神经节后纤维末梢释放乙酰胆碱（ACh），作用于平滑肌的 M 受体，引起骨骼肌血管舒张，骨骼肌血流量增加。

（2）副交感舒血管神经：分布于脑膜、唾液腺、胃肠外分泌腺和外生殖器的血管等。副交感舒血管神经兴奋时，节后纤维末梢也释放乙酰胆碱（ACh），作用于平滑肌的 M 受体，引起血管舒张，局部血流量增加。

（四）颈动脉窦和主动脉弓压力感受器反射（又称降压反射）

1．概念

突然升高的动脉血压刺激颈动脉窦和主动脉弓压力感受器，反射性地引起动脉血压下降的反射过程，称为颈动脉窦和主动脉弓压力感受器反射，又称降压反射。

2．反射过程

$$动脉血压突然 ↑ \rightarrow \begin{cases} 颈动脉窦 \\ 主动脉弓 \end{cases} 压力感受器（+）\xrightarrow[主动脉神经（+）]{窦神经（+）} 延髓 \rightarrow \begin{cases} 心迷走中枢（+）\\ 心交感中枢（-）\\ 交感缩血管中枢（-）\end{cases}$$

$$\begin{aligned} &\rightarrow 心迷走神经（+）\\ &\rightarrow 心交感神经（-）\end{aligned} \Bigg\} 心跳减慢减弱、心输出量 ↓ \Bigg\} 动脉血压 ↓$$

$$\rightarrow 交感缩血管神经（-）\rightarrow 血管舒张 \rightarrow 外周阻力 ↓$$

动脉血压突然降低时，压力感受器传入冲动减少，降压反射活动减弱，反射性地使动脉血压回升。

3．特点

①降压反射经常起作用，是一种典型的负反馈调节，具有双向调节作用；②对搏动性的血压变化敏感；③最敏感的血压调节水平是平均动脉压为 100 mmHg 附近时。

4．生理意义

维持动脉血压的相对稳定，防止和缓冲动脉血压的急剧波动。

（五）肾上腺素和去甲肾上腺素对心血管活动的调节

1．分泌来源

肾上腺髓质可分泌肾上腺素和去甲肾上腺素。此外，交感神经纤维末梢也可释放去甲肾上腺素。

2．生理作用

肾上腺素和去甲肾上腺素都可作用于心脏和血管，但二者与肾上腺素能受体的结合能力不同：肾上腺素与 α、$β_1$ 和 $β_2$ 受体的结合力均较强；去甲肾上腺素与 α 受体的结合力最强，与 $β_1$ 受体的结合力较强，与 $β_2$ 受体的结合力则较弱。因此，肾上腺素和去甲肾上腺素对心脏和血管的作用既相似，又有不同之处。

（1）肾上腺素：肾上腺素主要表现为对心脏的作用更强。因此，临床上常把肾上腺素用作"强心药"。①肾上腺素对心脏的作用较强，其与心肌细胞膜上 β_1 受体结合后，使心率加快，心肌收缩力加强，心输出量增加，动脉血压升高；②肾上腺素对血管的作用复杂，一方面，通过作用于 α 受体，使皮肤、腹腔脏器的血管收缩；另一方面，通过作用于 β_2 受体，使骨骼肌血管、肝脏血管和冠脉血管舒张，整体上使总外周阻力变化不大，故主要表现为强心作用。

（2）去甲肾上腺素：去甲肾上腺素主要对血管的作用较强，产生升压作用。故临床上常把去甲肾上腺素用作"升压药"。去甲肾上腺素与血管平滑肌上 α 受体结合后，使全身小动脉（冠脉血管除外）强烈收缩，外周阻力显著增大，动脉血压明显升高。但整体上去甲肾上腺素对心脏的作用较弱，使心率减慢。这是由于去甲肾上腺素使动脉血压显著升高，引起降压反射调节心血管活动，反射性使心脏活动减弱所致。故去甲肾上腺素主要表现为升压作用。

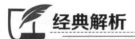 经典解析

1．在等容收缩期（　　　）。

 A．房内压＜室内压＞主动脉压　　　　B．房内压＞室内压＜主动脉压

 C．房内压＜室内压＜主动脉压　　　　D．房内压＞室内压＞主动脉压

【答案解析】本题应选 C。本题重点考查心脏泵血过程中等容收缩期房内压、室内压和动脉压之间的压力比较。在等容收缩期和等容舒张期，室内压都介于房内压与主动脉压之间，但室内压变化方向不同。室内压高于房内压时房室瓣关闭，同时，室内压小于主动脉压时动脉瓣关闭，心室腔暂时封闭，心室容积不变。故选 C。

2．心室肌的后负荷是指（　　　）。

 A．大动脉血压　　　　　　　　　　B．心室收缩末期容积

 C．心肌收缩力　　　　　　　　　　D．心室舒张末期容积

【答案解析】本题应选 A。本题重点考查心肌的后负荷。后负荷是肌肉收缩时所遇到的阻力。心室肌收缩使室内压升高大于动脉压，才能冲开动脉瓣并实现射血过程，所以，心室肌的后负荷是指大动脉血压。故选 A。

3．房室延搁发生的部位是 （　　　）。

 A．房室束　　　　　　　　　　　　B．左右束支

 C．房室交界　　　　　　　　　　　D．浦肯野纤维

【答案解析】本题应选 C。本题重点考查心内兴奋传导的特点。心内兴奋传导的特点是"两快一慢"。心房和心室内的传导速度快，浦肯野纤维传导速度最快；房室交界（房室结）的传导速度慢，即房室延搁。故选 C。

4．心肌不产生强直收缩的原因是 （　　　）。

 A．心肌有自律性　　　　　　　　　B．心肌的有效不应期长

 C．心肌肌浆网不发达　　　　　　　D．心肌呈"全或无"收缩

【答案解析】本题应选 B。本题重点考查对心肌生理特性中兴奋性周期性变化的理解。心肌兴奋性周期性变化的特点是有效不应期特别长，相当于机械活动的整个收缩期和舒张

早期。这一特点决定了心肌不会像骨骼肌一样发生强直收缩，始终保持收缩、舒张交替进行，有利于心室的充盈和射血。故选 B。

5．收缩压高低主要反映的是（　　）。

　　A．搏出量的变化　　　　　　　　　B．循环血量的变化

　　C．外周阻力的变化　　　　　　　　D．大动脉管壁弹性的变化

【答案解析】本题应选 A。本题重点考查影响动脉血压因素中的两个结论，即收缩压的高低主要反映每搏输出量的多少，舒张压的高低主要反映外周阻力的大小。故选 A。

6．微循环的基本功能是（　　）。

　　A．实现物质交换　　　　　　　　　B．调节体温

　　C．增加回心血量　　　　　　　　　D．维持动脉血压

【答案解析】本题应选 A。本题重点考查微循环的基本功能。微循环是机体与外界环境进行物质和气体交换的场所，故其基本功能是实现物质交换。微循环主要有迂回通路、直捷通路和动静脉短路三种通路，主要功能不同。迂回通路主要是实现物质交换；直捷通路的主要是使部分血液快速回心，增加回心血量；动静脉短路则主要是调节体温。故选 A。

7．下列关于中心静脉压的叙述正确的是（　　）。

　　A．指胸腔内大静脉和左心房的血压

　　B．正常值为 4～12 cmH₂O

　　C．中心静脉压升高，静脉回流加快

　　D．心脏射血能力减弱时，中心静脉压降低

【答案解析】本题应选 B。本题重点考查对中心静脉压的定义、正常值和影响因素的识记和理解。中心静脉压是指右心房和胸腔内大静脉的血压，其正常值为 4～12 cmH₂O。心脏的射血能力和静脉回心血量是决定中心静脉压高低的两个主要因素，当心脏射血能力强或回心血量少时，中心静脉压较低；如果心脏射血能力弱或回心血量多时，中心静脉压升高。故 A、D 选项叙述错误。中心静脉压升高，静脉回流的阻力增大，回流减慢，故 C 选项叙述错误。综上，故选 B。

8．临床上常用作"升压药"的是（　　）。

　　A．肾上腺素　　　　　　　　　　　B．去甲肾上腺素

　　C．心得安　　　　　　　　　　　　D．血管紧张素

【答案解析】本题应选 B。本题重点考查肾上腺素和去甲肾上腺素的临床意义。肾上腺素主要表现为对心脏的作用更强，临床上常把肾上腺素用作"强心药"。去甲肾上腺素主要对血管的作用较强，产生升压作用，临床上常把去甲肾上腺素用作"升压药"。故选 B。

9．心室肌动作电位的主要特征是具有平台期。　　　　　　　　　　　　　（　　）

【答案解析】本题应判"对"。本题重点考查心室肌动作电位的主要特征。平台期是心室肌细胞动作电位的主要特征，故判"对"。

10．体内的血管只接受交感缩血管神经的单一支配。　　　　　　　　　　（　　）

【答案解析】本题应判"错"。本题重点考查交感缩血管神经的支配范围。全身绝大多数血管的平滑肌只接受交感缩血管神经的单一支配。题目中的描述少了"全身绝大多数"，故判"错"。

🛠 基础过关

一、名词解释

1. 心动周期　　　　　2. 心率　　　　　　　3. 每搏输出量

4. 心输出量　　　　　5. 自动节律性　　　　6. 收缩压

7. 舒张压　　　　　　8. 脉压　　　　　　　9. 平均动脉压

10. 中心静脉压　　　　11. 微循环

二、单项选择题

1. 在一个心动周期中，下列叙述正确的是（　　　）。

　　A. 心房收缩期长于心房舒张期　　　B. 心室舒张期长于心室收缩期

　　C. 心室收缩期长于心室舒张期　　　D. 心室收缩期和心室舒张期相等

2. 在心动周期中，动脉血压最高的时期是（　　　）。

　　A. 等容收缩期　　B. 等容舒张期　　C. 射血中期　　　　D. 充盈期

3. 在心动周期中，室内压上升最快的时期是（　　　）。

　　A. 等容收缩期　　B. 等容舒张期　　C. 射血中期　　　　D. 充盈期

4. 在心动周期中，历时最短的是（　　　）。

　　A. 心房收缩期　　B. 等容收缩期　　C. 等容舒张期　　　D. 充盈期

5. 心动周期中，心室血液充盈主要取决于（　　　）。

　　A. 心房收缩的挤压作用　　　　　　B. 胸膜腔内负压促进静脉血回心

　　C. 心室舒张的抽吸作用　　　　　　D. 骨骼肌的挤压促进静脉血回心

6. 心动周期中，左心室容积最大的时期是（　　　）。

　　A. 等容舒张期末　　　　　　　　　B. 等容收缩期末

　　C. 射血期末　　　　　　　　　　　D. 心房收缩期末

7. 心动周期中，心室内压力急剧下降的时期是（　　　）。

　　A. 等容收缩期　　B. 等容舒张期　　C. 射血期　　　　　D. 充盈期

8. 在等容舒张期，心脏各瓣膜的功能状态是（　　　）。

　　A. 房室瓣关闭，动脉瓣开放　　　　B. 房室瓣开放，动脉瓣关闭

　　C. 房室瓣关闭，动脉瓣关闭　　　　D. 房室瓣开放，动脉瓣开放

9. 下列有关充盈期的叙述正确的是（　　　）。

　　A. 血液存于心房　　　　　　　　　B. 心室容积不变

　　C. 室内压高于房内压　　　　　　　D. 房室瓣开放，动脉瓣关闭

10. 心室射血期的压力变化是（　　　）。

　　A. 房内压＞室内压＞动脉压　　　　B. 房内压＜室内压＞动脉压

　　C. 房内压＜室内压＜动脉压　　　　D. 房内压＞室内压＜动脉压

11. 在心动周期中，肺动脉瓣开放于（　　　）。

　　A. 等容收缩期末　　　　　　　　　B. 射血期末

　　C. 等容舒张期末　　　　　　　　　D. 充盈期末

12. 在心动周期中，主动脉瓣开始关闭发生于（　　　）。

　　A. 快速射血期　　　　　　　　　　B. 等容收缩期末

C．等容舒张期初　　　　　　　　　　D．充盈期

13．房室瓣开放见于（　　）。

 A．等容收缩期末　　　　　　　　　B．等容舒张期末

 C．等容收缩期初　　　　　　　　　D．心室收缩期末

14．第一心音的产生主要是由于（　　）。

 A．动脉瓣关闭　　　　　　　　　　B．动脉瓣开放

 C．房室瓣关闭　　　　　　　　　　D．房室瓣开放

15．下列关于第二心音的描述不正确的是（　　）。

 A．第二心音产生的主要原因是动脉瓣关闭

 B．第二心音音调较低，持续时间较长

 C．第二心音的强弱可反映动脉血压的高低

 D．第二心音标志着心室舒张期的开始

16．心输出量是指（　　）。

 A．每分钟由一侧心房射出的血量

 B．每分钟由一侧心室射出的血量

 C．每分钟由左、右心室射出的血量之和

 D．一次心跳一侧心室射出的血量

17．心率改变时，主要影响（　　）。

 A．心房收缩期　　B．等容收缩期　　C．心室收缩期　　D．舒张期

18．下列可表示心室肌的前负荷的是（　　）。

 A．心室收缩末期容积　　　　　　　B．心室舒张末期容积

 C．心肌收缩力　　　　　　　　　　D．动脉血压

19．心室肌的后负荷是指（　　）。

 A．心室收缩末期容积　　　　　　　B．心室舒张末期容积

 C．心肌收缩力　　　　　　　　　　D．动脉血压

20．下列关于心室肌细胞动作电位的离子跨膜流动的描述，正确的是（　　）。

 A．0 期 K^+ 外流　　　　　　　　　B．1 期 Na^+ 内流

 C．2 期 Ca^{2+} 内流与 K^+ 外流　　　D．3 期 Cl^- 内流

21．心室肌细胞动作电位平台期主要的形成原因是（　　）。

 A．Ca^{2+} 内流、Na^+ 内流　　　　　B．Ca^{2+} 内流、K^+ 内流

 C．Ca^{2+} 内流、K^+ 外流　　　　　D．Na^+ 内流、K^+ 外流

22．自律细胞与工作细胞的生物电活动的主要区别是（　　）。

 A．0 期去极化速度　　　　　　　　B．复极化时间的长短

 C．有无 2 期平台　　　　　　　　　D．有无 4 期自动去极化

23．心室肌细胞动作电位持续时间长的主要原因是（　　）。

 A．1 期复极时程长　　　　　　　　B．2 期复极时程长

 C．3 期复极时程长　　　　　　　　D．4 期复极时程长

24．心脏的正常起搏点是（　　）。

 A．窦房结　　　B．房室交界　　　C．左、右束支　　D．浦肯野纤维

25. 心室肌细胞不具有的生理特性是（　　）。

    A．兴奋性　　　　　B．自律性　　　　　C．传导性　　　　　D．收缩性

26. 自律细胞特有的生理特性是自律性，下列不属于自律细胞的是（　　）。

    A．心房肌　　　　　B．窦房结　　　　　C．房室束　　　　　D．浦肯野纤维

27. 心肌的电生理特性不包括（　　）。

    A．兴奋性　　　　　B．传导性　　　　　C．收缩性　　　　　D．自律性

28. 窦房结是心脏正常起搏点的原因是（　　）。

    A．0 期去极速度慢　　　　　　　　　　B．最大复极电位小

    C．4 期自动去极化速度快　　　　　　　D．阈电位与最大复极电位差距小

29. 正常情况下，心肌自律性最高的部位是（　　）。

    A．窦房结　　　　　B．房室交界　　　　C．房室束　　　　　D．浦肯野纤维

30. 衡量心肌自律性高低最主要的指标是（　　）。

    A．动作电位的幅值　　　　　　　　　　B．4 期自动去极化的速度

    C．阈电位水平　　　　　　　　　　　　D．最大复极电位水平

31. 下列具有 4 期自动去极化功能的是（　　）。

    A．心房肌细胞　　　　　　　　　　　　B．工作细胞

    C．浦肯野纤维　　　　　　　　　　　　D．心室肌细胞

32. 正常心脏内兴奋传导速度最快的部位是（　　）。

    A．窦房结　　　　　B．房室交界　　　　C．房室束　　　　　D．浦肯野纤维

33. 正常心脏内兴奋传导速度最慢的部位是（　　）。

    A．窦房结　　　　　B．房室交界　　　　C．房室束　　　　　D．浦肯野纤维

34. 房室延搁发生的部位是（　　）。

    A．窦房结　　　　　B．房室结　　　　　C．房室束　　　　　D．左、右束支

35. 房室延搁的生理意义是（　　）。

    A．使心室肌不会发生强直收缩　　　　　B．使心室肌有效不应期延长

    C．使心房、心室不会同时收缩　　　　　D．增强心肌收缩力

36. 心脏传导系统中，容易发生传导阻滞的部位是（　　）。

    A．窦房结　　　　　B．房室交界　　　　C．房室束　　　　　D．浦肯野纤维

37. 心肌不会发生强直收缩的原因是（　　）。

    A．心肌有自律性　　　　　　　　　　　B．房室延搁的存在

    C．心肌有传导性　　　　　　　　　　　D．心肌有效不应期特别长

38. 心肌有效不应期特别长的原因是（　　）。

    A．心肌有自律性　　　　　　　　　　　B．房室延搁的存在

    C．平台期 Ca^{2+} 内流缓慢　　　　　　　D．心肌终池不发达

39. 心肌的有效不应期相当于（　　）。

    A．整个收缩期　　　　　　　　　　　　B．整个收缩期+舒张早、中期

    C．整个舒张期　　　　　　　　　　　　D．整个收缩期+舒张早期

40. 下列有关心肌收缩性的叙述不正确的是（　　）。

    A．同步收缩　　　　　　　　　　　　　B．不发生强直收缩

C．无"全或无"式收缩　　　　　　　　D．对细胞外液 Ca^{2+} 依赖性大

41．形成动脉血压的前提条件是（　　）。

    A．足够的血液充盈　　　　　　　　　B．心脏射血

    C．外周阻力　　　　　　　　　　　　D．大动脉管壁的弹性

42．阻力血管是（　　）。

    A．小静脉　　　　　　　　　　　　　B．小动脉和微动脉

    C．微动脉和微静脉　　　　　　　　　D．小动脉

43．平均动脉压等于（　　）。

    A．（收缩压+舒张压）/2　　　　　　B．（舒张压+脉压）/2

    C．舒张压+1/3 脉压　　　　　　　　D．收缩压+1/3 脉压

44．收缩压的高低主要反映（　　）。

    A．搏出量的多少　　　　　　　　　　B．大动脉弹性的变化

    C．外周阻力的大小　　　　　　　　　D．血管充盈的程度

45．舒张压的高低主要反映（　　）。

    A．搏出量的多少　　　　　　　　　　B．大动脉弹性的变化

    C．外周阻力的大小　　　　　　　　　D．循环血量的变化

46．临床上监测中心静脉压，能间接判断（　　）。

    A．平均动脉压　　　　　　　　　　　B．外周阻力

    C．血管容量　　　　　　　　　　　　D．心脏射血能力和静脉回心血量

47．静脉回心血量的多少取决于（　　）。

    A．外周静脉压　　　　　　　　　　　B．中心静脉压

    C．动脉血压　　　　　　　　　　　　D．外周静脉压与中心静脉压之间的压力差

48．影响静脉回流最重要的因素是（　　）。

    A．中心静脉压　　B．重力和体位　　C．心肌收缩力　　D．呼吸运动

49．下列有关静脉回流影响因素的叙述错误的是（　　）。

    A．搏出量增加可促进静脉回流

    B．由平卧位转为直立时，静脉回流减少

    C．呼气时的静脉回流比吸气时的多

    D．下肢骨骼肌的舒缩活动能促进静脉回流

50．影响组织液生成与回流的因素中无（　　）。

    A．毛细血管血压　　　　　　　　　　B．血浆晶体渗透压

    C．血浆胶体渗透压　　　　　　　　　D．组织液胶体渗透压

51．生成组织液的有效滤过压等于（　　）。

    A．（毛细血管血压+组织液胶体渗透压）-（血浆胶体渗透压+组织液静水压）

    B．（毛细血管血压+血浆胶体渗透压）-（组织液胶体渗透压+组织液静水压）

    C．（毛细血管血压+组织液静水压）-（血浆胶体渗透压+组织液胶体渗透压）

    D．（毛细血管血压-组织液胶体渗透压）-（血浆胶体渗透压-组织液静水压）

52．右心衰竭引起组织水肿的主要原因是（　　）。

    A．血浆胶体渗透压降低　　　　　　　B．毛细血管血压升高

C．淋巴回流受阻　　　　　　　　　D．毛细血管壁通透性增高

53．某患者出现颈静脉怒张、肝脾大、下肢水肿，最可能患的疾病是（　　　）。

A．左心衰竭　　　B．右心衰竭　　　C．肺水肿　　　D．高血压

54．下列关于微循环迂回通路的叙述正确的是（　　　）。

A．血流速度较快　　　　　　　　　B．经常处于开放状态

C．骨骼肌中多见　　　　　　　　　D．毛细血管的通透性大

55．下列关于交感神经对心脏的作用的描述，正确的是（　　　）。

A．节后纤维末梢释放的递质是肾上腺素

B．作用于心肌细胞膜上的 M 受体

C．使房室传导速度加快

D．使心率减慢，心肌收缩力加强

56．人体内大多数血管只接受下列哪种神经支配？（　　　）

A．交感缩血管神经纤维

B．交感舒血管神经纤维

C．副交感舒血管神经纤维

D．交感缩血管神经纤维和副交感舒血管神经纤维

57．心血管活动的基本中枢位于（　　　）。

A．脊髓　　　　B．延髓　　　　C．下丘脑　　　　D．脑桥

58．下列关于降压反射的描述不正确的是（　　　）。

A．对搏动性的血压变化更加敏感

B．是一种负反馈调节机制

C．在平时安静状态下不起作用

D．当动脉血压突然降低时，通过该反射可使血压升高

59．临床上常用作"强心药"的是（　　　）。

A．去甲肾上腺素　　　　　　　　　B．肾上腺素

C．心得安　　　　　　　　　　　　D．血管紧张素

60．去甲肾上腺素对心血管的主要作用是（　　　）。

A．增强心肌收缩力　　　　　　　　B．心率加快

C．舒张血管　　　　　　　　　　　D．增大外周阻力

三、判断题

1．在一定范围内，心肌细胞收缩前被拉得越长，其搏出量越多。　（　　）

2．当心率过快时，心动周期缩短，收缩期缩短更明显。　（　　）

3．心输出量=搏出量×心率，所以，心率越快，心输出量越多。　（　　）

4．房室瓣和动脉瓣既可同时关闭，又能同时开放。　（　　）

5．心室肌的前负荷是指心室舒张末期充盈量。　（　　）

6．心室肌的后负荷是指大动脉血压。　（　　）

7．心室肌细胞动作电位的主要特征是具有平台期。　（　　）

8．自律细胞与工作细胞生物电的主要区别是在 2 期。　（　　）

9．自律细胞动作电位的特点是具有 4 期自动去极化。　（　　）

10. 心肌细胞不能像骨骼肌一样强直收缩的原因是其有效不应期特别长。（   ）

11. 心肌的收缩具有同步收缩的特点，且依赖肌质网内的 Ca^{2+}。（   ）

12. 中心静脉压是指腔静脉或左心房内的血压。（   ）

13. 静脉回心血量增多或心肌收缩力增强均可使中心静脉压升高。（   ）

14. 心音是指在心动周期中，心脏搏动引起机械性振动而产生的声音。（   ）

15. 第一心音标志心室开始收缩，主要由动脉瓣关闭所产生。（   ）

16. 呼气时的静脉回流量比吸气时少。（   ）

17. 影响静脉回流的最主要因素是重力。（   ）

18. 心交感神经对心脏的作用是抑制的。（   ）

19. 迂回通路的主要功能是实现物质交换。（   ）

20. 测量血压时，要求上臂、血压计的零刻度线与心脏处于同一水平面。（   ）

21. 在测量动脉血压时，听诊器可随意塞在袖带内。（   ）

22. 右心衰竭时，可导致肺循环淤血，临床表现为肺淤血、肺水肿。（   ）

23. 肾上腺素又称为"强心药"，去甲肾上腺素又称为"升压药"。（   ）

四、简答题

1. 简述第一心音与第二心音的主要区别。
2. 简述动脉血压的形成条件。
3. 简述中心静脉压的概念、正常值、影响因素及临床监测意义。
4. 简述影响静脉回心血量的因素。
5. 什么是微循环？其血流通路有几条？各有什么功能？
6. 简述心脏的神经支配及其作用。

五、论述题

1. 试述心输出量的概念和影响因素。
2. 试述动脉血压的相关概念、正常值及影响动脉血压的因素。
3. 试述组织液的概念、组织液的生成和回流。

提升训练

一、名词解释

1. 射血分数　　　　2. 自动节律性　　　　3. 代偿间歇
4. 组织液有效滤过压　5. 心力储备　　　　6. 降压反射

二、单项选择题

1. 静脉输入大量生理盐水后对心室肌的影响是（   ）。
    A. 增加心肌前负荷　　　　　　B. 增加心肌后负荷
    C. 减少心肌前负荷　　　　　　D. 减少心肌后负荷
2. 正常人心率小于 40/min 时，心输出量减少的主要原因是（   ）。
    A. 心室充盈有限　　　　　　　B. 收缩期变短
    C. 心肌收缩力减弱　　　　　　D. 心室充盈不足

3. 动脉血压升高可引起（　　　）。

  A．心室收缩期延长   B．等容收缩期延长

  C．心室射血期延长   D．心室舒张期延长

4. 影响正常人舒张压的主要因素是（　　　）。

  A．大动脉管壁的弹性   B．血液黏滞度

  C．阻力血管的口径   D．血管长度

5. 其他因素不变，当搏出量增多时，下列说法错误的是（　　　）。

  A．收缩压明显升高   B．舒张压升高不明显

  C．脉压减小   D．心舒期留在主动脉的血量变化不大

6. 可使动脉血压升高的是（　　　）。

  A．心输出量减少   B．小动脉收缩

  C．循环血量减少   D．大动脉管壁弹性增大

7. 老年人大动脉管壁弹性下降，且伴小动脉硬化，可导致（　　　）。

  A．收缩压降低   B．舒张压降低

  C．脉压减小   D．收缩压、舒张压都升高

8. 下列关于组织液生成与回流的描述不正确的是（　　　）。

  A．外周阻力增加时，组织液生成增多

  B．血浆胶体渗透压降低时，组织液生成增多

  C．静脉血压升高时，组织液生成增多

  D．淋巴液回流受阻时，组织液积聚

9. 下列可引起心率减慢的是（　　　）。

  A．交感神经活动增强   B．迷走神经活动增强

  C．肾上腺素   D．甲状腺激素

10. 下列能使心输出量增加的因素是（　　　）。

  A．心迷走神经中枢紧张性增高 B．心交感神经中枢紧张性增高

  C．静脉回心血量减少   D．颈动脉窦内压力升高

11. 下列关于骨骼肌血管的神经支配的描述正确的是（　　　）。

  A．只接受交感缩血管神经的单一支配

  B．只接受交感舒血管神经的单一支配

  C．只接受副交感舒血管神经的单一支配

  D．接受交感缩血管神经和交感舒血管神经的双重支配

12. 在家兔动脉血压试验中，夹闭兔双侧颈总动脉后，动脉血压升高，心率加快的主要原因是（　　　）。

  A．颈动脉窦受到牵张刺激   B．主动脉弓受到牵张刺激

  C．窦神经传入冲动减少   D．主动脉神经传入冲动减少

13. 静脉注射去甲肾上腺素后，出现血压升高，心率减慢，后者出现的主要原因是（　　　）。

  A．去甲肾上腺素对心脏的抑制作用 B．去甲肾上腺素对血管的抑制作用

  C．降压反射活动增强   D．降压反射活动减弱

14．二尖瓣听诊区位于（　　　）。

A．胸骨右缘第 2 肋间隙

B．胸骨左缘第 2 肋间隙

C．胸骨右缘第 4 肋间隙

D．左锁骨中线第 5 肋间隙稍内侧

15．期前收缩产生的原因是额外刺激落在（　　　）。

A．绝对不应期内

B．局部反应期内

C．有效不应期内

D．相对不应期或超常期

三、判断题

1．产生代偿间歇的原因是期前收缩也存在有效不应期。　（　　　）

2．在心肌细胞有效不应期内，任何刺激都不能使细胞膜发生去极化。　（　　　）

3．心指数可以用来评价不同个体心脏的泵血功能。　（　　　）

4．心交感神经末梢释放 NE 与心肌细胞膜上 M 受体结合，引起心脏兴奋。　（　　　）

5．心迷走神经末梢释放 ACh 与心肌细胞膜 β_1 受体结合，使心跳加强加快。　（　　　）

6．在整体内，静脉注射去甲肾上腺素，将引起血压升高，心率加快。　（　　　）

7．颈动脉窦和主动脉弓压力感受器反射的意义是调节呼吸。　（　　　）

四、简答题

1．简述期前收缩和代偿间歇的概念和产生机制。

2．简述颈动脉窦和主动脉弓压力感受器反射的概念、调节过程和生理意义。

3．简述肾上腺素和去甲肾上腺素对心血管活动的调节和临床应用。

五、论述题

1．试述心室肌细胞动作电位的分期、各期特点及产生机制。

2．试分析人由蹲位突然起立时，血压的变化及其调节过程。

第五章

呼　吸

复习要求

1. 掌握：呼吸的概念和基本过程；肺通气的原动力和直接动力，胸膜腔负压的概念、特点、形成和生理意义；肺泡表面活性物质的来源、作用和生理意义；肺活量和时间肺活量的概念与生理意义；肺通气量和肺泡通气量的概念；O_2 和 CO_2 在血液中的主要运输形式；延髓与脑桥呼吸中枢的作用，血液中 CO_2、H^+ 和 O_2 对呼吸的影响。

2. 熟悉：肺内压的周期性变化，呼吸频率的正常值；气体交换的动力，肺换气和组织换气的概念、影响肺换气的因素；肺牵张反射。

3. 了解：肺通气的阻力（弹性和非弹性阻力）。

考点详解

一、呼吸的概念及意义

1. 概念

呼吸是指机体与外界环境之间进行的气体交换过程。

2. 基本过程

呼吸过程由三个环节组成：①外呼吸，包括肺通气和肺换气；②气体在血液中的运输；③内呼吸，又称组织换气。

3. 生理意义

维持机体内环境 O_2 和 CO_2 含量的相对稳定，保证新陈代谢和生命活动的正常进行。

二、肺通气

（一）概念

肺通气是指肺与外界环境之间的气体交换过程。

（二）肺通气的动力

1. 肺通气的直接动力

肺内压与大气压之间的压力差。

2．肺通气的原动力

呼吸肌的舒缩引起的呼吸运动。

（三）呼吸频率

每分钟呼吸的次数称为呼吸频率。正常成人安静时的呼吸频率为 12～18 次/分。

（四）肺内压

1．概念

肺内压是指肺泡内的压力。

2．周期性变化

在呼吸过程中肺内压呈周期性变化。①平静吸气初，肺内压小于大气压，气体入肺，吸气开始；②平静吸气末，肺内压等于大气压，吸气停止；③平静呼气初，肺内压大于大气压，气体出肺，呼气开始；④平静呼气末，肺内压等于大气压，呼气停止。

（五）胸膜腔内压

1．概念

胸膜腔内压是指胸膜腔内的压力。测量表明，在平静呼吸过程中，不论吸气或呼气，胸膜腔内压始终低于大气压，大气压计为 0，则胸膜腔内压为负压。

2．正常值

正常成人平静吸气末胸膜腔内压较大气压低 5～10 mmHg；平静呼气末胸膜腔内压较大气压低 3～5 mmHg。

3．特点

吸气时，胸膜腔内压负值增大；呼气时，胸膜腔内压负值减小（简称"吸大呼小"）。

4．形成

（1）前提（必要）条件：胸膜腔始终保持密闭（性）。

（2）形成机制：作用在脏层胸膜上的力有两种：一种是能使肺泡扩张的肺内压，一种是使肺泡缩小的肺回缩力。胸膜腔内压实际上是这两种方向相反的力的代数和，即胸膜腔内压=肺内压–肺回缩力。在吸气末和呼气末，肺内压=大气压，所以，胸膜腔内压=大气压–肺回缩力。若以大气压为 0 计，则胸膜腔内压=–肺回缩力。因此，胸膜腔负压主要是由肺回缩力形成的。

5．生理意义

①维持肺的扩张状态，使肺能随胸廓的运动而扩张、回缩，有利于肺通气；②降低中心静脉压和淋巴导管的压力，促进静脉血和淋巴液的回流。

（六）肺通气的阻力

肺通气的阻力包括弹性阻力（约占 70%）和非弹性阻力（约占 30%）。

1．弹性阻力

弹性阻力是来自胸廓和肺的弹性回缩力。来自肺的弹性阻力有：①肺泡表面张力（占 2/3）；②肺的弹性回缩力（占 1/3）。

通常用顺应性来表示弹性阻力的大小，顺应性与弹性阻力成反比。顺应性是指外力作用下弹性体扩张的难易程度。顺应性大，弹性体容易扩张，弹性阻力小；顺应性小，弹性体不容易扩张，弹性阻力大。

2．非弹性阻力

非弹性阻力主要是指气道阻力（呼吸道阻力）。影响气道阻力的因素有气道口径、气流速度和气流形式等。其中最主要的影响因素是气道口径，气道阻力与气道半径的 4 次方成反比。自主神经可通过平滑肌的舒缩来调节气道口径。当交感神经兴奋时，支气管平滑肌舒张，气道口径增大，气道阻力减小；副交感神经兴奋时，支气管平滑肌收缩，气道口径减小，气道阻力增大。

（七）肺泡表面活性物质

1．来源

来源于肺泡Ⅱ型上皮细胞合成并分泌的一种脂蛋白复合物。

2．主要成分

二棕榈酰磷脂酰胆碱（又称二棕榈酰卵磷脂）。

3．主要作用

降低肺泡表面张力。

4．生理意义

①减小肺的弹性阻力，减小吸气阻力，有利于肺扩张和肺通气，防止肺萎缩；②减少肺间质和肺泡内组织液的生成，防止肺水肿的发生；③使大小肺泡的容积保持相对稳定。

（八）肺活量

1．概念

肺活量是指最大吸气后再尽力呼气，所能呼出的最大气体量。

2．构成

肺活量是潮气量、补吸气量和补呼气量三者之和。

3．正常值

正常成年男性肺活量平均约 3.5 L，成年女性肺活量平均约为 2.5 L。

4．生理意义

肺活量能反映一次呼吸时所能达到的最大通气量，可作为评价肺通气功能的常用静态指标。

（九）用力呼气量（时间肺活量）

1．概念

用力呼气量是指一次最大吸气后再尽力尽快呼气，分别测定第 1 秒、第 2 秒、第 3 秒末呼出的气体量占肺活量的百分比。

2．正常值

正常成人第 1 秒末用力呼气量为 83%，第 2 秒末为 96%，第 3 秒末为 99%，其中最有判断意义的测量值是第 1 秒末的用力呼气量，若低于 60%为不正常。

3．生理意义

用力呼气量是一种动态指标，它不仅能反映肺活量的大小，还能反映通气阻力的变化，是评价肺通气功能的较好指标。

（十）肺通气量

1．概念

肺通气量通常是指每分钟吸入或呼出的气体总量。肺通气量=潮气量×呼吸频率。

2．正常值

正常成人在安静状态下的肺通气量为 6～9 L/min。

3．不同呼吸形式对肺通气量的影响

浅而快的呼吸或深而慢的呼吸，对肺通气量无影响。

（十一）肺泡通气量

1．概念

肺泡通气量是指每分钟吸入肺泡的新鲜空气量。从肺换气的角度看，真正有效的通气量是肺泡通气量。由于无效腔的存在，所以肺泡通气量=（潮气量−无效腔气量）×呼吸频率。

2．正常值

正常成人安静状态下的肺泡通气量约 4.2 L/min。

3．不同呼吸形式对肺泡通气量的影响

浅而快的呼吸可导致肺泡通气量明显减少；深而慢的呼吸可使肺泡通气量明显增加。因此，深慢呼吸比浅快呼吸的呼吸效率更高。

三、气体交换

（一）动力

气体交换的动力是气体的分压差。气体交换的方向和速度由气体的分压差决定。机体不同的部位，气体的分压不同。肺泡气氧分压（PO_2）最高，二氧化碳分压（PCO_2）最低；组织细胞内氧分压最低，二氧化碳分压最高。

（二）气体交换的过程

1．肺换气

（1）概念：肺换气是指肺泡与肺泡毛细血管内血液之间的气体交换过程。

（2）过程：当静脉血流经肺毛细血管时，肺泡内 PO_2 高于静脉血 PO_2，在气体分压差的作用下，O_2 由肺泡内向肺泡毛细血管内扩散；同时，肺泡内 PCO_2 低于静脉血中 PCO_2，所以，CO_2 由肺泡毛细血管内向肺泡内扩散。

（3）意义：通过肺换气，含氧量低的静脉血变成了含氧量高的动脉血。

2．组织换气

（1）概念：组织换气是指组织细胞与毛细血管内血液之间的气体交换过程。

（2）过程：当动脉血流经组织细胞时，组织细胞内的 PO_2 低于动脉血 PO_2，在气体分压差的作用下，O_2 由动脉血向组织细胞内扩散；同时，组织细胞内 PCO_2 高于动脉血 PCO_2，所以，CO_2 由组织细胞内向动脉血中扩散。

（3）意义：通过组织换气，含氧量高的动脉血变成了含氧量低的静脉血。

（三）影响肺换气的因素

1．气体扩散速率

（1）概念：单位时间内气体扩散的容积称为气体扩散速率。

（2）影响因素：①气体分压差；②气体溶解度；③气体分子量。气体扩散速率与气体分压差、溶解度成正比，与气体分子量的平方根成反比。

2．呼吸膜的面积和厚度

呼吸膜具有壁薄、通透性大、面积大的特点，这有利于肺换气。若呼吸膜的面积减小（如肺气肿、肺不张等）或呼吸膜的厚度增加（如肺水肿、肺纤维化等），均可导致肺换气效率降低。

3．通气/血流比值

（1）概念：每分钟肺泡通气量与每分钟肺血流量的比值，称为通气/血流比值。

（2）正常值：0.84。此比值表示肺泡通气量与肺血流量达最佳配比，肺换气效率最高。

（3）临床意义：无论比值增大或者减小，都表明肺泡通气量与肺血流量配合不佳，均可引起肺换气效率降低。①若通气/血流比值增大（>0.84），表明通气过度或血流不足，如肺血管栓塞，使部分肺泡气体不能与血液充分进行气体交换，相当于增大了肺泡无效腔；②若通气/血流比值减小（<0.84），表明通气不足或血流过剩，如支气管痉挛，使部分静脉血与通气不良的肺泡之间没有充分地进行气体交换，相当于发生了功能性的动静脉短路。

四、气体的运输

（一）气体的运输方式

O_2 和 CO_2 在血液中的运输方式都有物理溶解（量少）和化学结合（量多）两种，主要以化学结合为主。

（二）运输 O_2 的化学结合形式

O_2 的化学结合形式占 O_2 运输总量的 98.5%。O_2 的化学结合是指 O_2 与红细胞内血红蛋白（Hb）结合生成氧合血红蛋白（HbO_2），O_2 在血液中的主要运输形式是氧合血红蛋白（HbO_2）。

$$Hb + O_2 \xrightleftharpoons[PO_2低（组织）]{PO_2高（肺泡）} HbO_2$$

（三）运输 CO_2 的化学结合形式

CO_2 的化学结合形式占 CO_2 运输总量的 95%。CO_2 的化学结合形式又可分两种：①碳酸氢盐：是 CO_2 运输的主要化学结合形式，占 CO_2 运输总量的 88%；②氨基甲酸血红蛋白：占 CO_2 运输总量的 7%。

五、呼吸运动的调节

（一）呼吸中枢

1．概念

中枢神经系统内产生和调节呼吸运动的神经细胞群，称为呼吸中枢。

2．基本中枢

呼吸的基本中枢位于延髓。作用是产生"抽泣样"的基本呼吸节律。

3．调整中枢

呼吸的调整中枢位于脑桥。作用是抑制延髓的吸气中枢，促使吸气及时转为呼气，防止吸气过深、过长。

正常呼吸节律的形成是由脑桥和延髓呼吸中枢的共同活动形成的。

（二）化学感受器反射

1. 化学感受器

调节呼吸的化学感受器分为外周化学感受器和中枢化学感受器两种。

（1）外周化学感受器：是指颈动脉体和主动脉体化学感受器。位于颈动脉体和主动脉体，它们能感受到动脉血中 PCO_2、PO_2 和 H^+ 浓度变化的刺激。当动脉血中 PCO_2 升高、PO_2 下降和 H^+ 浓度升高时，均可兴奋外周化学感受器，进而兴奋呼吸中枢，反射性使呼吸运动加深、加快。

（2）中枢化学感受器：位于延髓腹外侧的浅表部位。适宜的刺激是脑脊液和局部细胞外液中的 H^+ 浓度。当脑脊液和局部细胞外液 H^+ 浓度升高时，可刺激中枢化学感受器产生兴奋，继而兴奋呼吸中枢，反射性使呼吸运动加深、加快。

2. CO_2 对呼吸的影响

CO_2 是调节呼吸运动最重要的生理性刺激因素。若血中 CO_2 含量过低（如过度通气），则呼吸减弱甚至暂停，故动脉血中一定浓度的 CO_2 是维持呼吸中枢正常兴奋性的必要条件。而当动脉血中 PCO_2 在一定范围内升高时，呼吸则加深、加快，其机制是通过刺激外周化学感受器和中枢化学感受器两条途径，反射性兴奋延髓呼吸中枢而实现的，但以中枢化学感受器途径为主。若血中 CO_2 浓度过高，则抑制呼吸中枢，引起呼吸减慢、减弱，甚至停止。

3. 低氧对呼吸的调节

低氧对呼吸中枢产生的兴奋作用只能间接通过刺激外周化学感受器实现；低氧对呼吸中枢的直接作用是抑制，且抑制作用随低氧程度的加重而加强。当轻度低氧（PO_2 下降小于 80 mmHg）时，通过刺激外周化学感受器反射性兴奋呼吸中枢的作用占优势，使呼吸加深、加快；当重度低氧（PO_2 下降小于 40 mmHg）时，对呼吸中枢的直接抑制作用占优势，来自外周化学感受器的兴奋作用不能完全抵消低氧对呼吸中枢的抑制作用，使呼吸减弱，甚至停止。

4. H^+ 对呼吸的调节

H^+ 浓度在一定范围内升高时，可使呼吸加深、加快，其机制是通过刺激外周化学感受器和中枢化学感受器两条途径实现的，但以外周化学感受器途径为主。

（三）肺牵张反射

1. 概念

肺扩张引起的吸气抑制或肺萎陷引起的吸气兴奋的反射，称为肺牵张反射。

2. 肺牵张感受器、传入神经

肺牵张感受器位于气管到细支气管的平滑肌中，能感受牵张刺激，其阈值低，适应慢。肺牵张感受器的传入神经为迷走神经。

3. 过程及意义

包括肺扩张反射和肺萎陷反射。

（1）肺扩张反射（为主）：吸气时，肺扩张，肺牵张感受器受牵拉刺激而兴奋，冲动沿迷走神经传入延髓，抑制延髓吸气神经元的活动，抑制吸气，促进吸气转为呼气。其意义是防止吸气过深、过长，促进吸气及时转为呼气，呼吸频率增加。

（2）肺萎陷反射：呼气时，肺缩小，肺牵张感受器的牵拉刺激减弱，经迷走神经传入的冲动减少，延髓吸气中枢的抑制被解除，吸气兴奋，促使呼气转为吸气。

4．说明

①动物实验中，如果切断兔子的两侧迷走神经，可见吸气延长加深，呼吸变深、变慢；②在肺淤血、肺水肿等病理情况下，肺顺应性降低，引起肺扩张反射，呼吸变得浅而快。

经典解析

1．肺通气的原动力是（　　　）。

  A．肺内压与大气压间的压力差 B．呼吸肌的舒缩

  C．肺的舒缩活动   D．肺的弹性回缩

【答案解析】本题应选 B。本题重点考查肺通气的动力。肺通气的原动力是呼吸肌的舒缩活动（呼吸运动），直接动力是肺内压与大气压之间的压力差。故选 B。

2．胸膜腔负压形成的前提条件是（　　　）。

  A．呼气肌收缩   B．肺内压

  C．肺的弹性回缩力   D．胸膜腔的密闭性

【答案解析】本题应选 D。本题重点考查胸膜腔负压形成的前提条件。胸膜腔始终保持密闭是形成胸膜腔负压的前提条件，一旦胸膜腔的密闭状态破坏，将形成气胸。故选 D。

3．肺泡通气量是指（　　　）。

  A．每分钟吸入或呼出的气体总量 B．每分钟吸入肺泡的新鲜空气量

  C．每次吸入的气体量   D．每次呼出的气体量

【答案解析】本题应选 B。本题重点考查肺泡通气量的概念。肺泡通气量是指每分钟吸入肺泡的新鲜空气量。"每分钟""肺泡"和"新鲜空气量"是关键词。从肺换气的角度看，真正有效的通气量是肺泡通气量。故选 B。

4．血液中 CO_2 运输的主要形式是（　　　）。

  A．物理溶解   B．碳酸氢盐

  C．与水结合成碳酸   D．形成氨基甲酸血红蛋白

【答案解析】本题应选 B。本题重点考查气体在血液中运输的主要形式。化学结合形式是血液运输气体的主要方式。血液运输 CO_2 的化学结合形式有碳酸氢盐（88%）和氨基甲酸血红蛋白（7%），所以，碳酸氢盐是血液中 CO_2 运输的主要形式。故选 B。

5．浅而快的呼吸比深而慢的呼吸通气效率高，对机体更有利。   （　　　）

【答案解析】本题应判"错"。本题重点考查不同呼吸形式对肺泡通气量的影响。浅而快的呼吸可导致肺泡通气量明显减少，深而慢的呼吸可使肺泡通气量明显增加，因此，深慢呼吸比浅快呼吸的呼吸效率高。题目中描述为"浅而快的呼吸通气效率高"，故判"错"。

6．平静呼气末，肺内压等于大气压。   （　　　）

【答案解析】本题应判"对"。本题重点考查肺内压的周期性变化。平静吸气末，肺内压等于大气压，吸气停止，题目中描述正确，故判"对"。

7．肺通气/血流比值越大，气体交换效率越高。   （　　　）

【答案解析】本题应判"错"。本题重点考查通气/血流比值的临床意义。通气/血流比值的正常值是 0.84，此比值表示肺泡通气量与肺血流量达最佳配比，肺换气效率最高。无论通气/血流比值增大或者减小，都表明肺泡通气量与肺血流量配合不佳，均可引起肺换气效率降低。题目中描述为"肺通气/血流比值越大，气体交换效率越高"，故判"错"。

🔧 基础过关

一、名词解释

1. 呼吸   2. 肺活量   3. 用力呼气量

4. 肺通气量   5. 肺泡通气量   6. 肺泡表面活性物质

7. 通气/血流比值

二、单项选择题

1. 肺通气的直接动力来自（   ）。
    A. 肺的舒缩活动   B. 呼吸肌舒缩活动
    C. 肺的弹性回缩   D. 肺内压与大气压间的压力差

2. 下列关于胸膜腔负压生理作用的叙述，不正确的是（   ）。
    A. 是肺通气的直接动力   B. 促进静脉血和淋巴液的回流
    C. 维持肺的扩张状态   D. 降低气道阻力

3. 在下列时相中，肺内压等于大气压的是（   ）。
    A. 吸气初和呼气初   B. 吸气末和呼气初
    C. 吸气初和呼气末   D. 吸气末和呼气末

4. 下列关于肺泡表面活性物质的生理作用的叙述，不正确的是（   ）。
    A. 能维持大小肺泡的稳定性   B. 能防止肺水肿
    C. 能降低肺泡表面张力   D. 能降低肺的顺应性

5. 评价肺通气功能，下列哪个指标最好（   ）。
    A. 每分通气量   B. 补吸气量   C. 肺活量   D. 用力呼气量

6. 正常人第一秒末用力呼气量约占肺活量的（   ）。
    A. 60%   B. 75%   C. 83%   D. 99%

7. 肺的有效通气量是指（   ）。
    A. 肺通气量   B. 肺泡通气量   C. 肺活量   D. 用力呼气量

8. 最大吸气后再尽力呼气所能呼出的气体量称为（   ）。
    A. 肺总容量   B. 用力呼气量   C. 肺活量   D. 补呼气量

9. 肺通气量是指（   ）。
    A. 每次吸入的气体量   B. 每次呼出的气体量
    C. 每分钟吸入或呼出的气体总量   D. 每分钟吸入肺泡的新鲜空气量

10. 肺通气量与肺泡通气量之差为（   ）。
     A. 潮气量×呼吸频率   B. 补吸气量×呼吸频率
     C. 无效腔气量×呼吸频率   D. 肺活量×呼吸频率

11. 保持潮气量和呼吸频率不变时，增大无效腔可引起（   ）。
     A. 肺泡通气量不变   B. 肺泡通气量减少
     C. 肺泡通气量增大   D. 肺通气量减小

12. 下列有关影响肺换气因素的说法错误的是（   ）。
     A. 气体扩散速率与呼吸膜的厚度成反比
     B. 气体扩散速率与呼吸膜的面积成正比

C．通气/血流比值越大，越有利于肺换气

D．通气/血流比值为 0.84，肺换气效率最高

13．通气/血流比值是指（　　　）。

A．每分通气量与每分肺血流量的比值

B．最大通气量与每分肺血流量的比值

C．每分肺泡通气量与每分肺血流量的比值

D．功能余气量与每分肺血流量的比值

14．血液运输 O_2 的主要形式是（　　　）。

A．物理溶解　　　　　　　　　　B．碳酸氢盐

C．氧合血红蛋白　　　　　　　　D．氨基甲酸血红蛋白

15．血液运输 CO_2 的主要形式是（　　　）。

A．物理溶解　　　　　　　　　　B．碳酸氢盐

C．氧合血红蛋白　　　　　　　　D．氨基甲酸血红蛋白

16．维持机体呼吸中枢正常兴奋性的生理性刺激是（　　　）。

A．一定浓度的 H^+　　　　　　　B．轻度缺 O_2

C．一定浓度的 CO_2　　　　　　　D．一定浓度的 $NaHCO_3$

17．CO_2 对呼吸运动的调节作用，主要通过刺激（　　　）实现。

A．脑桥呼吸调整中枢　　　　　　B．颈动脉体和主动脉体化学感受器

C．延髓中枢化学感受器　　　　　D．延髓呼气神经元

18．缺氧使呼吸运动加深、加快是通过刺激（　　　）实现的。

A．延髓中枢化学感受器　　　　　B．延髓呼吸中枢

C．脑桥呼吸调整中枢　　　　　　D．颈动脉体和主动脉体化学感受器

19．血中 H^+ 浓度升高使呼吸加深加快，主要通过刺激（　　　）实现。

A．颈动脉窦和主动脉弓　　　　　B．延髓呼吸中枢

C．中枢化学感受器　　　　　　　D．颈动脉体和主动脉体化学感受器

20．下列关于氧的运输，不正确的是（　　　）。

A．O_2 运输的主要形式是化学结合

B．PO_2 高时氧合血红蛋白形成

C．PO_2 低时氧合血红蛋白解离

D．血红蛋白中 Fe^{2+} 与 O_2 的结合是不可逆的

21．呼吸基本中枢位于（　　　）。

A．脊髓　　　　B．延髓　　　　C．脑桥　　　　D．中脑

三、判断题

1．内呼吸是指组织细胞与毛细血管血液之间的气体交换。　　　　　　　（　　　）

2．外呼吸包括肺通气和组织换气。　　　　　　　　　　　　　　　　　（　　　）

3．肺通气的直接动力是呼吸运动。　　　　　　　　　　　　　　　　　（　　　）

4．胸膜腔的密闭性是形成胸膜腔负压的前提条件。　　　　　　　　　　（　　　）

5．通气/血流比值为 0.8 时，肺泡通气量与肺血流量达到最佳匹配状态，气体交换效率最高。　　　　　　　　　　　　　　　　　　　　　　　　　　　　　（　　　）

6. 通气/血流比值小于0.8，气体交换效率反而增高。（　　）
7. 肺活量是在最大吸气之后再尽力尽快呼气所能呼出的气体量。（　　）
8. 肺活量反映肺的一次最大通气能力，是评价肺通气功能的常用指标。（　　）
9. 血红蛋白中 Fe^{3+} 与 O_2 的结合是迅速的，可逆的，需要酶催化的。（　　）

四、简答题

1. 简述呼吸的概念及其基本过程。
2. 简述胸膜腔负压的形成和生理意义。

提升训练

一、名词解释

1. 肺换气　　　2. 组织换气　　　3. 呼吸中枢

二、单项选择题

1. 呼吸频率从12/min增大到24/min，潮气量从500 mL减少到250 mL时，则（　　）。
   A．肺通气量增加　　　　　　B．肺泡通气量增加
   C．肺通气量减少　　　　　　D．肺泡通气量减少
2. 决定肺内气体交换方向的主要因素是（　　）。
   A．气体的分压差　　　　　　B．气体的分子量
   C．气体的溶解度　　　　　　D．呼吸膜的通透性
3. 体内氧分压最高的部位是（　　）。
   A．肺泡气　　B．细胞内液　　C．组织液　　D．静脉血
4. 体内二氧化碳分压最高的部位是（　　）。
   A．肺泡气　　B．动脉血　　C．组织液　　D．静脉血
5. 冬季采用炉灶取暖，晨起后感到胸闷，呼吸困难，皮肤黏膜呈现樱桃红色，引起这些症状的污染物最可能是（　　）。
   A．二氧化碳　　　　　　　　B．一氧化碳
   C．甲醛　　　　　　　　　　D．二氧化氮
6. 在肺充血、肺水肿等病理情况下，呼吸浅快的原因是（　　）。
   A．肺牵张反射　　　　　　　B．刺激外周化学感受器
   C．刺激中枢化学感受器　　　D．延髓呼吸中枢兴奋
7. 中枢化学感受器最适宜的刺激是（　　）。
   A．动脉血 H^+ 浓度升高
   B．脑脊液或局部细胞外液二氧化碳分压升高
   C．脑脊液氧分压降低
   D．脑脊液或局部细胞外液 H^+ 浓度升高
8. 人过度通气后可发生呼吸暂停，其主要原因是（　　）。
   A．呼吸肌麻痹　　　　　　　B．血中氧分压过高
   C．血中二氧化碳分压降低　　D．血液 pH 过低

9．正常呼吸节律的形成主要依赖（　　　）。

    A．延髓和中脑　　B．延髓和大脑　　C．延髓和脑桥　　D．大脑皮质

10．切断动物双侧颈部迷走神经后，呼吸的改变是（　　　）。

    A．浅而快　　　　B．浅而慢　　　　C．深而快　　　　D．深而慢

三、判断题

1．CO 与血红蛋白的结合能力比 O_2 强，易导致机体缺氧，面色发绀。（　　　）

2．吸入气中 CO_2 浓度增加时，呼吸加深加快，主要是通过中枢化学感受器途径实现的。（　　　）

3．所有呼吸困难的患者都应给予纯氧吸入，避免 CO_2 对呼吸中枢的抑制。（　　　）

四、简答题

1．简述肺泡表面活性物质的来源、成分、作用及其意义。

2．为什么深慢呼吸比浅快呼吸的气体交换效率高？

五、论述题

试述血液中 CO_2 含量和缺氧对呼吸的影响和作用机制。

第六章

消化与吸收

复习要求

1. 掌握：消化和吸收的概念，消化的方式；胃液、胰液和胆汁的主要成分及其作用；胃和小肠的运动形式；吸收的主要部位，糖、蛋白质的吸收形式、方式和途径，脂肪的吸收途径；交感神经和副交感神经对消化器官活动的调节。

2. 熟悉：胃排空的概念和动力，糖、蛋白质、脂肪的排空速度；小肠吸收的有利条件；胃肠激素的概念，胃肠激素的主要生理作用。

3. 了解：胃黏液-碳酸氢盐屏障和胃黏膜屏障。

考点详解

一、消化和吸收的概念

1. 消化和吸收的概念

消化：食物在消化道内被加工、分解，变成可被吸收的小分子物质的过程。

吸收：经消化后的小分子物质及水、无机盐和维生素等透过消化道黏膜进入血液或淋巴液的过程。

2. 消化的方式

（1）机械性消化：主要通过消化道肌肉的舒缩活动，将食物磨碎，使之与消化液充分混合，并不断地将食物向消化道远端推送。

（2）化学性消化：主要通过消化液中消化酶的作用，将食物中的大分子物质分解为小分子物质。

二、消化道各段的消化功能

（一）胃液的主要成分及作用

1. 盐酸（又称为胃酸）

（1）分泌部位：由胃腺壁细胞分泌。

（2）生理作用：①激活胃蛋白酶原为有活性的胃蛋白酶，并为胃蛋白酶提供适宜的酸性环境；②使食物中的蛋白质变性而易于水解；③杀死随食物入胃的细菌；④盐酸随食糜进入小肠后，可促进胰液、胆汁和小肠液的分泌；⑤盐酸在小肠内形成的酸性环境利于钙、铁的吸收。

2．胃蛋白酶原

（1）分泌部位：由胃腺主细胞分泌。

（2）激活物：在盐酸的作用下，胃蛋白酶原被水解为有活性的胃蛋白酶；胃蛋白酶原也可被胃蛋白酶激活。

（3）生理作用：胃蛋白酶最适宜的 pH 为 1.8～3.5，在此酸性环境中，胃蛋白酶能将食物中的蛋白质分解为䏡、胨和少量的多肽和氨基酸，还具有凝乳作用；当 pH 大于 5 时，胃蛋白酶将完全失活。

3．内因子

内因子是胃腺壁细胞分泌的一种糖蛋白。内因子的生理作用是保护维生素 B_{12} 并促进回肠黏膜吸收维生素 B_{12}。当内因子缺乏时，可导致维生素 B_{12} 吸收障碍，引起巨幼红细胞性贫血。

4．黏液

黏液由胃腺的黏液细胞和胃黏膜表面的上皮细胞分泌。黏液覆盖在胃黏膜表面形成凝胶状黏液层，其主要作用有：①润滑作用，使食糜在胃内易于往返移动；②保护胃黏膜免受粗糙食物的机械损伤；③黏液与胃黏膜分泌的 HCO_3^- 一起构成"胃黏液-碳酸氢盐屏障"，防止胃酸和胃蛋白酶侵蚀胃黏膜。

胃的保护屏障：①胃黏液-碳酸氢盐屏障（见上文）；②胃黏膜屏障：是胃黏膜上皮细胞顶端膜与相邻细胞之间的紧密连接所形成的结构，可防止 H^+ 通过。

（二）胃的运动和胃排空

1．胃的运动

（1）胃的运动形式：①紧张性收缩；②容受性舒张（胃特有）；③蠕动（消化道共有）。

（2）容受性舒张：进食时，食物刺激口腔、咽、食管等处感受器，通过迷走-迷走反射，引起胃底和胃体平滑肌舒张，称为胃的容受性舒张。其生理意义是使胃容量增大，胃内压变化不大，有利于实现胃容纳并储存食物的主要功能。

2．胃排空

（1）概念：食糜由胃排入十二指肠的过程，称为胃排空。

（2）速度：与食物的物理性状和化学成分等有关。在三种主要营养物质中，糖类的胃排空速度最快、蛋白质次之、脂肪最慢。混合食物完全胃排空通常需要 4～6 小时。

（3）动力：胃的运动。

（4）特点及意义：胃排空是间断进行的，使胃排空与小肠内食物的消化和吸收速度相适应。

（5）影响因素：①胃内因素促进胃排空；②十二指肠内因素抑制胃排空，十二指肠内的酸性食糜、脂肪、高渗及扩张刺激，可通过肠-胃反射抑制胃排空。此外，食糜中的酸和脂肪还可刺激十二指肠黏膜释放抑胃肽、促胰液素、缩胆囊素等胃肠激素，抑制胃排空。

（6）肠-胃反射：食糜进入十二指肠后，可刺激肠壁中的机械和化学感受器，反射性抑制胃的运动和胃排空，称为肠-胃反射。

（三）胰液的主要成分及作用

1．碳酸氢盐

由胰腺的小导管细胞分泌。其生理作用有：①中和进入十二指肠的盐酸，保护肠黏膜免受强酸的侵蚀；②为小肠内各种消化酶提供适宜的碱性环境。

2．胰淀粉酶

由胰腺的腺泡细胞分泌。胰淀粉酶能水解淀粉为麦芽糖。

3．胰脂肪酶

由胰腺的腺泡细胞分泌。胰脂肪酶是消化脂肪的主要消化酶。胰脂肪酶可将脂肪分解为甘油、甘油一酯和脂肪酸（短链、中链和长链）。

4．胰蛋白酶和糜蛋白酶

（1）分泌部位及存在形式：由胰腺的腺泡细胞分泌。两者均以无活性的酶原形式存于胰液。

（2）激活：①小肠液中的肠激酶激活胰蛋白酶原为有活性的胰蛋白酶；此外，盐酸、胰蛋白酶等也可激活胰蛋白酶原；②胰蛋白酶激活糜蛋白酶原为糜蛋白酶。

（3）作用：①胰蛋白酶和糜蛋白酶均可分解蛋白质为䏡和胨；②在两种酶共同作用下，可将蛋白质分解为多肽和氨基酸；③糜蛋白酶还具有凝乳作用。

由于胰液中含有水解三大营养物质的消化酶，作用强大、全面，所以，消化食物最全面、消化能力最强、最重要的消化液是胰液。若胰液分泌缺乏，将造成食物中脂肪和蛋白质的消化和吸收障碍，继而影响脂溶性维生素的吸收。

（四）胆汁的主要成分及作用

1．分泌部位及主要成分

胆汁由肝细胞分泌，其主要成分有胆盐、胆固醇、胆色素、卵磷脂等，无消化酶。

2．胆汁的作用

胆汁中虽无消化酶，但能促进脂肪的消化吸收，这主要依靠胆盐来完成。胆汁的主要作用有：①乳化脂肪为脂肪微滴，增加脂肪与胰脂肪酶的接触面积，促进脂肪的消化；②胆盐与甘油一酯和长链脂肪酸等结合形成水溶性微胶粒，促进脂肪的吸收；③促进脂溶性维生素 A、D、E、K 等的吸收。

（五）小肠的运动形式

（1）小肠的运动形式有：①紧张性收缩；②分节运动（小肠特有）；③蠕动。

（2）分节运动：是以小肠环形肌为主的节律性收缩和舒张的活动。生理意义：①使食糜与消化液充分混合，利于食物的消化；②促进食糜与黏膜接触，并挤压肠壁促进血液和淋巴液回流，利于营养物质的吸收。

三、吸收

（一）营养物质吸收的主要部位和有利条件

1．营养物质吸收的主要部位

营养物质吸收的主要部位是小肠。糖类、蛋白质和脂肪的消化产物及维生素等绝大部分营养物质在十二指肠和空肠被吸收，胆盐和维生素 B_{12} 在回肠被吸收。

2．利于小肠吸收的条件

①小肠的吸收面积巨大。成人小肠长 5～7 m，小肠黏膜上的环状皱襞、绒毛和微绒毛等结构使小肠的吸收表面积高达 200～250 m^2；②小肠绒毛内有丰富的毛细血管、毛细淋巴管和平滑肌、神经丛等结构，促进和加速血液和淋巴液回流，利于吸收；③食物在小肠内已被充分消化为可被吸收的小分子物质；④食物在小肠内停留时间较长（3～8 小时），有足够的时间被吸收。

（二）三大营养物质的吸收

1．糖的吸收

（1）吸收形式：单糖（主要是葡萄糖）。

（2）吸收方式：继发性主动转运（见第二部分第二章）。

（3）吸收途径：血液。

2．蛋白质的吸收

（1）吸收形式：氨基酸。

（2）吸收方式：继发性主动转运（见第二部分第二章）。

（3）吸收途径：血液。

3．脂肪的吸收

（1）吸收形式：甘油、脂肪酸（短链、中链和长链）和甘油一酯。

（2）吸收方式：①长链脂肪酸和甘油一酯不溶于水，须依赖胆盐的帮助才能进入小肠黏膜上皮细胞。在小肠黏膜上皮细胞内，长链脂肪酸和甘油一酯先合成脂肪，再与载脂蛋白结合形成乳糜微粒，以出胞作用的方式排至细胞间隙，再进入毛细淋巴管。②中、短链脂肪酸和甘油能溶于水，可直接以扩散方式通过小肠黏膜，被吸收入血液。

（3）吸收途径：脂肪有淋巴和血液两条吸收途径，以淋巴为主。

四、消化功能的调节

（一）交感神经和副交感神经对消化功能的调节

消化器官主要受交感神经和副交感神经的双重支配，二者作用相反。副交感神经的作用较强。

1．交感神经的作用

交感神经兴奋对消化功能起抑制作用，表现为胃肠运动减弱，消化腺分泌减少，括约肌收缩，唾液腺分泌少量黏稠唾液。

2．副交感神经的作用

副交感神经兴奋对消化功能起兴奋作用，表现为胃肠运动增强，消化腺分泌增多，括约肌舒张，唾液腺分泌大量稀薄唾液。

（二）胃肠激素对消化功能的调节

1．概念

由胃肠黏膜的内分泌细胞分泌的生物活性物质，统称为胃肠激素。

2. 胃肠激素的共同作用

①调节消化管的运动和消化腺的分泌。②调节其他激素的释放。③营养作用：某些胃肠激素能促进消化系统组织细胞的代谢和生长发育。

3. 主要胃肠激素及其作用（见表2-6-1）

表2-6-1　主要胃肠激素及其作用

激素名称	主要作用
促胃液素	促进胃液（以胃酸、胃蛋白酶原为主）、胰液和胆汁的分泌，加强胃肠运动和胆囊收缩；促进消化道黏膜生长
促胰液素	促进胰液（以水和碳酸氢盐为主）、胆汁和小肠液的分泌，抑制胃液分泌和胃肠运动
缩胆囊素	促进胆囊收缩和胆汁排放，促进胰液中胰酶的分泌；促进胰腺外分泌组织生长
抑胃肽	抑制胃液的分泌和胃的运动；促进胰岛素分泌

经典解析

1. 下列关于胃酸生理作用的描述错误的是（　　）。

    A. 促进维生素 B_{12} 的吸收

    B. 杀死随食物进入胃内的细菌

    C. 能激活胃蛋白酶原，提供胃蛋白酶所需的酸性环境

    D. 盐酸进入小肠后，可促进胆汁和胰液的分泌

【答案解析】本题应选A。本题重点考查胃酸的生理作用。胃酸的生理作用有：①激活胃蛋白酶原为有活性的胃蛋白酶，并为胃蛋白酶提供适宜的酸性环境；②使食物中的蛋白质变性而易于水解；③杀死随食物入胃的细菌；④盐酸随食糜进入小肠后，可促进胰液、胆汁和小肠液的分泌；⑤盐酸在小肠内形成的酸性环境利于钙、铁的吸收。因此B、C、D选项均符合胃酸的生理作用，而A选项不是胃酸的生理作用而是内因子的作用。故选A。

2. 下列关于胃排空的叙述错误的是（　　）。

    A. 混合食物胃排空需4～6小时　　　　B. 蛋白质比糖类、脂肪食物排空慢

    C. 胃的运动是胃排空的动力　　　　　D. 十二指肠内容物可调控胃排空

【答案解析】本题应选B。本题重点考查对胃排空的理解。胃排空的动力是胃的运动，胃排空速度与食物的物理性状和化学成分等有关。在三种主要营养物质中，糖类的胃排空速度最快、蛋白质次之、脂肪最慢。混合食物完全胃排空通常需要4～6小时。胃排空影响因素中胃内因素促进胃排空；十二指肠内因素抑制胃排空。十二指肠内的酸性食糜、脂肪、高渗及扩张刺激，可通过肠-胃反射抑制胃排空。因此A、C、D选项均叙述正确，而B选项叙述错误，糖类的排空速度大于蛋白质。故选B。

3. 消化能力最强的消化液是（　　）。

    A. 唾液　　　　　B. 胃液　　　　　C. 胰液　　　　　D. 胆汁

【答案解析】本题应选C。本题重点考查胰液作用的特点。胰液中含有水解三大营养物质的消化酶，作用强大、全面，所以，消化食物最全面、消化能力最强、最重要的消化液是胰液。故选C。

4. 下列关于胆汁生理作用的描述错误的是（　　　）。

    A. 促进脂肪的消化　　　　　　　　　B. 促进脂肪的吸收

    C. 促进蛋白质的吸收　　　　　　　　D. 促进维生素 A、D、E、K 的吸收

【答案解析】本题应选 C。本题重点考查胆汁的作用。胆汁的主要作用有：①乳化脂肪为脂肪微滴，增加脂肪与胰脂肪酶的接触面积，促进脂肪的消化；②胆盐与甘油一酯和长链脂肪酸等结合形成水溶性微胶粒，促进脂肪的吸收；③促进脂溶性维生素 A、D、E、K 等的吸收。因此 A、B、D 选项表述正确。故选 C。

5. 能在回肠被吸收的物质是（　　　）。

    A. 葡萄糖　　　　　B. 氨基酸　　　　　　C. 脂肪酸　　　　　D. 胆盐

【答案解析】本题应选 D。营养物质吸收的主要部位是小肠。糖类、蛋白质和脂肪的消化产物及维生素等绝大部分营养物质在十二指肠和空肠被吸收，胆盐和维生素 B_{12} 在回肠被吸收。故 A、B、C 选项均在十二指肠和空肠被吸收，而 D 选项在回肠被吸收。故选 D。

基础过关

一、名词解释

1. 消化　　　　　　　　　2. 吸收　　　　　　　　　3. 胃排空

4. 胃肠激素

二、单项选择题

1. 下列关于内因子的叙述正确的是（　　　）。

    A. 由主细胞分泌　　　　　　　　　　B. 是一种胃肠激素

    C. 能激活胃蛋白酶原　　　　　　　　D. 能与食物中维生素 B_{12} 结合

2. 下列有关胃蛋白酶的叙述错误的是（　　　）。

    A. 胃腺主细胞分泌胃蛋白酶原

    B. 主要由 HCl 激活

    C. 最适 pH 为 5

    D. 分解蛋白质为胨、腖和少量的多肽、氨基酸

3. 胃液的作用不包括（　　　）。

    A. 激活胃蛋白酶原　　　　　　　　　B. 初步消化食物中蛋白质

    C. 抑制胰液、胆汁、小肠液的分泌　　D. 促进维生素 B_{12} 的吸收

4. 分泌盐酸和内因子的是（　　　）。

    A. 主细胞　　　　　B. 壁细胞　　　　　C. 黏液细胞　　　　　D. 胃上皮细胞

5. 胃特有的运动形式是（　　　）。

    A. 紧张性收缩　　B. 蠕动　　　　　　C. 容受性舒张　　　D. 分节运动

6. 小肠特有的运动形式是（　　　）。

    A. 紧张性收缩　　B. 蠕动　　　　　　C. 容受性舒张　　　D. 分节运动

7. 胃蛋白酶原的主要激活物是（　　　）。

    A. 肠致活酶　　　B. 组织液　　　　　C. HCl　　　　　　D. 胃蛋白酶

8．参与脂肪消化和吸收的消化液为（　　）。

    A．唾液和胃液　　　　　　　　　　B．胰液和胆汁

    C．胃液和胰液　　　　　　　　　　D．胆汁和胃液

9．胆汁中与脂肪消化吸收有关的成分是（　　）。

    A．胆固醇　　　　B．卵磷脂　　　　C．胆盐　　　　D．胆色素

10．不含有消化酶的消化液是（　　）。

    A．唾液　　　　　B．胃液　　　　　C．胰液　　　　D．胆汁

11．三种主要营养物质在胃内排空速度由快到慢的顺序是（　　）。

    A．蛋白质、糖、脂肪　　　　　　　B．糖、脂肪、蛋白质

    C．糖、蛋白质、脂肪　　　　　　　D．脂肪、糖、蛋白质

12．维生素 B_{12} 吸收的主要部位是在（　　）。

    A．十二指肠　　　　B．空肠　　　　C．回肠　　　　D．结肠

13．营养物质吸收的主要部位是（　　）。

    A．胃　　　　　　　B．小肠　　　　C．口腔　　　　D．结肠

14．下列有关小肠对葡萄糖的吸收的叙述，不正确的是（　　）。

    A．属于继发性主动吸收　　　　　　B．需要钠泵的帮助

    C．葡萄糖是糖吸收的主要形式　　　D．吸收部位主要在回肠

15．下列有关交感神经对消化器官作用的叙述，错误的是（　　）。

    A．抑制胆囊收缩　　　　　　　　　B．抑制胃肠运动

    C．抑制唾液分泌　　　　　　　　　D．使括约肌收缩

16．电刺激副交感神经时，可使胃肠道（　　）。

    A．运动增强、括约肌收缩　　　　　B．运动减弱、消化液分泌减少

    C．运动减弱、括约肌舒张　　　　　D．运动增强、消化液分泌增多

三、判断题

1．消化有机械性消化和化学性消化两种形式。（　　）

2．胆盐可保护和促进维生素 B_{12} 在回肠的吸收。（　　）

3．胃蛋白酶能激活胃蛋白酶原并可将蛋白质分解为胨和䏡。（　　）

4．胃蛋白酶原主要由肠激酶激活。（　　）

5．混合食物由胃完全排空通常需要4～6小时。（　　）

6．胆汁中虽没有消化酶，但可以乳化脂肪，对脂肪的消化吸收很重要。（　　）

7．胆汁中的胆盐可促进脂溶性维生素的吸收。（　　）

8．脂肪的吸收途径以血液途径为主。（　　）

四、简答题

1．简述胃酸的生理作用。

2．试述胰液的主要成分及其生理作用。

3．简述交感神经和副交感神经对消化系统的作用。

提升训练

一、名词解释

1. 分节运动　　　　　　　　2. 内因子　　　　　　　　3. 容受性舒张

二、单项选择题

1. 胃大部分切除的患者出现严重贫血，表现为血液中巨幼红细胞增多，其主要原因是（　　）。
　　A. 黏液减少　　　B. 内因子减少　　　C. HCl减少　　　D. 胃蛋白酶原减少

2. 关于胰液的作用，下列叙述不正确的是（　　）。
　　A. 中和进入十二指肠的胃酸　　　　　　B. 可使淀粉分解为葡萄糖
　　C. 使脂肪分解为甘油和脂肪酸　　　　　D. 胰蛋白酶可使蛋白质分解为胨和胨

3. 小肠环形肌收缩为主的节律性运动是（　　）。
　　A. 蠕动　　　　　B. 紧张性收缩　　　C. 分节运动　　　D. 容受性舒张

4. 胆汁的作用不包括（　　）。
　　A. 乳化脂肪　　　　　　　　　　　　　B. 分解脂肪为甘油和脂肪酸
　　C. 促进脂肪分解产物的吸收　　　　　　D. 促进脂溶性维生素的吸收

5. 抑制胃排空的因素是（　　）。
　　A. 胃内食糜　　　　　　　　　　　　　B. 十二指肠酸性食糜
　　C. 胃的扩张　　　　　　　　　　　　　D. 迷走神经兴奋

6. 下列关于胃黏膜的保护屏障的说法不正确的是（　　）。
　　A. 胃黏膜上皮细胞与相邻细胞间的紧密连接构成了胃黏膜屏障
　　B. 胃黏膜表面有黏液-碳酸氢盐屏障
　　C. 胃黏膜的黏液层即可抵御胃酸和胃蛋白酶的消化
　　D. 乙醇可破坏或减弱胃黏膜的屏障作用

7. 小肠内激活胰蛋白酶原的主要物质是（　　）。
　　A. 胆汁　　　　　B. 胃酸　　　　　　C. 肠激酶　　　　D. 胰蛋白酶

8. 小肠内激活糜蛋白酶原的主要物质是（　　）。
　　A. 胆汁　　　　　B. 胃酸　　　　　　C. 肠激酶　　　　D. 胰蛋白酶

9. 排便反射的低级中枢位于（　　）。
　　A. 脑桥　　　　　B. 延髓　　　　　　C. 脊髓腰、骶段　D. 中脑

10. 下列关于脂肪消化和吸收的叙述错误的是（　　）。
　　A. 脂肪的消化和吸收需要胆盐参与
　　B. 乳糜微粒经淋巴途径进入血液
　　C. 淋巴是脂肪分解产物吸收的唯一途径
　　D. 短链脂肪酸可直接进入血液循环

11. 引起胆囊收缩的最主要的胃肠激素是（　　）。
　　A. 促胰液素　　　B. 促胃液素　　　　C. 促胰酶素　　　D. 胆盐

12. 促胰液素的作用是（　　）。
　　A. 促进胰液中消化酶的分泌　　　　　　B. 促进胰液中水和碳酸氢盐的分泌

C．收缩胆囊　　　　　　　　　D．促进胃肠运动

13．促进胰液中消化酶分泌的最重要体液因素是（　　）。

　　A．促胃液素　　　B．促胰液素　　　C．缩胆囊素　　　D．胆盐

14．下列不能促进胃酸分泌的是（　　）。

　　A．促胃液素　　　B．乙酰胆碱　　　C．促胰液素　　　D．组胺

15．用阿托品阻断 M 受体可导致（　　）。

　　A．唾液分泌增多　　　　　　　　B．胃液分泌增多

　　C．胃肠运动减弱　　　　　　　　D．胰液分泌增多

三、判断题

1．小肠的分节运动只是将其内容物向大肠推进。　　　　　　　　（　　）

2．脂肪的消化产物只能够透过小肠黏膜进入淋巴循环而被吸收。　（　　）

3．食物进入十二指肠后可刺激其产生抑胃肽，减缓食物进入。　　（　　）

4．阻断乙酰胆碱作用的药物，能使胃肠运动增强，括约肌收缩。　（　　）

5．切断支配胃肠道的副交感神经，胃肠蠕动将会消失。　　　　　（　　）

6．缩胆囊素能促进胆汁和胰液中消化酶的分泌。　　　　　　　　（　　）

四、简答题

为什么小肠是营养物质吸收的主要部位？

第七章

能量代谢与体温

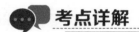 **复习要求**

1. 掌握：影响能量代谢的主要因素，基础代谢率的概念、正常值及临床意义；体温的概念、正常值和生理变动，机体主要的产热器官，机体散热的主要部位、方式和临床应用。

2. 熟悉：基础状态，体温调节的基本中枢。

3. 了解：体温调定点。

考点详解

一、能量代谢

伴随物质代谢而发生的能量的储存、转移、释放和利用，称为能量代谢。机体在单位时间内的能量代谢量称为能量代谢率。

（一）影响能量代谢的因素——"二动一温一作用"

1. 肌肉活动

肌肉活动是影响能量代谢最显著的因素。肌肉活动增强，能量代谢增加。

2. 精神活动

精神紧张或情绪激动时，会增强能量代谢，能量代谢率增加。

3. 环境温度

人体在安静状态下、环境温度为 20～30℃时（最适环境温度）的能量代谢最为稳定。当环境温度低于 20℃或高于 30℃时，能量代谢都会增强。

4. 食物的特殊动力作用

由进食引起机体额外产生热量的现象，称为食物的特殊动力作用。三大营养物质中，蛋白质食物的特殊动力作用最大，高达 30%；糖或脂肪的食物特殊动力作用为 4%～6%；混合食物的特殊动力作用为 10%。因此，在寒冷季节多食高蛋白质食物可增加额外产热量，抵御寒冷；而临床上，高热患者要适当限制蛋白质摄入。

（二）基础代谢率

1. 概念

机体在基础状态下的能量代谢称为基础代谢。机体在单位时间内的基础代谢称为基础代谢率（BMR）。

2. 基础状态

机体处于：①清晨、清醒、静卧；②精神安宁；③室温维持在 20～25℃；④空腹（或禁食 12 h 以上）的状态，称为基础状态。

3. 正常值

BMR 相对值=（实测值–正常平均值）/正常平均值×100%。BMR 相对值在±15%以内时，属于正常范围。当 BMR 相对值超过±20%时，就有可能是病理变化。

4. 临床意义

很多疾病伴有基础代谢率的改变，但甲状腺功能异常对基础代谢率的影响最为显著。当甲状腺功能亢进时，BMR 可比正常值高 25%～80%；甲状腺功能低下时，BMR 可比正常值低 20%～40%。故临床上测定 BMR 主要是辅助诊断甲状腺疾病的。

二、体温

（一）体温的概念、测量部位及正常值

体温是指人体深部组织的平均温度。不同测量部位体温的正常值：①直肠为 36.9～37.9℃。②口腔为 36.7～37.7℃。③腋窝为 36.0～37.4℃。

（二）体温的生理性波动

1. 昼夜差异

人体体温具有日节律，即清晨 2～6 时最低，午后 1～6 时最高，一天内波动幅度小于 1℃。

2. 性别差异

①成年女性的体温比男性平均高 0.3℃；②生育期女性基础体温随月经周期呈现周期性变化：月经期和排卵日之前的体温较低，排卵日最低，排卵后体温升高（与孕激素有关）。

3. 年龄差异

儿童的体温略高于成人，成人的体温略高于老年人。

4. 肌肉活动和精神活动

肌肉活动、情绪激动、精神紧张都可使体温升高。此外，环境温度、进食和麻醉等对体温也有一定的影响。

（三）机体的产热和散热

1. 产热器官

①机体安静时，主要的产热器官是内脏，尤以肝脏产热最多；②运动或劳动时，主要的产热器官是骨骼肌。

2. 散热

（1）散热的主要部位：皮肤。

（2）皮肤的散热方式：①辐射散热，约占机体总散热量的 60%，是机体在安静状态下主要的散热方式；②传导散热，冰的导热性好，故临床上常用冰袋、冰帽为高热患者降温；③对流散热，开窗通风或使用风扇可加速空气对流，促进机体散热；④蒸发散热，分为不感蒸发（不显汗）和可感蒸发（显汗）两种。临床上对高热患者采用乙醇（酒精）或温水擦浴降温，就属于蒸发散热。

（3）说明：辐射、传导、对流三种散热方式只在环境温度低于皮肤温度时才能进行。当环境温度高于或接近皮肤温度时，机体唯一有效的散热方式是蒸发散热。

（四）体温调节的基本中枢和调定点

1．体温调节的基本中枢

体温调节的基本中枢位于下丘脑。

2．体温调定点

下丘脑 PO/AH（视前区/下丘脑前部）的温度敏感神经元起着体温调定点的作用。若某种原因使体温调定点上移，则出现发热。

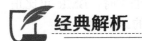 **经典解析**

1．食物的特殊动力作用最大的食物是（　　　）。

    A．糖类　　　　　B．脂肪　　　　　C．蛋白质　　　　　D．混合食物

【答案解析】本题应选 C。本题重点考查三大营养物质和混合食物产生额外热量的多少。蛋白质增加 30%的额外热量，糖或脂肪增加 4%～6%，混合食物增加 10%，因此蛋白质的特殊动力效应最强，故选 C。

2．安静时的主要产热器官是（　　　）。

    A．大脑　　　　　B．皮肤　　　　　C．肝脏　　　　　D．骨骼肌

【答案解析】本题应选 C。本题重点考查安静状态下机体各器官和组织的产热量的多少。安静时，机体产热的主要器官是内脏，尤其是肝脏产热最多，故选 C。

3．当环境温度接近或高于体温时，机体唯一有效的散热方式是（　　　）。

    A．辐射散热　　　B．传导散热　　　C．对流散热　　　D．蒸发散热

【答案解析】本题应选 D。本题重点考查散热的四种方式。散热方式中辐射散热、传导散热、对流散热这三种散热方式只有在环境温度低于皮肤温度时才能进行，如果环境温度高于或接近于皮肤温度时，蒸发散热就成为唯一有效的散热方式，故选 D。

4．下列各部位的体温由高到低排序，正确的是（　　　）。

    A．口腔、直肠、腋窝　　　　　　　B．腋窝、口腔、直肠

    C．直肠、口腔、腋窝　　　　　　　D．腋窝、直肠、口腔

【答案解析】本题应选 C。本题重点考查常用测量部位体温正常值。人体体温的正常值：直肠温度为 36.9～37.9℃，口腔温度为 36.7～37.7℃，腋窝温度为 36.0～37.4℃，故选 C。

5．下列有关体温的叙述正确的是（　　　）。

    A．直肠的温度低于腋窝　　　　　　B．正常时是恒定不变的

    C．不因性别年龄而有差异　　　　　D．测量部位有直肠、腋窝、口腔

【答案解析】本题应选 D。本题重点考查正常体温及其生理变化。直肠温度为 36.9～37.9℃，腋窝温度为 36.0～37.4℃，直肠温度高于腋窝，所以 A 选项不正确；正常情况下，

体温保持相对稳定，但可随昼夜、性别、年龄和其他因素发生一定幅度的波动，并不是恒定不变的，所以 B、C 选项不正确；临床上通常测定直肠、口腔、腋窝的温度来代表体温，故选 D。

6. 下列有关体温的叙述正确的是（　　）。

A. 是机体深部的平均温度　　　　B. 口腔的温度低于腋窝

C. 腋窝有汗不影响腋温的测量　　D. 测量部位是腋窝

【答案解析】本题应选 A。本题重点考查体温的概念。体温是指机体深部组织的平均温度，故选 A。

7. 体温调定点位于（　　）。

A. 下丘脑　　　　　　　　　　　B. 大脑皮质

C. 下丘脑后部　　　　　　　　　D. 视前区-下丘脑前部

【答案解析】本题应选 D。本题重点考查体温调节中枢的位置。体温调节中枢在下丘脑的视前区，故选 D。

8. 基础代谢率随年龄的不同而有差异，一般是年龄越大，基础代谢率越高。（　　）

【答案解析】本题应判"错"，本题重点考查年龄对基础代谢率的影响。一般是年龄越大，基础代谢率越低，故判"错"。

9. 机体在基础状态下的能量代谢称为基础代谢率。（　　）

【答案解析】本题应判"错"，本题重点考查基础代谢率的概念。单位时间内的基础代谢称为基础代谢率，而题目中是基础代谢的概念，故判"错"。

10. 基础代谢率是机体最低的能量代谢率。（　　）

【答案解析】本题应判"错"，本题重点考查基础代谢率的概念。单位时间内的基础代谢称为基础代谢率，故判"错"。

🔧 基础过关

一、名词解释

1. 基础代谢率　　　　　2. 体温　　　　　3. 食物的特殊动力作用

二、单项选择题

1. 影响机体能量代谢最显著的因素是（　　）。

A. 食物　　　　B. 肌肉活动　　　　C. 环境温度　　　　D. 精神紧张

2. 一天中体温最低的时段是（　　）。

A. 清晨 2～6 时　　B. 早晨 7～8 时　　C. 午后 1～6 时　　D. 傍晚 6～7 时

3. 运动时的主要产热器官是（　　）。

A. 大脑　　　　B. 皮肤　　　　C. 肝脏　　　　D. 骨骼肌

4. 机体的散热器官主要是（　　）。

A. 骨骼肌　　　　B. 皮肤　　　　C. 大脑　　　　D. 肝脏

5. 在寒冷环境中机体产热主要来自（　　）。

A. 骨骼肌不自主收缩　　　　　　B. 皮肤血管收缩

C. 肾上腺素分泌增多　　　　　　D. 甲状腺激素分泌增多

6. 在常温下，皮肤的物理散热速度主要决定于（　　　）。

  A．皮肤温度   B．皮肤温度和环境温度差

  C．环境湿度   D．环境温度

7. 下列对基础代谢率的叙述错误的是（　　　）。

  A．指人体在基础状态下的能量代谢率

  B．在清晨、清醒、空腹、静卧时测定

  C．在 20～25℃环境中，能量代谢率较稳定

  D．基础代谢率是机体最低的能量代谢水平

8. 对高热患者的降温措施，不包括（　　　）。

  A．服用降低调定点的药物   B．减少室内空气的对流

  C．用冰袋置于腋窝部   D．乙醇（酒精）擦浴

9. 体温调节的基本中枢位于（　　　）。

  A．脊髓   B．延髓   C．中脑   D．下丘脑

三、判断题

1. 影响能量代谢最显著的因素是肌肉活动。　　　　　　　　　　　（　　）

2. 人体安静时的主要产热器官是内脏，运动时的主要产热器官是骨骼肌。（　　）

3. 环境温度低于 20℃或高于 30℃时，能量代谢率均增强。　　　　（　　）

4. 测定基础代谢率主要是辅助诊断甲状腺疾病。　　　　　　　　　（　　）

5. 甲状腺功能低下时，基础代谢率上升。　　　　　　　　　　　　（　　）

6. 皮肤是机体主要的散热器官。　　　　　　　　　　　　　　　　（　　）

7. 机体的热量主要是以热辐射形式向外界散发的。　　　　　　　　（　　）

8. 当环境温度接近或高于皮肤温度时，蒸发散热是机体唯一的散热方式。（　　）

9. 增大风速能降低对流散热的效率。　　　　　　　　　　　　　　（　　）

四、简答题

1. 简述影响能量代谢的因素。

2. 简述体温的生理波动。

3. 简述机体散热的主要部位和方式。

📖 提升训练

一、单项选择题

1. 临床上给高热患者用稀释乙醇（酒精）擦浴是为了促进（　　　）。

  A．传导散热   B．对流散热   C．辐射散热   D．蒸发散热

2. 给高热患者用冰帽、冰袋降温属于（　　　）。

  A．辐射散热   B．传导散热   C．对流散热   D．蒸发散热

3. 不能促进机体产热的激素是（　　　）。

  A．肾上腺素   B．甲状腺激素   C．雌激素   D．孕激素

二、判断题

交感神经兴奋，肾上腺素分泌增多，能增加机体的产热量。　　　　（　　）

第八章

肾脏的排泄功能

复习要求

1. 掌握：尿生成的基本过程；肾小球有效滤过压的概念，肾小球滤过率的概念、正常值及意义，重吸收的主要部位，肾糖阈的概念及正常值；渗透性利尿与水利尿的区别，血管升压素和醛固酮的生理作用及分泌调节。

2. 熟悉：排泄的概念和排泄器官；影响肾小球滤过的因素，滤过分数的概念；重吸收的方式和特点，水、葡萄糖的重吸收，肾小管和集合管的分泌；正常尿量、多尿、少尿、无尿的概念。

3. 了解：肾脏的功能。

考点详解

一、概述

（一）排泄的概念

排泄是指机体将新陈代谢过程中产生的代谢终产物、过剩的、有毒的及药物等物质，经血液循环，再通过相应的排泄器官排出体外的过程。食物残渣的排出因未经血液循环，故不属于排泄。

（二）排泄器官

人体的主要排泄器官有肾、肺、皮肤汗腺和消化道。肾是人体最重要的排泄器官。

（三）肾的功能

1. 排泄功能

肾以生成尿的方式排出体内物质代谢终产物及药物等物质，调节机体的水、电解质和酸碱平衡，最终维持内环境的相对稳定。

2. 内分泌功能

肾还具有内分泌功能。肾分泌的促红细胞生成素、肾素、前列腺素等生物活性物质能参与调节机体的某些生理功能。

二、尿生成的过程

（一）尿生成的部位和基本过程

尿生成的部位是肾单位和集合管，其基本过程为：①肾小球的滤过；②肾小管和集合管的重吸收；③肾小管和集合管的分泌。

（二）肾小球的滤过

1. 概念

肾小球的滤过是指血液在流经肾小球毛细血管时，血浆中除大分子血浆蛋白以外的水和小分子溶质，透过滤过膜滤入肾小囊腔形成原尿（超滤液）的过程。原尿与血浆的主要区别是原尿中几乎没有蛋白质。

2. 滤过的结构基础——滤过膜

滤过膜由毛细血管内皮细胞、基膜和肾小囊脏层上皮细胞三层结构组成，每层结构上有大小不等的孔道，构成了机械屏障，其中，基膜的网孔最小。滤过膜每层结构都含有带负电荷的蛋白质，构成了电学屏障。两种屏障的性质共同决定了滤过膜的通透性，即分子量小于 70 000 的小分子物质能通过滤过膜的机械屏障，带负电的物质不易透过滤过膜。

3. 滤过的动力——有效滤过压

肾小球有效滤过压是肾小球滤过的动力，是促进滤过力量与阻止滤过力量之差，即：肾小球有效滤过压=肾小球毛细血管血压−（血浆胶体渗透压+肾小囊内静水压）。

4. 衡量肾小球滤过功能的指标

（1）肾小球滤过率：每分钟两肾生成的原尿量，称为肾小球滤过率，正常值为 125 mL/min。肾小球滤过率是衡量肾小球滤过功能的重要指标。

（2）滤过分数：肾小球滤过率与肾血浆流量的比值，称为滤过分数，正常值约为 19%。

（三）肾小管和集合管的重吸收

1. 概念

小管液流经肾小管和集合管时，小管液中的各种物质经上皮细胞的转运，全部或部分重新进入肾小管周围毛细血管的过程，称为肾小管和集合管的重吸收。

2. 重吸收的主要部位

重吸收的主要部位是近端小管。

3. 重吸收的方式

（1）主动重吸收：肾小管上皮细胞消耗能量逆浓度差或电位差转运物质的方式。如 Na^+、K^+、Ca^{2+}、葡萄糖、氨基酸等的重吸收属于主动重吸收。

（2）被动重吸收：肾小管上皮细胞顺浓度差、电位差或借渗透压差转运物质的方式，不需要消耗能量。如 HCO_3^-、尿素、水和大部分 Cl^- 等的重吸收属于被动重吸收。

4. 重吸收的特点

（1）选择性：①葡萄糖、氨基酸全部被重吸收；②水、Na^+、K^+、Cl^-、HCO_3^- 等物质大部分被重吸收；③尿素、尿酸等小部分被重吸收；④肌酐不被重吸收。

（2）有限性：近端小管对葡萄糖的重吸收是有限度的。当小管液中葡萄糖浓度超过近端小管重吸收葡萄糖的极限能力时，终尿中就会出现葡萄糖，这种现象称为糖尿。将尿中刚开始出现葡萄糖时的最低血糖浓度称为肾糖阈，其正常值为 8.88～9.99 mmol/L（160～

180 mg/dL）。肾糖阈可用来衡量近端小管重吸收葡萄糖的限度。

5．Na^+和Cl^-的重吸收

（1）重吸收的主要部位是近端小管，近端小管重吸收的量为65%～70%。Na^+为主动重吸收，Cl^-为被动重吸收。

（2）髓襻升支粗段：$NaCl$为主动重吸收。

6．葡萄糖的重吸收

（1）重吸收部位：只在近端小管。

（2）重吸收数量：正常时全部重吸收（100%）。

（3）重吸收方式：继发性主动重吸收。

7．水的重吸收

（1）重吸收数量：小管液中99%的水被重吸收。

（2）重吸收种类和部位：①必需重吸收：发生在近端小管，水的重吸收是伴随$NaCl$等溶质的重吸收而被动重吸收的，占水重吸收量的65%～70%，与机体是否缺水无关；②调节性重吸收：发生在远曲小管和集合管，水的重吸收量与机体是否缺水有关，主要受血管升压素（又称抗利尿激素）的调节。远曲小管和集合管对水的重吸收是决定终尿量的关键。

（四）肾小管和集合管的分泌

1．概念

肾小管和集合管上皮细胞将细胞内代谢产物或血液中的某些物质转运至小管液的过程，称为**肾小管和集合管的分泌**。

2．分泌的主要物质

分泌的主要物质为H^+、K^+、NH_3。

（1）H^+的分泌：①主要部位在近端小管；②分泌方式为Na^+-H^+交换；③分泌特点为每分泌1个H^+的同时能重吸收1个Na^+和1个HCO_3^-入血；④生理意义为排酸保碱，维持机体的酸碱平衡。

（2）K^+的分泌：①主要部位在远曲小管和集合管。②分泌方式为Na^+-K^+交换。③分泌特点是Na^+-K^+交换与Na^+-H^+交换存在竞争性抑制关系。机体酸中毒时，体内H^+较多，Na^+-H^+交换增多，Na^+-K^+交换减少，K^+的分泌减少，导致高血钾。相反，机体碱中毒时，体内H^+较少，Na^+-H^+交换减少，Na^+-K^+交换增多，K^+的分泌增多，导致低血钾。④生理意义为排钾保钠，维持机体的电解质平衡。

（3）NH_3的分泌：①主要部位在远曲小管和集合管。②分泌方式为单纯扩散。③分泌特点是分泌NH_3与分泌H^+相互促进。NH_3分泌到小管液中与H^+结合生成NH_4^+，NH_4^+又与小管液中的Cl^-结合生成铵盐（NH_4Cl）随尿排出。NH_3的分泌降低了小管液中的H^+浓度，促进H^+的分泌；H^+的分泌又反过来促进NH_3的分泌。④生理意义为间接促进排酸保碱，维持机体的酸碱平衡。

三、影响和调节尿生成的因素

（一）影响肾小球滤过的因素

1．有效滤过压

肾小球有效滤过压是肾小球滤过的动力。有效滤过压增大，肾小球滤过率增加，尿量增多；反之，尿量减少。任何构成有效滤过压的因素发生改变都可影响肾小球的滤过，引起尿量改变。

（1）肾小球毛细血管血压：①肾小球毛细血管血压是促进肾小球滤过的动力；②在正常情况下，全身动脉血压在 $80 \sim 180$ mmHg 范围内变动时，通过肾的自身调节可维持肾小球毛细血管血压相对稳定，肾小球滤过率无明显变化；③若大失血，动脉血压低于 80 mmHg 时，则超出了肾的自身调节范围，肾小球毛细血管血压下降，有效滤过压降低，肾小球滤过率减少，引起少尿；若动脉血压降到 40mm Hg 时，有效滤过压为 0，则可引起无尿。

（2）血浆胶体渗透压：①是肾小球滤过的阻力；②正常情况下比较稳定；③当静脉输入大量生理盐水时，血浆蛋白被稀释，血浆胶体渗透压下降，有效滤过压增大，肾小球滤过率增加，尿量增多。

（3）肾小囊内静水压：①是肾小球滤过的阻力；②正常情况下比较稳定；③当肾盂或输尿管结石、肿瘤压迫等引起肾小管或输尿管阻塞时，可使肾小囊内静水压升高，有效滤过压降低，肾小球滤过率减少，尿量减少。

2．滤过膜的面积和通透性

（1）滤过膜的面积：①在正常情况下，两肾的滤过膜面积高达 $1.5 \ m^2$ 以上；②当患急性肾小球肾炎时，炎症使肾小球毛细血管管径变窄甚至完全堵塞，滤过膜面积减小，肾小球滤过率降低，导致少尿，甚至无尿。

（2）滤过膜的通透性：①在正常情况下，肾小球滤过膜完整，通透性正常；②若肾小球受到炎症、缺氧、中毒等损害时，滤过膜上带负电的蛋白质减少甚至滤过膜被破坏，可使滤过膜通透性增大，出现蛋白尿，甚至血尿。

3．肾血浆流量

肾血浆流量是肾小球滤过的前提条件，肾血浆流量与肾小球滤过率成正比。①正常情况下，肾的自身调节使肾血浆流量保持相对稳定；②当剧烈运动、剧痛、大失血、休克、严重缺氧时，交感神经兴奋和血液中肾上腺素、去甲肾上腺素等增多，均可使肾血管收缩，肾血浆流量减少，肾小球滤过率降低，尿量减少。

（二）影响和调节肾小管、集合管重吸收和分泌的因素

1．小管液溶质浓度

小管液中的溶质颗粒所形成的渗透压是阻碍肾小管和集合管对水重吸收的力量。当小管液中溶质浓度增加时，小管液的渗透压升高，水的重吸收减少，尿量将增多。

（1）渗透性利尿的概念：小管液渗透压升高引起尿量增多的现象，称渗透性利尿。

（2）渗透性利尿的机制：小管液中溶质浓度增加，小管液渗透压升高，阻碍肾小管和集合管对水的重吸收，水的重吸收减少，尿量增多。

（3）渗透性利尿现象的典型举例：①糖尿病患者的多尿。②临床上利用甘露醇来利尿脱水。甘露醇能透过肾小球滤过膜，却又不能被重吸收，故可使小管液渗透压升高，减少水的重吸收而使尿量增加。③静脉注射高渗糖溶液后引起的尿量增多。

2．血管升压素（VP）

血管升压素，又称抗利尿激素，英文简写为 ADH。

（1）来源与储存：血管升压素由下丘脑视上核和室旁核的神经元合成，经下丘脑-垂体束运送到神经垂体储存，当机体需要时再由神经垂体释放入血。

（2）主要作用：提高远曲小管和集合管上皮细胞对水的通透性，使水的重吸收增多，尿量减少（抗利尿作用）。

（3）促进 ADH 释放的有效刺激主要有：①血浆晶体渗透压升高；②循环血量减少。

（4）调节血管升压素分泌的主要机制如下。

①血浆晶体渗透压：血浆晶体渗透压是调节血管升压素释放的最重要的生理性刺激因素。当机体缺水（如大量出汗、严重呕吐、腹泻等）时，血浆晶体渗透压升高，兴奋下丘脑渗透压感受器，反射性引起血管升压素合成和释放增多，增加远曲小管和集合管上皮细胞对水的通透性，水的重吸收增多，尿量减少，利于血浆晶体渗透压恢复正常。反之，为水利尿的过程，排出体内多余水，恢复正常的血浆晶体渗透压水平。

水利尿的概念：大量饮清水后，血管升压素释放减少而使尿量增多的现象，称为水利尿。水利尿的过程和机制是：当大量饮清水后，血浆晶体渗透压降低，兴奋下丘脑渗透压感受器的作用减弱，反射性使血管升压素的合成和释放减少，降低远曲小管和集合管的上皮细胞对水的通透性，水的重吸收减少，尿量增多。

②循环血量：当大量输液时，循环血量增多，对左心房和胸腔大静脉处容量感受器的刺激增强，迷走神经上传冲动增多，反射性抑制血管升压素的合成和释放，使远曲小管和集合管上皮细胞对水的通透性降低，水的重吸收减少，尿量增多，循环血量恢复正常。当大失血时，循环血量减少，对容量感受器的刺激减弱，迷走神经上传冲动减少，血管升压素分泌和释放增多，使远曲小管和集合管上皮细胞对水的通透性增大，水的重吸收增多，尿量减少，以维持一定的循环血量和血压。

3．醛固酮（AS）

（1）分泌来源：醛固酮由肾上腺皮质球状带分泌。

（2）主要作用：促进远曲小管和集合管上皮细胞对 Na^+ 的主动重吸收和对 K^+ 的排泄；同时，伴随 Na^+ 的重吸收，Cl^- 和水的重吸收也增多。故醛固酮的作用可简单概括为"保 Na^+ 排 K^+，间接保水"。

（3）生理效应：血 Na^+ 浓度升高、血 K^+ 浓度降低、尿量减少、循环血量增加、血压升高。

（4）分泌调节：①肾素-血管紧张素-醛固酮系统：当循环血量减少时，引起肾动脉血压下降，刺激球旁细胞分泌肾素，肾素能使血浆中无活性的血管紧张素原（肝合成）转变为有活性的血管紧张素Ⅰ；继而血管紧张素Ⅰ在转换酶（肺中最丰富）的作用下转变为血管紧张素Ⅱ，在氨基肽酶的作用下，血管紧张素Ⅱ转变为血管紧张素Ⅲ。血管紧张素Ⅱ和Ⅲ都可刺激肾上腺皮质球状带分泌醛固酮，间接促进水的重吸收，使循环血量增加。②血 K^+ 浓度和血 Na^+ 浓度：血 K^+ 浓度升高或血 Na^+ 浓度降低，均能直接刺激肾上腺皮质球状带分泌醛固酮，血中醛固酮浓度升高，血 K^+ 浓度和血 Na^+ 浓度得以恢复。其中，肾上腺皮质球状带对血 K^+ 浓度的变化更敏感。

四、尿量

（一）正常尿量

正常成人每昼夜尿量为 1 000～2 000 mL，平均 1 500 mL。

（二）异常尿量

1．多尿

每昼夜尿量长期保持在 2 500 mL 以上，称为多尿。

2. 少尿和无尿

每昼夜尿量在 100～500 mL，称为少尿；每昼夜尿量不足 100 mL，称为无尿。

经典解析

1. 人体最主要的排泄器官是（   ）。

    A．肠道   B．肾脏   C．肺脏   D．皮肤

【答案解析】本题应选 B。本题重点考查排泄途径。机体的排泄途径有肾、肺、消化道、皮肤，但以通过肾脏的排泄物种类、数量最多，因此，肾脏是最重要和最主要的排泄器官。故选 B。

2. 下列能使肾小球滤过率增高的是（   ）。

    A．肾交感神经兴奋   B．快速静脉滴注生理盐水

    C．静脉注射高渗葡萄糖液   D．注射抗利尿激素

【答案解析】本题应选 B。本题重点考查影响肾小球滤过的因素，肾交感神经兴奋时会使肾血管收缩导致肾小球血流量减少，从而使肾小球滤过率降低，因此 A 选项不正确；C 选项和 D 选项是增加肾小管、集合管对水的重吸收，对肾小球滤过率没有影响，因此 C、D 选项不正确；滴注生理盐水时，血浆蛋白被稀释，血浆胶体渗透压下降，有效过滤压增大，肾小球滤过率增高。故选 B。

3. 肾炎患者出现蛋白尿是由于（   ）。

    A．肾小球滤过率降低

    B．肾小球滤过膜面积增大

    C．血浆蛋白浓度降低

    D．滤过膜上带负电荷的蛋白质减少或消失

【答案解析】本题应选 D。本题重点考查滤过膜通透性的改变对肾小球滤过率的影响。滤过膜上带负电荷的蛋白质减少或消失会导致电学屏障作用下降，滤过膜通透性增加，致使原来不能滤过的蛋白质也可滤过，从而出现蛋白尿。故选 D。

4. 原尿与血浆相比不同的是（   ）。

    A．葡萄糖含量   B．尿素含量   C．蛋白质含量   D．肌酐含量

【答案解析】本题应选 C。本题重点考查血浆、原尿中成分的比较。葡萄糖、尿素、肌酐这三者的含量在血浆和原尿中基本相同，而滤过膜基本无法滤过血浆中的蛋白质。故选 C。

5. 下列关于肾小管和集合管的重吸收的叙述，正确的是（   ）。

    A．无选择性   B．凡机体需要，全部重吸收

    C．肌酐不被重吸收   D．葡萄糖部分被重吸收

【答案解析】本题应选 C。本题重点考查重吸收的特点。肾的重吸收具有选择性和有限性的特点，故 A、B 选项不正确；血糖浓度在没有超过肾糖阈时则全部被重吸收，故 D 选项不正确；肌酐完全不被重吸收，故选 C。

6. 给家兔静脉注射 25% 葡萄糖 10 mL 后尿量增加，其原因是（   ）。

    A．血管升压素分泌减少   B．肾小球滤过率增加

    C．肾血浆晶体渗透压增高   D．肾小管液溶质浓度增高

【答案解析】本题应选 D。本题重点考查影响及调节肾小管、集合管重吸收的因素。25%

葡萄糖是高渗溶液（葡萄糖的浓度大），经过肾小球的滤过后进入肾小管的葡萄糖也增多，增加了小管液中葡萄糖的浓度，导致渗透性利尿。故选 D。

7．高位截瘫患者的排尿障碍是（　　）。

  A．尿频   B．尿潴留   C．尿失禁   D．尿崩症

【答案解析】本题应选 C。本题重点考查排尿异常。排尿的基本中枢位于脊髓腰骶段。高位截瘫患者脊髓骶段的初级排尿中枢与大脑皮质高级中枢联系中断，排尿失去了大脑皮质的意识控制，出现尿失禁。故选 C。

8．滤过分数是肾小球滤过率与每分钟肾血流量的比值。   （　　）

【答案解析】本题应判"错"。本题重点考查滤过分数的概念。滤过分数是指肾小球滤过率与肾血浆流量的比值，题中"肾血流量"应为"肾血浆流量"。故判"错"。

9．急性肾小球肾炎时，滤过膜面积增大，可导致蛋白尿、血尿。 （　　）

【答案解析】本题应判"错"。本题重点考查滤过膜对肾小球滤过的影响。急性肾小球肾炎时，炎症部位肾小球毛细血管管径变窄或完全阻塞，有效滤过面积减小，出现少尿或无尿。故判"错"。

10．大量出汗可引起抗利尿激素（ADH）释放增加，导致尿量较少。 （　　）

【答案解析】本题应判"对"。本题重点考查影响及调节肾小管、集合管重吸收和分泌的因素。大量出汗时，血浆晶体渗透压升高，对渗透压感受器刺激增强，反射性地促使抗利尿激素（ADH）的合成和释放增多，使肾小管和集合管对水的重吸收增加，尿量减少，故判"对"。

🔧 基础过关

一、名词解释

1．排泄   2．肾小球有效滤过压   3．肾小球滤过率

4．滤过分数   5．肾糖阈   6．渗透性利尿

7．水利尿   8．多尿   9．少尿

10．无尿

二、单项选择题

1．正常成人每天的尿量为（　　）。

  A．1 000～2 000 mL   B．1 000～2 500 mL

  C．100～500 mL   D．500～1 000 mL

2．无尿是指每天的尿量在（　　）。

  A．1 000～2 000 mL   B．200～600 mL

  C．100～500 mL   D．少于 100 mL

3．原尿中几乎不含有（　　）。

  A．葡萄糖   B．Na^+

  C．蛋白质   D．肌酐

4．肾小球滤过的动力是（　　）。

  A．肾小球有效滤过压   B．组织液有效滤过压

    C．囊内压   D．血浆胶体渗透压

5．肾小球滤过率是指（   ）。

    A．每分钟一侧肾脏生成的原尿量   B．每分钟两侧肾脏生成的原尿量

    C．每分钟一侧肾脏生成的终尿量   D．每分钟两侧肾脏生成的终尿量

6．肾脏重吸收的主要部位是（   ）。

    A．远端小管   B．髓襻细段   C．近端小管   D．集合管

7．可主动重吸收 Cl^- 的部位是（   ）。

    A．远端小管   B．髓襻升支粗段   C．近端小管   D．髓襻降支粗段

8．肾小球有效滤过压等于（   ）。

    A．肾小球毛细血管血压+血浆胶体渗透压+囊内压

    B．肾小球毛细血管血压–血浆胶体渗透压–囊内压

    C．肾小球毛细血管血压+血浆胶体渗透压–囊内压

    D．肾小球毛细血管血压–血浆胶体渗透压+囊内压

9．正常情况下，原尿中的水被重吸收的比例是（   ）。

    A．99%   B．95%   C．85%   D．67%

10．生理情况下，调节尿量最主要的因素是（   ）。

    A．醛固酮   B．肾血流量

    C．血管升压素   D．肾小球有效滤过压

11．静脉滴注甘露醇引起（   ）。

    A．水利尿   B．渗透性利尿   C．尿失禁   D．尿崩症

12．糖尿病患者尿量增多的原因是（   ）。

    A．抗利尿激素分泌减少   B．醛固酮分泌减少

    C．血浆渗透压升高   D．小管液渗透压升高

13．小管液中葡萄糖重吸收的主要部位是（   ）。

    A．近端小管   B．远端小管   C．髓袢升支   D．集合管

14．肾糖阈的正常范围是（   ）。

    A．3.9～6.1 mmol/L   B．5.55～7.77 mmol/L

    C．8.88～9.99 mmol/L   D．6.66～8.88 mmol/L

15．下列关于水的重吸收的叙述错误的是（   ）。

    A．原尿中的水 99%被重吸收

    B．水主要是主动重吸收

    C．远曲小管和集合管对水的重吸收主要与抗利尿激素有关

    D．近端小管对水的重吸收主要与溶质的重吸收有关

16．血管升压素的生理作用是（   ）。

    A．促进远曲小管和集合管对钠的重吸收

    B．促进远曲小管和髓襻对钠的重吸收

    C．促进远曲小管和髓襻对水的重吸收

    D．促进远曲小管和集合管对水的重吸收

17. 醛固酮的主要生理作用是（　　）。

    A．保钾排钠　　　　B．保钠排钾　　　　C．保钠保钾　　　　D．排钠排钾

18. 下列关于醛固酮的叙述错误的是（　　）。

    A．由肾上腺皮质球状带分泌

    B．血管紧张素Ⅱ和Ⅲ均可刺激其分泌

    C．醛固酮可促进远曲小管和集合管的 Na^+-K^+ 交换

    D．血钠升高或血钾降低均可刺激其分泌

19. 大量饮清水后尿量增多的主要原因是（　　）。

    A．血浆晶体渗透压升高，引起抗利尿激素分泌增多

    B．血浆晶体渗透压降低，引起抗利尿激素分泌减少

    C．血浆胶体渗透压升高，引起抗利尿激素分泌增多

    D．血浆胶体渗透压降低，引起抗利尿激素分泌减少

20. 大量出汗时尿量减少的主要原因是（　　）。

    A．血浆晶体渗透压升高，引起抗利尿激素分泌增多

    B．血浆晶体渗透压降低，引起抗利尿激素分泌减少

    C．交感神经兴奋，引起肾小球滤过减少

    D．血容量减少，导致肾小球滤过减少

21. 远曲小管和集合管重吸收钠的功能，主要受（　　）的调节。

    A．肾上腺素　　　　B．抗利尿激素　　　　C．醛固酮　　　　D．血管紧张素

三、判断题

1. 肾是重要的排泄器官，在维持机体内环境稳态方面也有重要作用。（　　）

2. 成人每天尿量不足 100 mL 时为少尿。（　　）

3. 尿液生成的部位是膀胱。（　　）

4. 原尿与血浆的主要区别是原尿中基本上无蛋白质。（　　）

5. 血浆晶体渗透压升高时，肾小球滤过率增多，尿量增多。（　　）

6. 肾小球滤过率是指每分钟两肾生成的超滤液量。（　　）

7. 尿中刚开始出现葡萄糖时的最低血糖浓度称为肾糖阈。（　　）

8. 糖尿病患者的多尿属于渗透性利尿。（　　）

9. 抗利尿激素能使近端小管对水的重吸收增加。（　　）

10. 终尿量的多少主要取决于远曲小管和集合管对水的重吸收。（　　）

11. 近端小管对原尿中水的主动重吸收与机体是否缺水无关。（　　）

12. 循环血量增多时肾素分泌，血中血管紧张素和醛固酮分泌增多。（　　）

13. 醛固酮是由肾上腺皮质束状带分泌的。（　　）

14. 当血 K^+ 浓度降低或血 Na^+ 浓度升高时，醛固酮分泌增多。（　　）

15. 机体缺水时，血管升压素分泌增多，致尿量减少。（　　）

16. 血管升压素能促进远曲小管和集合管对 Na^+ 的重吸收和 K^+ 的分泌。（　　）

17. 血管升压素由神经垂体分泌，能促进远曲小管和集合管对水的重吸收。（　　）

18. 醛固酮和抗利尿激素的作用部位都是在近端小管。（　　）

四、简答题

1. 简述尿生成的部位及其基本过程。
2. 正常成年人每天尿量是多少？尿量异常有哪些，对人体有哪些影响？
3. 简述影响肾小球滤过的因素。
4. 简述抗利尿激素的生理作用和分泌调节。
5. 简述一次饮入清水 1 L 后尿量的变化及原因。
6. 简述糖尿病患者出现糖尿和尿量增多的原因。

提升训练

一、单项选择题

1. 下列有关滤过分数的叙述不正确的是（　　）。
    A．可作为衡量肾小球滤过功能的重要指标
    B．滤过分数约为 19%
    C．每分钟两肾生成的原尿量与每分钟肾血浆流量的比值
    D．每分钟两肾生成的终尿量与每分钟肾血流量的比值

2. 某患者外伤大失血，血压降至 60/30 mmHg，其尿量明显减少的主要原因是（　　）。
    A．肾小球毛细血管血压降低　　　　B．血浆胶体渗透压升高
    C．肾小球滤过面积减小　　　　　　D．肾小囊内压升高

3. 下列有关肾糖阈的叙述不正确的是（　　）。
    A．反映了肾近端小管重吸收葡萄糖的限度
    B．肾糖阈的数值是血糖值
    C．其正常范围是 8.88～9.99 mmol/L
    D．肾糖阈的数值是尿糖值

4. 代谢性酸中毒常伴有高血钾的直接原因主要是（　　）。
    A．Na^+-H^+交换增多　　　　　　B．H^+-K^+交换增多
    C．Na^+-K^+交换减少　　　　　　D．NH_4^+-K^+交换减少

5. 大失血动脉血压低于 80 mmHg 时，下述尿量减少的原因中不正确的是（　　）。
    A．肾小球毛细血管血压下降，有效滤过压降低
    B．血容量减少，抗利尿激素分泌增多
    C．血容量减少，抗利尿激素分泌减少
    D．交感神经兴奋，肾血管收缩，肾小球滤过减少

6. 肾素-血管紧张素系统激活时（　　）。
    A．醛固酮分泌减少　　　　　　　　B．抗利尿激素分泌减少
    C．肾上腺素分泌减少　　　　　　　D．肾 NaCl 排出减少

二、判断题

1. 肾排酸保碱功能主要是指肾小管和集合管分泌 H^+ 和重吸收 $NaHCO_3$。（　　）
2. 肾分泌 K^+ 的主要部位在远曲小管和集合管。（　　）
3. 肾分泌 H^+、NH_3 和重吸收 $NaHCO_3$，能维持机体的酸碱平衡。（　　）

4. Na$^+$-K$^+$交换与 Na$^+$-H$^+$交换有竞争性抑制，故酸中毒时可导致低血钾。（　　）

三、简答题

1. 简述机体在酸中毒时血 K$^+$浓度的变化及其机制。
2. 简述渗透性利尿和水利尿的区别，并举例说明。

四、论述题

试述醛固酮的主要作用及影响其分泌的调节。

第九章

感 觉 器 官

复习要求

1. 掌握：视近物时眼的调节；近视、远视、散光的产生原因、特点和矫正方法；夜盲症的产生原因。

2. 熟悉：视锥细胞与视杆细胞的区别，视敏度和视野的概念；听骨链的作用，声波传入内耳的途径。

3. 了解：近点、远点。

考点详解

一、视觉器官

（一）视近物时眼的调节

人眼不做任何调节所能看清物体的最远距离为远点。正常人眼在看 6 m 以外的远物时，物体发出的平行光线可不经眼的调节而聚焦在视网膜上形成清晰的像。物体移近时，人眼需要进行调节才能看清物体。视近物时眼的调节包括晶状体变凸、瞳孔缩小和双眼球会聚三个方面，晶状体变凸最为重要。

1. 晶状体的调节

眼在视近物时，近物发出辐散光线，在视网膜后成像，视网膜上的物像模糊，反射性地引起动眼神经的副交感神经兴奋，使睫状肌收缩，睫状小带松弛，晶状体因自身弹性回位变凸，晶状体曲率增大，折光力增强，使物像前移，在视网膜上形成清晰的像。

晶状体的调节能力有限，其最大调节能力可用近点来衡量。近点是指眼做充分调节时所能看清物体的最近距离。近点离眼越近，说明晶状体的弹性越好，眼的调节能力越强。随年龄增加，晶状体弹性下降，近点远移，眼的调节能力下降，这种现象称为老视，也称为老花眼。

2. 瞳孔的调节

瞳孔的调节包括瞳孔近反射和瞳孔对光反射。

（1）瞳孔近反射：视近物时可反射性地引起双眼瞳孔缩小。

（2）瞳孔对光反射：视强光时瞳孔缩小，视弱光时瞳孔散大。瞳孔对光反射的效应是双侧性的，又称为互感性对光反射。瞳孔对光反射的中枢在中脑。临床意义：检查瞳孔对光反射可判断中枢神经系统病变的部位、麻醉的深度和病情的危重程度。

　　3．双眼球会聚

　　当双眼注视近物或向眼前移动的物体时，两眼视轴同时向鼻侧会聚的现象，称为双眼球会聚（即辐辏反射）。生理意义：使近物的物像始终落在两侧视网膜的对称点上，产生清晰的视觉，避免出现复视。

（二）眼的折光异常（屈光不正）

　　1．概念

　　眼的折光能力异常或眼球的形态异常时，物体发出的平行光线不能聚焦在视网膜上形成清晰的物像，称为折光异常（即屈光不正）。

　　2．常见的折光异常

　　常见的折光异常有近视、远视和散光三种。其产生原因、特点和矫正方法见表2-9-1。

表2-9-1　三种折光异常的比较

折光异常	产 生 原 因	特 点	矫 正 方 法
近视	眼球的前后径过长或折光力过强，远物发出的平行光线聚焦于视网膜之前	视远物不清，近点近移	凹透镜
远视	眼球的前后径过短或折光力过弱，远物发出的平行光线聚焦于视网膜之后	视远物时需晶状体调节，近点远移	凸透镜
散光	角膜表面不同经线上的曲率不相等，平行光线不能同时聚焦于视网膜上	视物不清或物像变形	规则散光可用柱面镜

（三）视锥细胞和视杆细胞的功能特点（见表2-9-2）

表2-9-2　视锥细胞和视杆细胞的功能特点

视 细 胞	分 布	光敏感度	感光种类	辨色能力	分 辨 力	功 能
视锥细胞	视网膜中央部中央凹最密集	低	强光	有	高	产生昼光觉、色觉和精细视觉
视杆细胞	视网膜周边部	高	弱光	无	低	产生暗光觉

（四）视杆细胞的光化学反应

　　视杆细胞的感光色素是视紫红质。视紫红质的光化学反应是可逆的。视紫红质在光照时迅速分解为视黄醛和视蛋白，在暗处又可重新合成。视紫红质在不断分解和合成的过程中会消耗部分视黄醛，需血液中的维生素A补充。若长期缺乏维生素A，视紫红质合成将减少，引起暗视觉障碍，被称为夜盲症。

（五）视敏度、视角和视野

　　1．视敏度和视角

　　（1）视敏度：眼对物体微细结构的分辨能力，即分辨物体上两点之间最小距离的能力，称为视敏度，又称视力。衡量视力的指标是视角。

（2）视角：视角是物体上两点发出的光线进入眼球后通过节点交叉所形成的夹角。

（3）二者关系：视力与视角成反变关系，即视角越小，视力越好；视角越大，视力越差。

2. 视野

视野是指单眼固定注视正前方一点时，该眼所能看到的空间范围。一般来说，颞侧视野大于鼻侧视野，下方视野大于上方视野；而不同颜色的视野，白色视野最大，其次是黄色视野、蓝色视野、红色视野，绿色视野最小。

二、听觉器官

（一）听骨链的作用

听骨链的作用是产生"减幅增压"的效应，使声波的振幅减小、压强增大。

（二）声波传入内耳的途径

声波传入内耳的途径有气传导和骨传导两条途径。

1. 气传导

声波传导的主要途径：声波→外耳道→鼓膜→听骨链→前庭窗（卵圆窗）→内耳耳蜗。

2. 骨传导

骨传导的主要途径：声波→颅骨振动→内耳耳蜗。

3. 说明

①正常情况下，气传导大于骨传导；②当鼓膜或中耳病变引起传音性耳聋时，气传导障碍，骨传导不受影响，甚至相对加强，即骨传导大于气传导；③当耳蜗病变引起感音性耳聋或各种病变引起中枢性耳聋时，气传导和骨传导均减弱。

经典解析

1. 视近物时，眼的调节包括（　　　）。

　　A. 晶状体变平、瞳孔扩大、双眼球会聚

　　B. 晶状体变平、瞳孔缩小、双眼球会聚

　　C. 晶状体变凸、瞳孔缩小、双眼球会聚

　　D. 晶状体变凸、瞳孔扩大、双眼球会聚

【答案解析】本题应选 C。本题重点考查眼的调节。视近物时，晶状体变凸，瞳孔缩小，双眼球会聚，眼轴会集。故选 C。

2. 睫状肌收缩时（　　　）。

　　A. 瞳孔扩大　　　　　　　　　　　B. 晶状体被牵拉变薄，折光力减弱

　　C. 瞳孔缩小　　　　　　　　　　　D. 晶状体弹性变凸，折光力增强

【答案解析】本题应选 D。本题重点考查睫状肌和晶状体的关系。瞳孔扩大与缩小主要调节进入眼内的光线，与睫状肌无关，故 A、C 选项错误。当眼看远物时，睫状肌松弛，睫状小带被拉紧，晶状体受睫状小带的牵引，呈现相对的扁平状态；当眼看近物时，物体成像在视网膜后方，视网膜感光细胞感受到模糊的物像，引起睫状肌收缩，睫状小带松弛，

晶状体因自身弹性而变凸，曲率半径增加，折光能力增强，从而使物像前移而正好落在视网膜上。故选 D。

3．下列关于近视眼的叙述不正确的是（　　）。

　　A．眼球前后径过长　　　　　　　　B．近点较正常人远
　　C．眼的折光力过强　　　　　　　　D．平行光线成像于视网膜之前

【答案解析】本题应选 B。本题重点考查近视的原因。近视是由于眼球的前后径过长或折光系统的折光力过强，致使平行光线聚焦于视网膜的前方，视物模糊不清。视近物时，辐射光线不需过多地调节就能形成清晰的像。因此，近视眼的近点比正视眼近，其矫正方法是佩戴合适的凹透镜，使入眼的平行光线适当辐散后聚焦在视网膜上形成清晰的像。故 A、C、D 选项正确。故选 B。

4．下列有关老花眼的描述错误的是（　　）。

　　A．晶状体弹性减弱　　　　　　　　B．近点远移
　　C．视远物时需要晶状体调节　　　　D．需佩戴凸透镜矫正

【答案解析】本题应选 C。本题重点考查老花眼形成的原因。人眼看近物时晶状体的调节能力是有限的，晶状体的最大调节能力用近点来表示。近点是眼做最大程度调节时所能看清最近处物体的距离。近点距眼越近，说明晶状体弹性越好，也就是眼的调节能力越强。随着年龄的增长，晶状体的弹性逐渐减弱，眼的调节能力减退，近点远移，如 10 岁时近点平均约 8.3 cm，20 岁时近点约 11.8 cm，60 岁时近点约 80 cm。老年人因晶状体弹性减弱，看近物时眼的调节能力不够，会出现视近物不清，这种现象称为老视，可佩戴适度的凸透镜以增加光线的折射程度，从而看清物体。因此 A、B、D 选项均正确。视远物时，睫状肌收缩，睫状小带松弛，晶状体是因自身弹性而变凸，因此选项 C 描述错误。故选 C。

5．下列关于感光细胞的叙述错误的是（　　）。

　　A．中央凹处视锥细胞密集　　　　　B．视杆细胞产生精细视觉
　　C．视锥细胞产生昼光觉　　　　　　D．视锥细胞感受强光

【答案解析】本题应选 B。本题重点考查感光细胞。在人类视网膜中存在两种感光细胞，一种是视杆细胞，一种是视锥细胞。视杆细胞主要分布在视网膜的周边部，对光的敏感度高，弱光时起作用，无色觉，能产生暗视觉（晚光觉），区别明暗，视物分辨力低，只有粗略的轮廓。视锥细胞在视网膜的中央部，周边分布较少，在中央凹处仅有视锥细胞，视锥细胞对光的敏感度低，只有在强光条件下才能被激活，视锥细胞对物体的细微结构和颜色的分辨力高，能产生明视觉（昼光觉）和色觉，视物精确。故 A、C、D 选项均正确。故选 B。

6．长期维生素 A 摄入不足，会引起（　　）。

　　A．近视　　　　　B．远视　　　　　C．散光　　　　　D．夜盲症

【答案解析】本题应选 D。本题重点考查视杆细胞的感光原理。视杆细胞所含的感光色素为视紫红质，视紫红质在光的作用下分解为视黄醛与视蛋白，二者在暗处又重新合成视紫红质。人在暗光下视物，视紫红质的合成大于分解，合成的视紫红质越多，视网膜对暗光越敏感；相反，在强光条件下，视紫红质的分解大于合成，视紫红质减少，视杆细胞感受光刺激的能力减弱乃至失去。视紫红质在不断分解和合成的过程中，部分视黄醛被消耗，需要血液中的维生素 A 来补充。若维生素 A 缺乏，视紫红质合成减少，可引起暗视觉障碍，

称为夜盲症。故选 D。

7. 下列颜色视野最大的是（　　）。

    A. 绿色   B. 白色   C. 红色   D. 蓝色

【答案解析】本题应选 B。本题重点考查视野。视野是单眼固定注视正前方一点时，该眼所能看到的空间范围。同一光照条件下，不同颜色的视野大小不同，白色视野＞黄色视野＞蓝色视野＞红色视野＞绿色视野，故选 B。

8. 鼓膜穿孔可导致（　　）。

    A. 气传导增强   B. 气传导减弱

    C. 感音性耳聋   D. 骨传导减弱

【答案解析】本题应选 B。本题重点考查气传导和骨传导。声波由外耳道引起鼓膜振动，再由听骨链和前庭窗传入耳蜗，称为气传导，这是声波传导的主要途径。若鼓膜穿孔则会引起鼓膜振动减弱，从而导致气传导减弱。声波直接引起颅骨的振动，进而引起耳蜗内淋巴的振动，称为骨传导。临床上常通过音叉检查患者的气传导和骨传导，以判断听觉障碍产生的原因和部位。若鼓膜或中耳病变（传音性耳聋），则气传导明显受损，但骨传导不受影响，甚至相对增强；若耳蜗病变（感音性耳聋），则气传导和骨传导都会受损。故选 B。

9. 瞳孔对光反射的中枢位于下丘脑。（　　）

【答案解析】本题应判"错"。本题重点考查瞳孔对光反射的中枢部位。瞳孔对光反射的中枢位于中脑。题目中描述为"下丘脑"，故判"错"。

10. 正常人能听到的声音，均是经气传导进入内耳的。（　　）

【答案解析】本题应判"错"。本题重点考查气传导和骨传导。声波传入内耳有气传导和骨传导两条途径，正常情况下以气传导为主，题目中描述为"均是经气传导传入"，故判"错"。

🔧 基础过关

一、名词解释

1. 视敏度   2. 视野

二、单项选择题

1. 眼做最大调节所能看清眼前物体的最近距离，称为（　　）。

    A. 节点   B. 焦点   C. 近点   D. 远点

2. 眼不做任何调节时所能看清的物体的最远距离，称为（　　）。

    A. 节点   B. 焦点   C. 近点   D. 远点

3. 下列对远视眼的描述错误的是（　　）。

    A. 近点远移   B. 眼球前后径过短

    C. 平行光线成像于视网膜之后   D. 需佩戴凹透镜矫正

4. 下列关于视野的叙述不正确的是（　　）。

    A. 单眼固定注视正前方一点时，该眼所能看见的空间范围

    B. 正常人的视野是鼻侧大于颞侧

    C. 正常人的视野是下侧大于上侧

    D. 绿色视野最小

5. 下列关于视敏度的叙述错误的是（　　　）。
　　A. 分辨物体两点之间最小距离的能力　B. 视敏度通常以视角来表示
　　C. 视角越小，视敏度越好　　　　　　D. 视角越大，视敏度越好
6. 声波传入内耳的主要途径是（　　　）。
　　A. 外耳道→鼓膜→听骨链→圆窗→内耳耳蜗
　　B. 外耳道→鼓膜→听骨链→前庭窗→内耳耳蜗
　　C. 咽鼓管→鼓室→内耳耳蜗
　　D. 颅骨→耳蜗内淋巴
7. 耳蜗病变可导致（　　　）。
　　A. 感音性耳聋　　　　　　　　B. 传音性耳聋
　　C. 中枢性耳聋　　　　　　　　D. 神经性耳聋

三、判断题

1. 瞳孔的调节包括瞳孔近反射和瞳孔对光反射。　　　　　　　　　　（　　　）
2. 视网膜中央凹处视锥细胞密集分布。　　　　　　　　　　　　　　（　　　）
3. 视网膜视锥细胞主要产生光感，视杆细胞主要产生色觉。　　　　　（　　　）
4. 远视的矫正方法是佩戴适度的凸透镜。　　　　　　　　　　　　　（　　　）
5. 视力是指分辨物体上两点之间最小距离的能力。　　　　　　　　　（　　　）
6. 中耳炎鼓膜穿孔可导致感音性耳聋。　　　　　　　　　　　　　　（　　　）
7. 听骨链的作用是增幅减压。　　　　　　　　　　　　　　　　　　（　　　）
8. 当听小骨受损后，声音的空气传导和骨传导均会下降。　　　　　　（　　　）

四、简答题

1. 简述引起夜盲症的主要原因。
2. 简述常见折光异常的产生原因、特点及矫正方法。

提升训练

一、单项选择题

1. 下列关于视锥细胞的叙述错误的是（　　　）。
　　A. 主要分布在视网膜中央部　　　　B. 可以感受强光
　　C. 可以分辨颜色　　　　　　　　　D. 主要分布在视网膜的周边
2. 听骨链的主要作用是（　　　）。
　　A. 振幅增大，压强减小　　　　　　B. 振幅减小，压强增大
　　C. 振幅不变，压强增大　　　　　　D. 振幅不变，压强减小
3. 中枢性耳聋时（　　　）。
　　A. 气传导减弱，骨传导增强　　　　B. 气传导增强，骨传导增强
　　C. 气传导减弱，骨传导减弱　　　　D. 气传导增强，骨传导减弱

二、判断题

1. 视近物时睫状肌收缩，睫状小带紧张，晶状体变凸，折光力减弱。　（　　　）
2. 矫正近视眼可用适度的凸透镜，使焦点后移。　　　　　　　　　　（　　　）

第十章

神经系统的功能

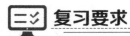 **复习要求**

1. 掌握：神经纤维传导兴奋的特征；突触传递的特征；特异性投射系统和非特异性投射系统的概念和功能，内脏痛的特征，牵涉痛的概念和部位；牵张反射的感受器、类型和生理意义；自主神经的主要功能，胆碱能纤维和肾上腺素能纤维的概念和分布，自主神经的递质及其受体和受体阻断剂。

2. 熟悉：突触的概念，突触传递的过程，突触后电位的种类及产生机制；脊休克的概念和产生机制，小脑的功能；自主神经的生理意义。

3. 了解：去大脑僵直的概念；条件反射的形成及生理意义；第一信号系统和第二信号系统的概念及其意义。

考点详解

一、神经纤维传导兴奋的特征

神经纤维的主要功能是传导兴奋（动作电位），其特征有：①生理完整性（结构完整和功能正常）；②互不干扰性（常简称为绝缘性）；③双向性；④相对不疲劳性。

二、突触生理

（一）突触的概念与结构

1. 概念
突触是指神经元与神经元之间或神经元与效应器之间相互接触并传递信息的部位。
2. 结构
经典的化学性突触由突触前膜、突触间隙和突触后膜三部分构成。

（二）突触传递

1. 概念
突触传递是指突触前神经元的信息传递到突触后神经元，引起突触后神经元功能变化的过程。

2．突触传递过程

突触传递是一个电-化学-电的过程，即突触前神经元的生物电变化，通过其轴突末梢释放的递质（化学物质），引起突触后神经元发生生物电变化的过程。其过程具体如下：

突触前神经元兴奋，动作电位传到轴突末梢→突触前膜去极化，使突触前膜上电压门控 Ca^{2+}通道开放，Ca^{2+}内流→突触囊泡与突触前膜融合、破裂，通过出胞作用释放神经递质→神经递质经突触间隙扩散，与突触后膜上的特异性受体结合→突触后膜对离子的通透性改变→突触后膜发生局部去极化或超极化的电位突触后电位→突触后神经元功能活动变化。

3．突触后电位

突触后膜上的电位变化称为突触后电位。突触后电位包括兴奋性突触后电位（EPSP）和抑制性突触后电位（IPSP）两种。

（1）兴奋性突触后电位：是指突触前膜释放兴奋性递质，引起突触后膜产生局部去极化的电位变化。其产生机制为：突触前膜释放兴奋性递质→递质经突触间隙扩散，与突触后膜上相应受体结合→使突触后膜主要增加对 Na^+的通透性→Na^+内流→突触后膜发生局部去极化，产生兴奋性突触后电位。兴奋性突触后电位发生总和后，若达到阈电位就引起突触后膜产生动作电位，突触后神经元兴奋；若没有达到阈电位水平，虽不能产生动作电位，但可提高突触后神经元的兴奋性。

（2）抑制性突触后电位：是指突触前膜释放抑制性递质，引起突触后膜产生局部超极化的电位变化。其产生机制为：突触前膜释放抑制性递质→递质经突触间隙扩散，与突触后膜上相应受体结合→使突触后膜主要增加对 Cl^-的通透性→Cl^-内流→突触后膜发生局部超极化，产生抑制性突触后电位。在超极化状态下，突触后神经元不易产生动作电位，即表现为抑制效应。

4．突触传递（中枢兴奋传播）的特征

①单向传递；②中枢延搁；③兴奋的总和；④兴奋节律的改变；⑤后发放；⑥对内环境变化敏感和易疲劳。

三、神经系统的感觉功能

（一）感觉投射系统

丘脑感觉投射系统分为特异性投射系统和非特异性投射系统两种。

1．特异性投射系统

（1）概念：除嗅觉外，各种躯体感觉的传入冲动由脊髓、脑干上行到达丘脑，在丘脑交换神经元后再发出投射纤维，投射到大脑皮质的特定区域，这种投射系统称为特异性投射系统。

（2）投射特点：①投射路径具专一性；②经三级神经元接替换元；③点对点投射。

（3）功能：引起特定感觉，并激发大脑皮质发出神经冲动。

2．非特异性投射系统

（1）概念：各种特异性投射系统在经过脑干上行时，会发出许多侧支与脑干网状结构的多个神经元发生突触联系，经多次换元后抵达丘脑，再由此发出投射纤维，弥散地投射到大脑皮质广泛区域，这种投射系统称为非特异性投射系统。

（2）投射特点：①投射路径无专一性；②经多级神经元接替换元；③弥散性投射，无点对点投射关系。

（3）功能：维持和改变大脑皮质的兴奋性，使机体保持觉醒状态。

（4）说明：①非特异性投射系统经脑干网状结构上传的信息对大脑皮质具有激动作用，这一系统也被称为脑干网状上行激活系统；②非特异性投射系统受损，机体将处于昏迷状态（昏睡不醒）；③由于该系统为多突触接替，故易受药物的影响而发生传导阻滞，如巴比妥类药物的催眠作用、乙醚的麻醉作用都与阻断非特异性投射系统的传导有关。

特异性投射系统与非特异性投射系统的区别见表2-10-1。

表2-10-1　特异性投射系统与非特异性投射系统的区别

项　目	特异性投射系统	非特异性投射系统
传入神经元接替	经三级神经元接替	经多级神经元接替
传导途径	有专一性	无专一性
投射关系	点对点投射	弥散性投射
投射区域	大脑皮质的特定感觉区	大脑皮质的广泛区域
主要功能	引起特定的感觉，激发大脑皮质发放传出冲动	维持和改变大脑皮质的兴奋性，使机体保持觉醒状态

（二）内脏痛与牵涉痛

1．内脏痛的概念

内脏痛是指内脏器官受到伤害性刺激时产生的疼痛感觉。

2．内脏痛的特征

①发生缓慢，持续时间较长；②定位不准确，对刺激的分辨能力差；③对切割、烧灼等刺激不敏感，对机械性牵拉、痉挛、缺氧、缺血、炎症等刺激敏感；④常伴有牵涉痛。

3．牵涉痛

（1）概念：某些内脏疾病常引起体表一定部位发生疼痛或痛觉过敏的现象，称为牵涉痛。

（2）常见疾病牵涉痛部位：①心肌缺血时，心前区、左肩、左上臂尺侧可出现疼痛；②胆囊炎、胆石症发作时，右肩区可出现疼痛；③胃溃疡、胰腺炎时，相应的左上腹和肩胛间区可出现疼痛；④阑尾炎早期，常在脐周或上腹部出现疼痛；⑤肾、输尿管结石时，腰部、腹股沟区可出现疼痛。

四、神经系统对躯体运动的调节

（一）牵张反射

1．概念

牵张反射是指骨骼肌受外力牵拉而被动伸长时，引起受牵拉的同一肌肉收缩的反射。

2．类型

牵张反射有腱反射和肌紧张两种类型。

（1）腱反射

①概念：快速牵拉肌腱引起的牵张反射称为腱反射，表现为被牵拉的肌肉发生一次快速而明显的收缩。

②临床意义：检查腱反射可了解神经系统的功能状态。

（2）肌紧张

①概念：缓慢持续牵拉肌腱引起的牵张反射称为肌紧张，表现为被牵拉的肌肉持续处于轻度收缩的状态。

②生理意义：维持躯体的姿势，是姿势反射的基础。

3．感受器

牵张反射的感受器是肌梭。

（二）脊休克

1．概念

脊髓与高位脑中枢突然离断后，断面以下的脊髓会暂时丧失反射能力，进入无反应的状态，这种现象称为脊休克。

2．主要表现

断面以下的脊髓所支配的躯体和内脏反射活动暂时丧失，主要表现为骨骼肌紧张性降低，腱反射消失，外周血管扩张，血压下降，发汗反射消失，粪、尿潴留等。

3．特点

脊休克为暂时现象，经过数周至数月的时间，各种以脊髓为基本中枢的反射可逐渐恢复，但不完善，不能很好地适应生理的需要，如不受意识控制的尿失禁和大便失禁等，但断面水平以下的感觉和随意运动将永久丧失。

4．产生原因

脊休克的产生不是因脊髓损伤引起的，而是由于断面以下的脊髓突然失去了高位中枢的控制作用，使得脊髓神经元的兴奋性极度降低，从而没有反应，即引发了脊休克。

（三）去大脑僵直

1．概念

在动物中脑上、下丘之间切断脑干后，动物会出现四肢伸直、头昂尾翘、脊柱挺硬等伸肌肌紧张亢进的表现，称为去大脑僵直。

2．产生机制

在中脑水平横断脑干后，中断了大脑皮质与脑干网状结构的功能联系，使脑干网状结构抑制区的作用明显减弱、易化区的作用相对增强，从而使伸肌肌紧张过度亢进，出现去大脑僵直现象。临床上，某些患者脑干损伤后，也会出现类似动物去大脑僵直的表现。

（四）小脑的主要功能

1．维持身体平衡

维持身体平衡主要与前庭小脑（古小脑）有关，前庭小脑损伤后可出现身体平衡失调如身体倾斜、步履蹒跚、站立不稳、容易跌倒等。

2．调节肌紧张

调节肌紧张主要与脊髓小脑（旧小脑）有关，小脑对肌紧张的调节以加强作用为主。脊髓小脑损伤后可表现为肌张力降低、肌无力。

3．协调随意运动

协调随意运动主要与脊髓小脑（旧小脑）有关，脊髓小脑损伤后可表现为小脑性共济失调。

五、神经系统对内脏活动的调节

（一）自主神经的主要功能（见表 2-10-2）

表 2-10-2　自主神经的主要功能

器官系统	交 感 神 经	副交感神经
循环	心率加快，心肌收缩力增强。 腹腔内脏、皮肤、唾液腺和外生殖器的血管均收缩；骨骼肌的血管收缩（肾上腺素能纤维）或舒张（胆碱能纤维）	心率减慢，心房肌收缩力减弱。 部分血管（如软脑膜血管和外生殖器的血管）舒张
呼吸	支气管平滑肌舒张	支气管平滑肌收缩，促进黏液分泌
消化	抑制胃肠运动和胆囊收缩，促进括约肌收缩，促进唾液腺分泌少量黏稠唾液	促进胃肠运动和胆囊收缩，促进括约肌舒张，促进胃液、胰液、胆汁分泌，促进唾液腺分泌大量稀薄唾液
泌尿	膀胱逼尿肌舒张，尿道内括约肌收缩	膀胱逼尿肌收缩，尿道内括约肌舒张
生殖	已孕子宫收缩，未孕子宫舒张	
眼	瞳孔扩大（瞳孔开大肌收缩）	瞳孔缩小（瞳孔括约肌收缩）
皮肤	竖毛肌收缩，汗腺分泌	
代谢	促进糖原分解	
内分泌	促进肾上腺髓质分泌肾上腺素（E）、去甲肾上腺素（NE）	促进胰岛素分泌

（二）自主神经系统的生理意义

1．交感神经系统活动的生理意义

交感神经在体内分布广泛。可参与机体的应急反应，即在机体遇到如剧烈运动、剧痛、失血、窒息、恐惧、寒冷等紧急情况时，交感-肾上腺髓质系统活动增强，动员能量和机体各器官的潜力，使机体适应环境的急剧变化。

2．副交感神经系统活动的生理意义

副交感神经系统的支配范围和作用相对较为局限。在机体安静时活动较强，主要作用是促进消化吸收、积蓄能量、加强排泄和生殖，从而促进机体休整恢复。

（三）自主神经的主要递质和神经纤维的种类

1．自主神经的主要递质

①去甲肾上腺素（NE）；②乙酰胆碱（ACh）。

2．神经纤维的种类

根据神经纤维末梢释放的递质不同，将神经纤维分为胆碱能纤维和肾上腺素能纤维。

（1）胆碱能纤维。

①概念：凡末梢释放乙酰胆碱的神经纤维，称为胆碱能纤维。

②分布或成分（5个）：交感神经节前纤维、副交感神经节前纤维、大多数副交感神经节后纤维、少数交感神经节后纤维（支配汗腺、骨骼肌血管的舒血管纤维）和躯体运动神经纤维。

（2）肾上腺素能纤维。

①概念：凡末梢释放去甲肾上腺素的神经纤维，称为肾上腺素能纤维。

②分布或成分（1个）：绝大部分交感神经节后纤维。

（四）自主神经的受体

自主神经的受体分为胆碱受体和肾上腺素受体。

1．胆碱受体

（1）概念：能与乙酰胆碱特异性结合的受体称为胆碱受体。

（2）分类：胆碱受体可分为毒蕈碱受体（M受体）和烟碱受体（N受体）。

①毒蕈碱受体（M受体）：a．概念：能与毒蕈碱结合的胆碱受体称为毒蕈碱受体（M受体）。b．分布：M受体分布于副交感神经和交感神经节后胆碱能纤维支配的效应器细胞膜上。c．作用：乙酰胆碱与M受体结合后产生一系列以副交感神经兴奋为主的效应，称为毒蕈碱样作用（M样作用），其表现为心脏活动抑制，支气管平滑肌、胃肠道平滑肌、膀胱逼尿肌、瞳孔括约肌收缩，消化腺、汗腺分泌增加，骨骼肌血管舒张等。d．受体阻断剂：M受体阻断剂是阿托品。

②烟碱受体（N受体）：a．概念：能与烟碱结合的胆碱受体称为烟碱受体（N受体）。N受体分为N_1受体和N_2受体。b．分布：N_1受体分布于自主神经节细胞膜上，N_2受体分布于骨骼肌细胞膜上。c．作用：乙酰胆碱与N受体结合后产生的效应，称为烟碱样作用（N样作用）。其表现为自主神经节的节后神经元兴奋和骨骼肌兴奋收缩。d．受体阻断剂：N受体阻断剂为筒箭毒碱，可阻断N_1受体和N_2受体。

2．肾上腺素受体

（1）概念：能与儿茶酚胺（肾上腺素、去甲肾上腺素）结合的受体称为肾上腺素受体。

（2）分布：肾上腺素受体分布于肾上腺素能纤维支配的效应器细胞膜上。

（3）分类：肾上腺素受体可分为α受体和β受体，β受体又分为β_1受体和β_2受体。

①α受体：a．作用：儿茶酚胺（肾上腺素、去甲肾上腺素）与α受体结合后，主要引起兴奋效应，如瞳孔开大肌收缩、血管平滑肌收缩、子宫平滑肌收缩、胃肠道平滑肌收缩等；但也有抑制效应，如小肠平滑肌舒张。b．受体阻断剂：α受体阻断剂为酚妥拉明。

②β受体：a．作用：儿茶酚胺（肾上腺素、去甲肾上腺素）与β_1受体结合后，主要引起心脏兴奋效应，如心率加快、心肌收缩力增强。儿茶酚胺（肾上腺素、去甲肾上腺素）与β_2受体结合后引起抑制效应，如血管舒张、支气管平滑肌舒张、胃肠平滑肌和膀胱逼尿肌舒张等。b．受体阻断剂：β受体阻断剂为普萘洛尔（心得安），可阻断β_1和β_2受体；β_1受体阻断剂为阿替洛尔，仅阻断β_1受体；β_2受体阻断剂为丁氧胺，仅阻断β_2受体。

六、条件反射

（一）概念

由条件刺激引起的反射称为条件反射。

（二）形成

条件反射是在非条件反射的基础上形成的。条件反射形成的基本条件是强化。强化是指无关刺激与非条件刺激在时间上反复结合的过程。经过强化后，使无关刺激转变成条件刺激而建立条件反射。

（三）生理意义

条件反射的数量是无限的，既能消退，也可重建，具有极大的易变性，能大大增强机体活动的预见性、灵活性和精确性，使机体对环境变化具有高度而完善的适应能力。

七、两种信号系统

条件反射可由各式各样的刺激信号引起。

1．两种信号

（1）第一信号：是指现实具体的信号，如灯光、声音、食物的形状和气味等。

（2）第二信号：是指抽象信号，如语言和文字。

2．两种信号系统

（1）第一信号系统：人大脑皮质对第一信号发生反应的功能系统，称为第一信号系统，是人类和动物共有的。

（2）第二信号系统：人大脑皮质对第二信号发生反应的功能系统，称为第二信号系统。第二信号系统建立在第一信号系统基础之上，是人类特有的，是人类区别于动物的主要特征之一。从医学角度看，第二信号系统对人体的心理和生理活动都会产生重要影响。

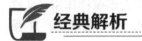 **经典解析**

1．在中枢神经系统内，突触传递的特征为（　　　）。

    A．不受药物等因素的影响　　　　　　B．中枢延搁

    C．不能总和　　　　　　　　　　　　D．双向传递

【答案解析】本题应选 B。本题重点考查突触传递（中枢兴奋传播）的特征。突触传递的特征主要表现为：①单向传递；②中枢延搁；③兴奋的总和；④兴奋节律的改变；⑤后发放；⑥对内环境变化敏感和易疲劳。因此 A、C、D 选项均不正确，故选 B。

2．在反射弧中，最容易出现疲劳的部位是（　　　）。

    A．感受器　　　　B．传入神经　　　　C．反射中枢　　　　D．效应器

【答案解析】本题应选 C。本题重点考查突触传递（中枢兴奋传播）的特征。突触最易受内环境变化的影响，所以突触传递对内环境变化很敏感。也由于兴奋在反射弧中枢部分传播时，往往需要通过多次突触传递。因此突触也是反射弧中最易疲劳的环节，这与神经递质的耗竭有关。故选 C。

3．下列离子与动作电位传到突触前膜引起的递质释放有关的是（　　　）。

    A．K^+外流　　　　B．Na^+内流　　　　C．Cl^-内流　　　　D．Ca^{2+}内流

【答案解析】本题应选 D。本题重点考查突触传递的过程。突触前神经元兴奋时，动作电位到达轴突末梢→突触前膜 Ca^{2+}通道开放，突触间隙 Ca^{2+}内流→突触囊泡与突触前膜融合后释放神经递质→递质经突触间隙扩散，与突触后膜受体结合→突触后膜对离子的通透性改变→突触后膜发生去极化或超极化的突触后电位。故选 D。

4．兴奋性突触后电位的产生主要与突触后膜对（　　　）离子的通透性增加有关。

    A．K^+　　　　　　B．Na^+　　　　　　C．Cl^-　　　　　　D．Ca^{2+}

【答案解析】本题应选 B。本题重点考查兴奋性突触后电位。兴奋性突触后电位是突触前膜释放兴奋性递质，引起突触后膜去极化（主要为 Na^+ 通道开放，Na^+ 内流）而产生的电位变化。抑制性突触后电位则是突触前膜释放抑制性递质，引起突触后膜超极化（主要为 Cl^- 通道开放，Cl^- 内流）而产生的电位变化。故选 B。

5. 下列属于儿茶酚胺类神经递质的是（　　）。

    A. 乙酰胆碱   B. 去甲肾上腺素

    C. 甘氨酸   D. 脑啡肽

【答案解析】本题应选 B。本题重点考查神经递质。儿茶酚胺类神经递质包括多巴胺、肾上腺素、去甲肾上腺素。故选 B。

6. 下列刺激中，不易引起内脏痛的是（　　）。

    A. 缺氧   B. 缺血   C. 炎症   D. 切割

【答案解析】本题应选 D。本题重点考查内脏痛的特点。与皮肤痛相比较，内脏痛有以下特征：①发生缓慢，持续时间较长；②定位不准确，对刺激的分辨能力差；③对切割、烧灼等刺激不敏感，对机械性牵拉、痉挛、缺氧、缺血、炎症等刺激敏感；④常伴有牵涉痛。因此 A、B、C 均是内脏痛的特点，故选 D。

7. 胰腺炎时，发生牵涉痛的部位可位于（　　）。

    A. 心前区或左臂尺侧   B. 右肩区

    C. 上腹部或脐周   D. 肩胛间

【答案解析】本题应选 D。本题重点考查内脏的牵涉痛部位。常见疾病牵涉痛部位：①心肌缺血时，心前区、左肩、左上臂尺侧可出现疼痛；②胆囊炎、胆石症发作时，右肩区可出现疼痛；③胃溃疡、胰腺炎时，相应的左上腹和肩胛间区可出现疼痛；④阑尾炎早期，常在脐周或上腹部出现疼痛；⑤肾、输尿管结石时，腰部、腹股沟区可出现疼痛。故选 D。

8. 腱反射减弱或消失，提示损伤部位在（　　）。

    A. 大脑皮质运动区   B. 基底神经节

    C. 脑干网状结构   D. 脊髓中枢或运动神经

【答案解析】本题应选 D。本题重点考查牵张反射。牵张反射有两种类型，一种为腱反射，另一种为肌紧张。因为牵张反射受高位中枢的调节，反射增强提示高位中枢发生病变，反射减弱或消失则提示反射弧损害或中断。A、B、C 均属于高位中枢，故选 D。

9. 关于外周神经递质的释放，下列叙述错误的是（　　）。

    A. 副交感神经节前纤维末梢释放乙酰胆碱

    B. 交感神经节前纤维末梢释放乙酰胆碱

    C. 多数副交感神经节后纤维末梢释放乙酰胆碱

    D. 交感神经节后纤维末梢都释放去甲肾上腺素

【答案解析】本题应选 D。本题重点考查神经纤维末梢释放的递质。交感神经节前纤维、副交感神经节前纤维、大多数副交感神经节后纤维、少数交感神经节后纤维末梢释放乙酰胆碱；绝大部分交感神经节后纤维末梢释放去甲肾上腺素。因此 A、B、C 选项叙述正确，而 D 选项叙述错误。故选 D。

10. 下列能阻断骨骼肌终板膜上的乙酰胆碱受体的是（　　）。

    A. 酚妥拉明   B. 阿托品   C. 筒箭毒碱   D. 普萘洛尔

【答案解析】本题应选 D。本题重点考查自主神经受体阻断剂。自主神经受体分为胆碱受体（M 受体、N 受体）和肾上腺素受体（α 受体、β 受体）。M 受体分布在副交感神经和交感神经节后胆碱能纤维支配的效应器细胞膜上，阻断剂是阿托品；N 受体分布于自主神经节细胞膜上和神经肌肉接头的终板膜上，阻断剂是筒箭毒碱；多数外周交感神经节后纤维末梢支配的效应器细胞膜上都有肾上腺素受体，α 受体阻断剂为酚妥拉明，β 受体阻断剂为普萘洛尔（心得安）。本题问的是 N 受体阻断剂，故选 C。

11．瞳孔对光反射的中枢位于（　　）。

  A．延髓   B．脑桥   C．中脑   D．下丘脑

【答案解析】本题应选 C。本题重点考查各级中枢对内脏活动的调节。A 选项延髓有心血管活动中枢和呼吸中枢，因此延髓有"生命中枢"之称；B 选项脑桥有呼吸调整中枢和角膜反射中枢；C 选项中脑有瞳孔对光反射中枢；D 选项下丘脑被认为是较高级的内脏活动调节中枢。故选 C。

12．抑制性突触后电位的产生是由于突触后膜增加了对钠离子的通透性。　　（　　）

【答案解析】本题应判"错"。本题重点考查抑制性突触后电位。抑制性突触后电位是突触前膜释放抑制性递质，主要使突触后膜对氯离子的通透性增加，氯离子内流，引起突触后膜超极化而产生的电位变化。题目中描述为"钠离子"，故判"错"。

13．所有内脏器官都接受交感和副交感神经的双重支配。　　　　　　　　（　　）

【答案解析】本题应判"错"。本题重点考查自主神经的主要生理功能。体内绝大多数内脏器官同时接受交感神经、副交感神经双重支配，题目中描述为"所有内脏器官"，故判"错"。

14．脊休克是由于横断脊髓时对脊髓造成的强烈损伤所致。　　　　　　　（　　）

【答案解析】本题应判"错"。本题重点考查脊休克。脊休克不是因脊髓损伤引起的，而是由于横断面以下脊髓突然失去了高位中枢的控制，脊髓神经元兴奋性暂时降低所致。题目中描述为"强烈损伤所致"，故判"错"。

🔧 基础过关

一、名词解释

1．突触   2．突触传递   3．突触后电位

4．胆碱能纤维   5．肾上腺素能纤维 6．胆碱能受体

7．肾上腺素能受体 8．牵涉痛   9．牵张反射

10．肌紧张   11．腱反射   12．脊休克

二、单项选择题

1．神经纤维兴奋传导的特征不包括（　　）。

  A．生理完整性   B．绝缘性

  C．单向传导   D．相对不疲劳性

2．兴奋性递质与突触后膜受体结合，引起突触后膜产生（　　）。

  A．超极化   B．去极化

  C．复极化   D．反极化

3. 抑制性突触后电位属于（　　　）。

    A. 动作电位　　　　B. 阈电位　　　　　C. 静息电位　　　　D. 局部电位

4. 特异性投射系统的主要功能是（　　　）。

    A. 维持和改变大脑皮质的兴奋状态

    B. 产生特定感觉并激发大脑皮质发放传出神经冲动

    C. 维持觉醒

    D. 协调肌紧张

5. 非特异性投射系统的主要功能是（　　　）。

    A. 维持和改变大脑皮质的兴奋状态　　　B. 产生特定感觉

    C. 调节内脏功能　　　　　　　　　　　D. 协调肌紧张

6. 非特异性投射系统损伤时，表现为（　　　）。

    A. 共济失调　　　　B. 异常兴奋　　　　C. 昏睡状态　　　　D. 运动瘫痪

7. 人体的生命中枢在（　　　）。

    A. 脊髓　　　　　　B. 延髓　　　　　　C. 脑桥　　　　　　D. 下丘脑

8. 下列对内脏痛特点的叙述不正确的是（　　　）。

    A. 疼痛缓慢、持久

    B. 对痛的定位不精确

    C. 对牵拉、痉挛、缺血、炎症等敏感

    D. 有快痛和慢痛之分

9. 躯体运动最基本的反射中枢在（　　　）。

    A. 大脑　　　　　　B. 中脑　　　　　　C. 延髓　　　　　　D. 脊髓

10. 维持躯体姿势的最基本反射是（　　　）。

    A. 膝跳反射　　　　B. 肌紧张　　　　　C. 条件反射　　　　D. 腱反射

11. 在动物中脑上、下丘之间横断脑干会出现（　　　）。

    A. 脊休克　　　　　B. 去大脑僵直　　　C. 肌紧张减弱　　　D. 动作不精确

12. 骨骼肌牵张反射的感受器是（　　　）。

    A. 肌腱　　　　　　B. 肌梭　　　　　　C. 梭外肌　　　　　D. 梭内肌

13. 重力牵拉肌肉发生的牵张反射，属于（　　　）。

    A. 腱反射　　　　　B. 肌紧张　　　　　C. 屈肌反射　　　　D. 条件反射

14. 脊休克的产生原因是（　　　）。

    A. 脊髓横断的损伤刺激　　　　　　B. 脊髓运动神经元功能障碍

    C. 脑干网状结构功能障碍　　　　　D. 离断面以下脊髓失去高位中枢控制

15. 下列不属于脊休克表现的是（　　　）。

    A. 外周血管扩张、血压下降　　　　B. 发汗反射消失

    C. 肌张力下降　　　　　　　　　　D. 大小便失禁

16. 下列不属于小脑功能的是（　　　）。

    A. 调节肌紧张　　　　　　　　　　B. 维持身体平衡

    C. 调节内脏活动　　　　　　　　　D. 协调随意运动

17. 下列与协调随意运动有关的主要结构是（　　）。
　　A. 前庭小脑　　　　　　　　　　B. 脊髓小脑
　　C. 皮质小脑　　　　　　　　　　D. 原始小脑
18. 大部分交感神经节后纤维的递质是（　　）。
　　A. 去甲肾上腺素　B. 肾上腺素　　C. 乙酰胆碱　　D. 烟碱
19. 副交感神经节后纤维所支配的效应器细胞膜上的胆碱能受体是（　　）。
　　A. M型受体　　　B. N_1型受体　　C. N_2型受体　　　D. 上述受体均有
20. 交感神经节后纤维末梢释放的递质是（　　）。
　　A. 乙酰胆碱　　　　　　　　　　B. 去甲肾上腺素
　　C. 谷氨酸　　　　　　　　　　　D. 乙酰胆碱或去甲肾上腺素
21. 阿托品可阻断（　　）受体。
　　A. N_1　　　　　　B. N_2　　　　　　C. M　　　　　　D. α
22. 能阻断 $β_1$、$β_2$ 受体的药物是（　　）。
　　A. 阿托品　　　B. 筒箭毒碱　　　C. 酚妥拉明　　　D. 普萘洛尔
23. 下列对有机磷中毒的症状使用阿托品无效的是（　　）。
　　A. 大汗　　　　　B. 心率减慢　　　C. 肌束颤动　　　D. 瞳孔缩小
24. 人类发生应急反应时的表现是（　　）。
　　A. 支气管平滑肌收缩　　　　　　B. 胰岛素分泌增多
　　C. 糖原分解增加　　　　　　　　D. 瞳孔缩小
25. 参与机体应急反应的激素主要是（　　）。
　　A. 甲状腺激素　　B. 生长激素　　　C. 肾上腺素　　　D. 胰岛素
26. 急性失血时，机体最早出现的代偿反应是（　　）。
　　A. 迷走神经兴奋　　　　　　　　B. 交感神经兴奋
　　C. 组织液回流增加　　　　　　　D. 血管紧张素系统作用加强

三、判断题

1. 经典的化学性突触由突触前膜、突触间隙和突触后膜三部分构成。　　　　（　　）
2. 突触传递中，突触前神经元的电活动直接引起突触后神经元的活动。　　　（　　）
3. 动作电位传至突触前膜时，能触发释放神经递质的物质是 Ca^{2+}。　　　（　　）
4. 在中枢神经系统内，一个神经元兴奋必然引起另外一个神经元兴奋。　　　（　　）
5. 兴奋性突触后电位是在突触后膜上出现了局部超极化。　　　　　　　　　（　　）
6. 抑制性突触后电位是局部电位发生了去极化，距离阈电位较远。　　　　　（　　）
7. 突触后电位总和达阈电位水平，突触后神经元就可产生动作电位。　　　　（　　）
8. 突触传递有相对不疲劳性。　　　　　　　　　　　　　　　　　　　　　（　　）
9. 前庭小脑的主要功能是协调随意运动。　　　　　　　　　　　　　　　　（　　）
10. 外周递质主要有乙酰胆碱和肾上腺素两种。　　　　　　　　　　　　　　（　　）
11. 酚妥拉明是 β 受体阻断剂。　　　　　　　　　　　　　　　　　　　　（　　）
12. 筒箭毒碱是 N 受体阻断剂。　　　　　　　　　　　　　　　　　　　　（　　）
13. 所有感觉上传过程中，都需经过丘脑的特异性投射系统引起特定感觉。　（　　）
14. 阿托品可缓解胃肠痉挛是由于它能阻断 N 受体。　　　　　　　　　　　（　　）

15．内脏痛发生缓慢，持续时间较长，定位准确，易于诊断。 （ ）

16．脊休克恢复后，患者会有大小便失禁的表现。 （ ）

17．乙酰胆碱与 M 受体结合后的效应都是兴奋性的。 （ ）

18．乙酰胆碱与 M 受体结合后产生一系列副交感神经兴奋为主的效应。 （ ）

19．参与应急反应的激素是促肾上腺皮质激素和糖皮质激素。 （ ）

四、简答题

1．简述神经纤维传导兴奋的特征。

2．简述牵张反射的概念、类型及生理意义。

3．什么是脊休克？脊休克的产生原因和生理意义是什么？

4．简述内脏痛的概念和特点。

五、论述题

1．试述突触传递的概念、过程和特征。

2．试述特异性投射系统与非特异性投射系统的概念、特点及功能。

提升训练

一、名词解释

1．兴奋性突触后电位　　　2．抑制性突触后电位　　　3．去大脑僵直

二、单项选择题

1．患者心绞痛时，常感到疼痛的部位是（ ）。

　　A．心前区、左肩、左臂尺侧　　　　B．右肩胛

　　C．上腹部或脐周　　　　　　　　　D．下腹部和腹股沟区

2．胆囊疾病时，以下体表部位可发生牵涉痛的是（ ）。

　　A．右肩区　　　　　　　　　　　　B．腹股沟区

　　C．左臂尺侧　　　　　　　　　　　D．上腹部

3．输尿管结石时，疼痛的部位可位于（ ）。

　　A．心前区或左臂尺侧　　　　　　　B．腹股沟区

　　C．上腹部或脐周　　　　　　　　　D．右肩胛

4．副交感神经兴奋时（ ）。

　　A．消化腺分泌减少　　　　　　　　B．瞳孔放大

　　C．胰岛素分泌增多　　　　　　　　D．支气管平滑肌舒张

5．交感神经活动增强时，下述正确的是（ ）。

　　A．瞳孔缩小　　　　　　　　　　　B．消化道括约肌收缩

　　C．逼尿肌收缩　　　　　　　　　　D．心肌收缩力减弱

三、判断题

1．骨骼肌收缩是因为骨骼肌上的 N_2 受体与肾上腺素结合。 （ ）

2．神经-肌肉接头处传递的神经递质是乙酰胆碱。 （ ）

3．交感神经兴奋时引起瞳孔扩大、支气管平滑肌舒张和心脏活动增强。　（　　）

4．由交感神经支配的皮肤汗腺上的受体为 α 受体。　（　　）

四、简答题

1．简述胆碱能纤维的概念及其在周围神经系统的分布。

2．简述交感神经兴奋时对循环系统、呼吸系统、消化系统和眼的影响。

五、论述题

1．试述外周递质和受体的种类、受体的分类及受体阻断剂。

2．试述交感和副交感神经对循环、呼吸、消化系统的调节。

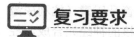

第十一章

内 分 泌

复习要求

1. 掌握：激素的概念；生长激素、甲状腺激素、糖皮质激素和胰岛素的生理作用及异常时的临床表现。

2. 熟悉：腺垂体分泌的激素，神经垂体储存和释放的激素；甲状腺激素、糖皮质激素和胰岛素分泌的调节，地方性甲状腺肿的产生机制；应激反应与应急反应的区别与联系；钙、磷代谢的调节。

考点详解

一、激素的概念

由内分泌腺或内分泌细胞分泌的高效能的生物活性物质称为激素。

二、垂体

（一）腺垂体

腺垂体是人体内最重要的内分泌腺。

腺垂体分泌的激素 {
生长素（GH）
催乳素（PRL）
促黑激素（MSH）
促激素 {
促甲状腺激素（TSH）
促肾上腺皮质激素（ACTH）
促性腺激素 {
促卵泡激素（FSH）
黄体生成素（LH）

（二）生长激素

生长激素的生理作用如下。

1. 促进机体生长发育

生长激素能促进全身各组织、器官，尤其是骨骼、肌肉和内脏器官的生长，是决定身高的关键激素，但对脑的生长发育无影响。若幼年时期生长激素分泌不足，将出现生长停滞，表现为身材矮小，但智力正常，称为侏儒症；若幼年时期生长激素分泌过多，则引发巨人症；若成年后生长激素分泌过多，则引发鼻大、唇厚、下颌突出、手足粗大和内脏器官增大等表现，称为肢端肥大症。

2. 对物质代谢的作用

①蛋白质代谢：促进蛋白质合成，抑制蛋白质分解；②脂肪代谢：促进脂肪分解，加速脂肪酸的氧化；③糖代谢：抑制外周组织对葡萄糖的摄取和利用，减少葡萄糖的消耗，使血糖升高。

（三）神经垂体

神经垂体本身不能合成激素，其储存和释放的激素有两种：①血管升压素（抗利尿激素）；②缩宫素（又称催产素）。这两种激素均由下丘脑视上核和室旁核的神经元合成，经下丘脑-垂体束轴浆运输至神经垂体储存，在机体需要时再被释放入血。

三、甲状腺

甲状腺是人体最大的内分泌腺，分泌甲状腺激素。甲状腺激素由甲状腺滤泡上皮细胞合成并分泌。甲状腺激素主要包括三碘甲腺原氨酸（T_3）和甲状腺素（又称四碘甲腺原氨酸，T_4）。其中，T_4 的量远多于 T_3，但 T_3 的生物活性却比 T_4 高约 5 倍。

（一）甲状腺激素的生理作用

1. 促进机体的新陈代谢

（1）能量代谢：甲状腺激素具有显著的产热效应。它能促进细胞内的物质氧化，增加绝大多数组织的耗氧量和产热量，使基础代谢增强。故甲亢时，机体产热量增多，患者可表现为喜凉怕热、多汗，基础代谢率增高；而甲减的患者则喜热畏寒，基础代谢率降低。

（2）物质代谢。

①糖代谢：甲状腺激素能促进小肠黏膜吸收单糖，增加肝糖原分解，加强肾上腺素、胰高血糖素、生长激素等激素的升高血糖作用，使血糖升高；同时，甲状腺激素能加强外周组织对糖的利用而使血糖降低。整体表现为甲状腺激素能升高血糖。故甲亢患者常有血糖升高现象，甚至出现糖尿。

②蛋白质代谢：a. 生理剂量的甲状腺激素能促进蛋白质合成，促进机体的生长发育。b. 大剂量甲状腺激素则促进蛋白质分解。故甲亢患者常因骨骼肌蛋白质分解增加而致身体消瘦、肌肉萎缩无力，骨蛋白质分解导致骨质疏松和血钙升高。c. 甲减患者蛋白质合成减少，而细胞间隙中黏蛋白增多并结合大量水形成黏液性水肿。

③脂肪代谢：甲状腺激素能促进脂肪分解，加速胆固醇的合成和降解，但降解作用大于合成作用，故甲状腺激素可降低血胆固醇。甲亢患者血胆固醇含量低于正常；而甲减患者血胆固醇含量升高，易产生动脉硬化。

2. 维持机体正常的生长生育

甲状腺激素是维持人体正常生长发育必不可少的激素，特别是促进脑和长骨的生长发育。若胚胎期或婴幼儿时期缺乏甲状腺激素，则引起骨骼生长缓慢、脑（神经系统）的发育障碍，表现为身材矮小、智力低下等，称为呆小病（克汀病）。

3．其他作用

（1）对神经系统的作用：甲状腺激素能提高中枢神经系统的兴奋性。甲亢患者中枢神经系统兴奋性明显升高，常出现注意力不易集中、烦躁不安、多言多动、喜怒无常、失眠多梦、肌肉颤动等表现。甲减患者中枢神经系统兴奋性降低，常出现记忆力减退、言行迟缓、表情淡漠、少动嗜睡等症状。

（2）对心血管系统的作用：甲状腺激素可兴奋心脏，使心率加快、心肌收缩力加强、心输出量增加、收缩压升高。同时，由于其增加了组织耗氧量而使小血管舒张，外周阻力降低，舒张压降低，于是脉压增大。因此，甲亢患者可出现心动过速、心肌肥大，甚至出现充血性心力衰竭。

（二）甲状腺激素分泌的调节

1．下丘脑-腺垂体-甲状腺轴的调节

下丘脑分泌的促甲状腺激素释放激素（TRH）通过垂体门脉系统运送至腺垂体，促进腺垂体合成和分泌促甲状腺激素（TSH），TSH 随血液至甲状腺，既能促进甲状腺滤泡增生，又能促进甲状腺滤泡合成和分泌甲状腺激素。

当血中甲状腺激素浓度升高时，可负反馈抑制腺垂体合成与分泌 TSH，使甲状腺激素合成和释放减少；反之，当血中甲状腺激素浓度降低时，则对腺垂体的抑制作用减弱，使甲状腺激素的合成和释放增多。通过负反馈调节，可维持血中甲状腺激素的相对稳定。

2．甲状腺的自身调节

甲状腺自身能根据机体的血碘水平来调节摄取碘（聚碘）、合成和分泌甲状腺激素的能力。甲状腺的这种自身调节速度缓慢，且有一定限度。当饮食中碘含量升高时，甲状腺摄碘减少，使甲状腺激素的合成不至于过多；相反，当饮食中碘含量降低时，甲状腺摄碘增多，使甲状腺激素的合成与释放不因碘供应不足而减少。

（三）地方性甲状腺肿

碘是合成甲状腺激素的重要原料。如果食物中长期缺碘，超过了甲状腺自身调节的能力限度，甲状腺激素的合成和释放减少，对腺垂体的负反馈抑制作用减弱，引起 TSH 分泌增多，不断刺激甲状腺滤泡增生，导致甲状腺增生肿大，临床上称为地方性甲状腺肿或单纯性甲状腺肿。

四、肾上腺

（一）肾上腺的结构及其功能

肾上腺由皮质和髓质两部分组成。肾上腺皮质由外向内依次为球状带、束状带和网状带。其中球状带主要分泌盐皮质激素，以醛固酮为主；束状带主要分泌糖皮质激素，以皮质醇为主；网状带主要分泌皮质醇和少量雄激素。肾上腺髓质主要分泌肾上腺素和去甲肾上腺素。

（二）糖皮质激素的生理作用

1. 对物质代谢的作用

（1）糖代谢：糖皮质激素能促进肝糖异生，减少外周组织对葡萄糖的利用，还有抗胰岛素作用，使血糖升高。因此，糖皮质激素过多时血糖升高，甚至出现糖尿。糖尿病患者应慎用糖皮质激素。

（2）蛋白质代谢：糖皮质激素能促进肝外组织（主要是肌肉组织）的蛋白质分解，抑制蛋白质合成，但能促进肝内蛋白质增加（促使氨基酸入肝）。因此，糖皮质激素分泌过多或长期使用糖皮质激素，可出现生长停滞、肌肉萎缩、骨质疏松、皮肤变薄、淋巴组织萎缩及伤口愈合缓慢等现象。

（3）脂肪代谢：①糖皮质激素能促进四肢部位脂肪分解，增强脂肪酸在肝内氧化，有利于肝糖原异生；②肾上腺皮质功能亢进或长期大量应用糖皮质激素时，体内脂肪重新分布，四肢脂肪减少，而面部和躯干脂肪增多，形成面圆（满月脸）、背厚（水牛背）、躯干部发胖、四肢消瘦的"向心性肥胖"体征。

（4）水盐代谢：糖皮质激素能增加肾血浆流量和肾小球滤过率，利于肾排水。当肾上腺皮质功能减退时可发生肾排水障碍，甚至引起"水中毒"。

2. 对组织器官的作用

（1）对血细胞的作用：糖皮质激素能使血液中红细胞、血小板和中性粒细胞数量增多，淋巴细胞和嗜酸性粒细胞数量减少（概括为"升三降二"）。

（2）对循环系统的作用：糖皮质激素能增强血管平滑肌对儿茶酚胺类激素（去甲肾上腺素、肾上腺素）的敏感性（允许作用），使血管平滑肌维持正常的紧张性，降低毛细血管的通透性，维持血容量和正常血压。故糖皮质激素有间接升高血压的作用，因此高血压患者应慎用。

（3）对消化系统的作用：糖皮质激素能促进胃酸和胃蛋白酶原的分泌，减弱胃黏膜的保护功能。因此，长期大量使用糖皮质激素可诱发或加剧消化性溃疡。消化性溃疡患者应慎用糖皮质激素。

（4）对神经系统的作用：糖皮质激素能提高中枢神经系统的兴奋性。

3. 在应激反应中的作用（保命作用）

当机体受创伤、手术、缺氧、感染、中毒、寒冷、饥饿、疼痛、恐惧等有害刺激时，将引起以促肾上腺皮质激素（ACTH）和糖皮质激素分泌增多为主的反应，称为应激反应。应激反应可增强机体对有害刺激的耐受能力，以维持生命，提高生存能力。

（三）糖皮质激素分泌的调节

1. 下丘脑-腺垂体-肾上腺皮质轴的调节

下丘脑分泌的促肾上腺皮质激素释放激素（CRH）作用于腺垂体，促进腺垂体合成和分泌促肾上腺皮质激素（ACTH），ACTH 既刺激肾上腺皮质增生，又促进肾上腺皮质合成和分泌糖皮质激素。

2. 糖皮质激素的反馈性调节

血中糖皮质激素浓度升高时，可负反馈抑制下丘脑 CRH 和腺垂体 ACTH 的合成和释放，使血中糖皮质激素浓度下降，从而维持血中糖皮质激素的相对稳定。

（四）临床长期大剂量应用糖皮质激素的注意事项

临床长期大剂量应用糖皮质激素治疗时，由于血中糖皮质激素浓度升高，可负反馈抑制下丘脑 CRH 和腺垂体 ACTH 的合成和释放，ACTH 减少会导致肾上腺皮质束状带和网状带萎缩，分泌功能降低，甚至停止。如果突然停药，会使体内糖皮质激素突然减少而出现急性肾上腺皮质功能减退，甚至危及生命。因此，长期大剂量应用糖皮质激素治疗的患者应注意：①不能突然停药，应遵循"逐渐减量，缓慢停药"的原则；②或在用药期间，间断补充 ACTH，防止肾上腺皮质萎缩。

（五）应急反应

1. 概念

当机体遇到疼痛、失血、窒息、寒冷、剧烈活动、情绪激动等环境急剧变化时，交感-肾上腺髓质系统活动增强，血液中肾上腺素和去甲肾上腺素增多，使机体产生一系列适应性的反应，称为应急反应。其意义在于动员机体的储备能量，迅速适应环境的急剧变化。

2. 应激反应与应急反应的区别与联系

参与应急反应和应激反应的激素虽然不同（具体参见前文），但都是在受到伤害性刺激时，机体调动神经和内分泌系统实现自我保护以适应环境突然变化的反应。应急反应偏重于提高机体对环境急剧变化的应变能力，而应激反应偏重于提高机体对伤害性刺激的耐受能力。

五、胰岛

（一）胰岛的结构和功能

胰岛是分散于胰腺腺泡之间的内分泌细胞团。胰岛的内分泌细胞主要有 A 细胞（分泌胰高血糖素）和 B 细胞（分泌胰岛素）。

（二）胰岛素的生理作用

胰岛素的生理作用主要是促进物质的合成代谢，它能降低血糖，对机体的生长发育和储存能源物质具有重要意义。

（1）糖代谢：胰岛素是生理状态下唯一能降低血糖的激素，是维持血糖稳定的关键激素。胰岛素能增加血糖去路，促进全身组织对葡萄糖的摄取和利用、促进糖原合成、促进葡萄糖转变为脂肪；同时又能减少血糖来源，抑制糖原分解和糖异生，使血糖浓度降低。当胰岛素缺乏或抵抗时，血糖浓度升高，一旦超过肾糖阈将出现糖尿。

（2）脂肪代谢：胰岛素能促进脂肪合成和储存，抑制脂肪分解和利用，减少酮体生成。当胰岛素缺乏或抵抗时，脂肪分解加强，脂肪酸在肝内氧化生成大量酮体，引起酮血症、酮症酸中毒，甚至昏迷。

（3）蛋白质代谢：胰岛素能促进细胞摄取氨基酸，促进蛋白质合成和储存，抑制蛋白质分解。生长激素促进蛋白质合成的作用只有依赖胰岛素才能表现出来，二者具有协同作用。因此，胰岛素是促进人体生长发育必不可少的激素。糖尿病时，蛋白质合成减少、分解增强，使肌肉萎缩，伤口不易愈合。

能促进机体生长发育的激素有生长激素、甲状腺激素、胰岛素和性激素。

（4）胰岛素能促进钾离子进入细胞而使血钾浓度降低。临床使用胰岛素时，应注意同时补钾，以免出现低血钾。

（三）胰岛素分泌的调节

1. 血糖浓度

调节胰岛素分泌最主要的因素是血糖浓度。血糖浓度升高时，胰岛素分泌明显增多，使血糖降低；反之，血糖浓度降低时，胰岛素分泌减少，血糖升高。血糖浓度对胰岛素分泌的负反馈调节维持了血糖水平的稳定。

2. 激素作用

①胃肠激素中的促胃液素、促胰液素、缩胆囊素、抑胃肽等，以及胰高血糖素、生长激素、甲状腺激素、糖皮质激素等都可通过升高血糖间接促进胰岛素分泌；②肾上腺素和去甲肾上腺素抑制胰岛素分泌。

3. 神经调节

在正常情况下，神经调节对胰岛素的分泌作用不大。

①迷走神经兴奋时，促进胰岛素分泌；②交感神经兴奋时，抑制胰岛素分泌。

六、调节钙、磷代谢的激素

1. 种类

调节钙、磷代谢的激素主要有三种：甲状旁腺分泌的甲状旁腺激素、胆钙化醇（维生素 D_3）和甲状腺 C 细胞分泌的降钙素。其中，甲状旁腺激素是调节血钙水平最主要的激素。

2. 主要作用

（1）甲状旁腺激素的主要作用：升高血钙，降低血磷。

（2）胆钙化醇的主要作用：升高血钙，升高血磷。

（3）降钙素的主要作用：降低血钙，降低血磷。

经典解析

1. 幼年时生长激素分泌不足会导致（　　　）。

　　A. 呆小病　　　　B. 侏儒症　　　　　C. 肢端肥大症　　　D. 巨人症

【答案解析】本题应选 B。本题重点考查生长激素的作用。生长激素又称为"长个子激素"，幼年缺失生长激素会导致身材矮小，即侏儒症。而 A 选项呆小病是幼年时期甲状腺激素分泌不足；C 选项肢端肥大症是成年后生长激素分泌过多；D 选项巨人症是幼年时期生长激素分泌过多。故选 B。

2. 成年人甲状腺激素分泌不足可导致（　　　）。

　　A. 侏儒症　　　　B. 呆小病　　　　　C. 黏液性水肿　　　D. 水中毒

【答案解析】本题应选 C。本题重点考查成年后甲状腺激素的作用。成年后，甲状腺激素分泌不足的患者，蛋白质合成减少，肌肉乏力，但组织间隙黏蛋白增多，并结合大量的正离子和水分子，导致组织间隙水分增多，引起水肿，称为黏液性水肿。故选 C。

3. 地方性甲状腺肿的病因主要是（　　　）。

　　A. 甲状腺激素分泌过多　　　　　　B. 食物中长期缺碘

　　C. 生长激素分泌过多　　　　　　　D. 促甲状腺激素分泌减少

【答案解析】本题应选 B。本题重点考查地方性甲状腺肿的原因。食物中长期缺碘，超过了甲状腺自身调节的能力限度，造成甲状腺激素的合成与释放减少，对腺垂体的负反馈作用增强，使促甲状腺激素（TSH）分泌异常增多，TSH 刺激甲状腺滤泡增生，导致甲状腺肿大，临床上称为地方性甲状腺肿或单纯性甲状腺肿。故选 B。

4．生理情况下唯一能降血糖的激素是（　　）。

　　A．胰高血糖素　　　B．胰岛素　　　　C．生长激素　　　　D．糖皮质激素

【答案解析】本题应选 B。本题重点考查胰岛素。胰岛素是生理状态下唯一能降低血糖的激素。胰岛素的降糖作用主要通过减少血糖的来源以及增加血糖的去路等途径实现的。而 A、C、D 选项都可使血糖升高。故选 B。

5．参与机体应激反应的激素有（　　）。

　　A．促肾上腺皮质激素　　　　　　　　B．去甲肾上腺素

　　C．肾上腺素　　　　　　　　　　　　D．胰岛素

【答案解析】本题应选 A。本题重点考查应激反应。应激反应是各种有害刺激（感染、缺氧、饥饿、创伤、疼痛、精神紧张等）引起血中促肾上腺皮质激素（ACTH）、糖皮质激素分泌增加，并产生一系列非特异性反应，以提高机体的生存能力和对有害刺激的耐受能力。故选 A。

6．下列关于皮质醇对血细胞的作用的叙述，不正确的是（　　）。

　　A．使红细胞增多　　　　　　　　　　B．使中性粒细胞增多

　　C．使淋巴细胞增多　　　　　　　　　D．使血小板增多

【答案解析】本题应选 C。本题重点考查皮质醇对血细胞的作用。皮质醇为糖皮质激素，对血液系统的影响是可使红细胞、血小板、中性粒细胞增多，淋巴细胞和嗜酸性粒细胞减少（三多二少）。故选 C。

7．调节机体血钙水平最重要的激素是（　　）。

　　A．降钙素　　　　　B．胆钙化醇　　　　C．甲状腺素　　　　D．甲状旁腺激素

【答案解析】本题应选 D。本题重点考查甲状旁腺激素。调节血钙的激素有甲状旁腺激素、降钙素和胆钙化醇，最重要的激素是甲状旁腺激素。甲状旁腺激素是由甲状旁腺主细胞分泌的一种升高血钙和降低血磷的激素，主要作用于肾和骨，是调节血钙和血磷最重要的激素。故选 D。

8．皮质醇促进胃酸和胃蛋白酶的分泌，故可诱发或加剧消化性溃疡。　　　　（　　　）

【答案解析】本题应判"对"。本题重点考查皮质醇对胃肠道的影响。皮质醇（糖皮质激素）可促进胃酸、胃蛋白酶的分泌，长期大量服用可诱发或加剧消化性溃疡。故判"对"。

9．甲状腺手术时误切甲状旁腺后，会导致血钙浓度升高。　　　　　　　　（　　　）

【答案解析】本题应判"错"。本题重点考查甲状旁腺的作用。甲状旁腺主细胞分泌的甲状旁腺激素是一种升高血钙和降低血磷的激素，若误把甲状旁腺切除，则会引起甲状旁腺激素缺失，使血钙浓度降低而非升高，故判"错"。

10．在应急反应中，交感神经系统兴奋，肾上腺皮质激素分泌增加。　　　　（　　　）

【答案解析】本题应判"错"。本题重点考查应急反应。应急反应是指当机体遇到恐惧、愤怒、焦虑、搏斗、运动、低血糖、低血压、寒冷等情况时，交感神经兴奋，使肾上腺髓质激素分泌明显增多引起机体发生的适应性反应。题目中描述为"肾上腺皮质激素分泌增

加"，故判"错"。

基础过关

一、名词解释

1. 激素　　　　　　2. 应激反应　　　　　　3. 应急反应

4. 侏儒症　　　　　5. 呆小病

二、单项选择题

1. 下列与生长激素分泌异常无关的是（　　　）。

  A. 侏儒症　　　　B. 巨人症　　　　C. 呆小病　　　　D. 肢端肥大症

2. 成年后生长激素分泌过多会导致（　　　）。

  A. 巨人症　　　　B. 黏液性水肿　　C. 肢端肥大症　　D. 向心性肥胖

3. 呆小病与侏儒症的最大区别是（　　　）。

  A. 身材更矮小　　B. 智力低下　　　C. 肌肉发育不良　D. 内脏增大

4. 神经垂体释放的激素有（　　　）。

  A. 促肾上腺皮质激素　　　　　　　B. 缩宫素

  C. 生长激素　　　　　　　　　　　D. 催乳素

5. 对神经系统发育影响最大的激素是（　　　）。

  A. 糖皮质激素　　B. 甲状腺激素　　C. 生长激素　　　D. 胰岛素

6. 增加机体产热，使基础代谢率升高最明显的激素是（　　　）。

  A. 胰岛素　　　　B. 甲状腺激素　　C. 糖皮质激素　　D. 雌激素

7. 下列关于胰岛素作用的叙述正确的是（　　　）。

  A. 抑制糖原合成　　　　　　　　　B. 促进蛋白质合成

  C. 促进脂肪分解　　　　　　　　　D. 促进糖异生

8. 调节胰岛素分泌最重要的因素是（　　　）。

  A. 肾上腺素　　　B. 自主神经　　　C. 血糖浓度　　　D. 糖皮质激素

9. 关于胰岛素分泌的调节，下列说法错误的是（　　　）。

  A. 血糖浓度升高，胰岛素分泌增多　　B. 迷走神经兴奋促进胰岛素分泌

  C. 肾上腺素促进胰岛素分泌　　　　　D. 抑胃肽可促进胰岛素分泌

10. 下列关于糖皮质激素生理作用的叙述，错误的是（　　　）。

  A. 促进四肢脂肪分解　　　　　　　B. 参与应急反应

  C. 促进胃酸分泌　　　　　　　　　D. 增加肾血流量

11. 关于糖皮质激素对代谢的影响，下列叙述不正确的是（　　　）。

  A. 促进肝外组织蛋白质分解　　　　B. 促进糖异生

  C. 减少外周组织对葡萄糖的利用　　D. 促进全身各部位的脂肪分解

12. 切除动物肾上腺可引起动物死亡的原因主要是缺乏（　　　）。

  A. 肾上腺皮质激素　　　　　　　　B. 去甲肾上腺素

  C. 肾素　　　　　　　　　　　　　D. 肾上腺素

13. 下列激素过多会导致机体出现"向心性肥胖"的特殊体型的是（　　　）
    A. 糖皮质激素　　　B. 甲状腺激素　　　C. 生长激素　　　D. 肾上腺素

14. 腺垂体分泌的激素不包括（　　　）。
    A. 缩宫素　　　　B. 黄体生成素　　　C. 卵泡刺激素　　　D. 生长激素

15. 临床上长期大量使用糖皮质激素，可引起（　　　）。
    A. 肾上腺皮质逐渐增生　　　　　　　B. 肾上腺髓质逐渐萎缩
    C. 肾上腺皮质逐渐萎缩　　　　　　　D. 促肾上腺皮质激素分泌增加

16. 能调节机体内钙、磷的代谢，使血钙降低、血磷降低的激素是（　　　）。
    A. 降钙素　　　　B. 胆钙化醇　　　C. 甲状腺素　　　D. 甲状旁腺激素

17. 甲状旁腺激素的作用是（　　　）。
    A. 血钙升高、血磷降低　　　　　　　B. 血钙升高、血磷升高
    C. 血钙降低、血磷升高　　　　　　　D. 血钙降低、血磷降低

18. 胆钙化醇的作用是（　　　）。
    A. 血钙升高、血磷降低　　　　　　　B. 血钙升高、血磷升高
    C. 血钙降低、血磷升高　　　　　　　D. 血钙降低、血磷降低

19. 男性儿童13岁，身高1.1米，智力低下，首先应考虑分泌障碍的激素是（　　　）。
    A. 生长激素　　　B. 甲状腺激素　　　C. 胰岛素　　　D. 雄激素

三、判断题

1. 内分泌系统是独立于神经系统之外的调节系统。　　　　　　　　　　（　　）
2. 幼年时，缺乏生长激素引发呆小病，生长激素分泌过多引发巨人症。（　　）
3. 生长激素对脑和长骨的生长具有明显的促进作用。　　　　　　　　（　　）
4. 缺乏甲状腺激素的儿童智力低下、身材矮小，称为呆小病。　　　　（　　）
5. 幼年时甲状腺激素分泌不足会导致侏儒症。　　　　　　　　　　　（　　）
6. 甲状腺激素能促进机体产热，故甲亢患者怕冷喜热。　　　　　　　（　　）
7. 甲状腺功能亢进患者，血中的胆固醇升高，易产生动脉硬化。　　　（　　）
8. 饮食中长期缺碘，肾上腺将发生增生、肿大。　　　　　　　　　　（　　）
9. 糖皮质激素能升高血糖，故糖尿病患者应慎用糖皮质激素。　　　　（　　）
10. 胰岛素的主要作用是促进合成代谢，故能降低血糖。　　　　　　　（　　）
11. 胰岛素是生理状态下唯一能降低血糖的激素。　　　　　　　　　　（　　）
12. 胰岛素分泌不足可致血糖浓度升高，若超过肾糖阈，则为糖尿病。（　　）

四、简答题

1. 简述生长激素的生理作用。
2. 简述饮食中长期缺碘引起甲状腺肿大的作用机制。
3. 简述胰岛素的生理作用。

五、论述题

试述甲状腺激素的生理作用。

提升训练

一、单项选择题

1. 下列激素中不是腺垂体分泌的促激素的是（　　）。
   - A. 促卵泡激素
   - B. 促黑激素
   - C. 促肾上腺皮质激素
   - D. 促甲状腺激素

2. 甲状腺功能亢进的患者，会出现（　　）。
   - A. 脉压减小
   - B. 蛋白质合成增加
   - C. 血胆固醇降低
   - D. 黏液性水肿

3. 下列能直接刺激甲状腺腺体增生和甲状腺激素分泌的是（　　）。
   - A. CRH
   - B. TRH
   - C. TSH
   - D. T_3、T_4

4. 糖皮质激素分泌过多会导致婴儿生长缓慢，原因是（　　）。
   - A. 使体内脂肪重新分布
   - B. 生长激素的合成和分泌障碍
   - C. 抑制糖的分解
   - D. 促进肌肉和骨骼中的蛋白质分解

5. 糖皮质激素对糖和蛋白质代谢的作用是（　　）。
   - A. 促进葡萄糖的利用，促进肝外组织蛋白质分解
   - B. 促进葡萄糖的利用，抑制肝外组织蛋白质分解
   - C. 抑制葡萄糖的利用，促进肝外组织蛋白质分解
   - D. 抑制葡萄糖的利用，抑制肝外组织蛋白质分解

二、判断题

1. 生长激素能促进蛋白质合成、脂肪合成，使血糖浓度升高。（　　）
2. 长期大量应用糖皮质激素时引起肾上腺皮质萎缩，故可突然停药。（　　）
3. 糖皮质激素能增强血管平滑肌对儿茶酚胺的敏感性，故可升高血压。（　　）

三、简答题

长期大量使用糖皮质激素的患者为什么不能突然停药？

四、论述题

试述糖皮质激素的生理作用。

第十二章

生　殖

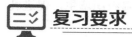 **复习要求**

1. 掌握：雄激素、雌激素和孕激素的生理作用。
2. 熟悉：月经周期的主要形成机制。
3. 了解：性激素的主要分泌来源。

考点详解

一、雄激素的生理作用

（一）分泌来源

雄激素主要由睾丸间质细胞分泌，雄激素中活性最强的是睾酮。

（二）生理作用

1. 促进男性附属性器官的生长发育并维持其成熟状态。
2. 促进男性第二性征的出现并维持其正常状态。
3. 维持生精作用：睾酮能刺激生精小管生成精子。
4. 维持男性正常的性欲和性功能。
5. 促进蛋白质合成并抑制其分解，特别是生殖器官、肌肉、骨骼、肾及其他组织蛋白质的合成，加速机体生长。
6. 促使体内水、钠潴留。
7. 促进红细胞生成。

二、雌激素的生理作用

（一）分泌来源

雌激素在排卵前主要由卵泡的颗粒细胞和内膜细胞分泌，排卵后则由黄体细胞分泌，活性最强的是雌二醇。

（二）生理作用

1．对生殖器官的作用

（1）卵巢：雌激素协同卵泡刺激素（FSH），促进卵泡发育，诱导排卵前 LH（黄体生成素）高峰的出现，诱发排卵。

（2）子宫：促进子宫发育；促使子宫平滑肌增生肥大，增加子宫平滑肌对缩宫素的敏感性，增强子宫收缩力；促使子宫内膜增生、腺体数量增加但不分泌；促使子宫颈分泌大量稀薄黏液，有利于精子的通过及存活。

（3）输卵管：促进输卵管发育，增强输卵管蠕动，有利于精子和卵子的运行。

（4）阴道：刺激阴道上皮细胞增生、角化，增加糖原含量，加速糖原转化为乳酸，使阴道呈酸性，增强阴道的抗菌能力。

2．对第二性征和乳腺的作用

刺激女性第二性征的出现并维持其成熟状态；刺激乳腺导管和结缔组织增生，促进乳房发育。

3．对代谢的影响

①促进蛋白质合成；②增强成骨细胞的作用，加速骨骼的生长，促进骨骺愈合；③促进肾脏对钠和水的重吸收，引起水、钠潴留。

三、孕激素的生理作用

（一）主要来源

孕激素主要由黄体细胞分泌，妊娠两个月左右，胎盘开始合成大量孕酮，活性最强的是黄体酮。

（二）生理作用

孕激素主要作用于子宫的内膜和平滑肌，为受精卵的着床做好准备并维持妊娠。

（1）保证胚泡着床和维持妊娠：①在雌激素作用基础上，使子宫内膜进一步增生并呈分泌期改变，腺体分泌，为受精卵着床提供适宜环境；②降低子宫平滑肌的兴奋性和对缩宫素的敏感性，有利于着床和安胎；③抑制母体对胚胎的免疫排斥反应，有利于胚胎发育。④使子宫颈分泌少量黏稠的黏液，阻止精子通过。

（2）促进乳腺腺泡发育和成熟，为分娩后泌乳做准备。

（3）刺激机体产热，使女性基础体温在排卵后升高 0.5℃左右。

四、月经周期及其主要形成机制

（一）月经周期的分期

根据子宫内膜的周期性变化，将月经周期分为三期：①月经期；②增殖期；③分泌期。

（二）月经周期的主要形成机制

（1）月经期的形成：由于黄体萎缩退化，血液中孕激素和雌激素浓度急剧降低，导致子宫内膜失去雌激素和孕激素的支持，子宫内膜缺血，引起子宫内膜功能层脱落、出血，形成月经。

（2）增殖期的形成：在卵泡分泌的雌激素作用下，子宫内膜增生增厚，血管、腺体增长、弯曲，但腺体不分泌。增生期末，卵巢内成熟卵泡排卵，子宫内膜转入分泌期。

（3）分泌期的形成：排卵后，在黄体细胞分泌的孕激素和雌激素的作用下，子宫内膜进一步增生肥厚，呈分泌期变化，血管扩张，腺体迂曲并分泌糖原，为受精卵的着床和发育做好准备。

经典解析

1. 下列关于睾酮的生理作用的描述，错误的是（ ）。

　　A．刺激男性生殖器官的生长发育与成熟

　　B．维持正常性欲

　　C．促进蛋白质的分解和骨骼的生长

　　D．刺激红细胞的生成

【答案解析】本题应选 C。本题重点考查雄激素的生理作用。A、B、D 选项均是雄激素的生理作用。睾酮能促进蛋白质的合成并抑制其分解，因此 C 选项描述错误。故选 C。

2. 下列关于雌激素生理作用的叙述，不正确的是（ ）。

　　A．促进女性生殖器官的生长

　　B．使子宫内膜增厚、血管增生、腺体分泌

　　C．使阴道上皮细胞增生角化

　　D．促进机体生长发育

【答案解析】本题应选 B。本题重点考查雌激素的生理作用，A、C、D 选项均是雌激素的生理作用。在女性生殖器官的生长发育中，雌激素能使子宫内膜增厚，血管、腺体增生，但不分泌，因此 B 选项"腺体分泌"的叙述不正确。故选 B。

3. 有关孕激素的生理作用，下列叙述不正确的是（ ）。

　　A．抑制子宫和输卵管的运动　　　　B．促进子宫颈分泌稀薄的黏液

　　C．促进乳腺腺泡的发育和成熟　　　D．促进机体产热

【答案解析】本题应选 B。本题重点考查孕激素的生理作用，A、C、D 选项均是孕激素的生理作用。孕激素对子宫的作用是能减少子宫颈分泌黏液，黏液变稠，防止精子穿透，以防再孕。因此 B 选项"稀薄的黏液"叙述不正确。故选 B。

4. 使子宫颈分泌少而黏稠的黏液，基础体温升高的激素是（ ）。

　　A．催产素　　　　B．雌激素　　　　C．孕激素　　　　D．黄体生成素

【答案解析】本题应选 C。本题重点考查孕激素的生理作用。孕激素能减少子宫颈分泌黏液，黏液变稠，防止精子穿透，以防再孕；而且能使机体体温升高。A、B、D 均无以上生理作用，故选 C。

5. 黄体形成后分泌的激素是（ ）。

　　A．黄体生成素　　B．雌激素　　　C．孕激素　　　D．孕激素和雌激素

【答案解析】本题应选 D。本题重点考查月经周期中激素的变化。月经周期可分为三期，即增殖期、分泌期和月经期，其中分泌期也称黄体期，此期排卵后的残余卵泡形成月经黄体，并分泌大量孕激素和雌激素。故选 D。

6. 生育期女性月经期的形成是由于（　　　）。

    A. 血中雌激素水平升高　　　　　　B. 血中孕激素水平升高

    C. 血中雌激素和孕激素水平均升高　D. 血中雌激素和孕激素水平均降低

【答案解析】本题应选 D。本题重点考查月经周期中月经期的形成机制。月经周期可分为三期，即增殖期、分泌期和月经期。月经期由于排出的卵子未与精子结合，月经黄体萎缩退化，血液中孕激素和雌激素浓度急剧降低，导致子宫内膜失去雌激素和孕激素的支持和营养，引起子宫内膜缺血、坏死、脱落，随着子宫内膜的剥脱，形成月经。故选 D。

基础过关

一、单项选择题

1. 下列关于孕激素生理作用的叙述错误的是（　　　）。

    A. 抑制机体产热

    B. 促进乳腺腺泡发育

    C. 抑制输卵管的运动

    D. 促进子宫内膜及其血管、腺体进一步增生，并引起腺体分泌

2. 下列关于雌激素生理作用的叙述正确的是（　　　）。

    A. 促进机体产热　　　　　　　　　B. 抑制肾脏对钠、水的重吸收

    C. 使输卵管平滑肌活动增强　　　　D. 使子宫颈分泌稠的黏液

二、判断题

依据子宫内膜的变化，月经周期依次分为月经期、增殖期和分泌期。　　　　（　　　）

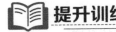 提升训练

一、单项选择题

1. 雄激素的生理作用是（　　　）。

    A. 促进蛋白质分解　　　　　　　　B. 刺激男性附属性器官发育

    C. 抑制红细胞生成　　　　　　　　D. 抑制精子生成

2. 月经周期中分泌期的形成机制是（　　　）。

    A. 血中雌激素和孕激素水平均降低

    B. 黄体细胞分泌的孕、雌激素的共同作用

    C. 雌激素的作用

    D. 孕激素的作用

二、判断题

1. 雌激素使子宫内膜处于分泌期，有利于胚泡着床。　　　　　　　　　　（　　　）

2. 增殖期的变化主要是由于雌激素的作用而形成的。　　　　　　　　　　（　　　）

第三部分

综合训练题

医科类基础课综合训练题（一）

考生注意：所有答案都要写在答题卡上，写在试题卷上无效

一、**选择题**（解剖学 1～30；生理学 31～60。每小题 2 分，共 120 分。每小题中只有一个选项是正确的，请将正确选项涂在答题卡上）

1. 在解剖学方位中，近正中矢状面者为（   ）。

    A. 内侧   B. 外侧   C. 近侧   D. 远侧

2. 下列属于躯干骨的是（   ）。

    A. 锁骨   B. 胸骨   C. 肩胛骨   D. 额骨

3. 颈椎的主要特征是（   ）。

    A. 有肋凹   B. 有横突孔   C. 棘突细长   D. 椎体较大

4. 下列不属于鼻咽部的结构的是（   ）。

    A. 咽鼓管咽口   B. 咽鼓管圆枕   C. 咽隐窝   D. 梨状隐窝

5. 食管的第 3 个狭窄位于（   ）。

    A. 起始处   B. 与主动脉弓相交处

    C. 穿膈处   D. 与左主支气管交叉处

6. 麦氏点位于（   ）。

    A. 脐与右髂前上棘连线的中、外 1/3 交点处

    B. 脐与右髂前上棘连线的中、内 1/3 交点处

    C. 脐与左髂前上棘连线的中、内 1/3 交点处

    D. 脐与左髂前上棘连线的中、外 1/3 交点处

7. 下列关于胆总管的描述正确的是（   ）。

    A. 由左右肝管汇合而成   B. 由胆囊管和肝总管汇合而成

C．位于肝门静脉的后面   D．直接开口于十二指肠降部

8．下列关于肝的描述正确的是（   ）。

    A．上面被肝圆韧带分为左、右两叶   B．为腹膜外位器官

    C．脏面的横沟为肝门   D．正常人不能触及肝下缘

9．与左主支气管相比，右主支气管（   ）。

    A．细而长   B．细而短   C．粗而长   D．粗而短

10．下列关于肺的描述正确的是（   ）。

    A．左肺短宽，右肺狭长   B．位于胸膜腔内

    C．两肺前缘均有心切迹   D．左肺两叶，右肺三叶

11．下列关于肾的描述正确的是（   ）。

    A．属于腹膜内位器官   B．肾小盏包绕肾乳头

    C．肾髓质包括肾柱   D．肾乳头朝向肾皮质

12．不通过肾门的结构是（   ）。

    A．输尿管   B．肾动脉   C．肾盂   D．肾静脉

13．手术时，识别输卵管的标志是（   ）。

    A．输卵管伞   B．输卵管壶腹

    C．输卵管峡   D．输卵管子宫部

14．防止子宫下垂的韧带主要是（   ）。

    A．子宫圆韧带   B．子宫阔韧带   C．子宫主韧带   D．骶子宫韧带

15．心位于胸腔的（   ）。

    A．上纵隔   B．后纵隔   C．中纵隔   D．前纵隔

16．正常心脏自动节律性运动起自（   ）。

    A．房室结   B．窦房结   C．结间束   D．房室束

17．室间隔缺损的常见部位是（   ）。

    A．卵圆窝   B．室间隔肌部

    C．室间隔膜部   D．室间隔近心尖处

18．左、右心室前壁一部分和室间隔前上 2/3 发生心肌梗死，阻塞的血管是（   ）。

    A．左冠状动脉主干   B．前室间支

    C．右冠状动脉主干   D．后室间支

19．右心房的出口是（   ）。

    A．上腔静脉口   B．下腔静脉口

    C．冠状窦口   D．右房室口

20．二尖瓣位于（   ）。

    A．右房室口   B．左房室口   C．肺动脉口   D．主动脉口

21．前臂出血时，可压迫止血的血管是（   ）。

    A．桡动脉   B．尺动脉

    C．肱动脉   D．颈总动脉

22．胸导管收集淋巴的范围不包括（   ）。

    A．左下半身   B．右下半身   C．左上半身   D．右上半身

23．听觉感受器是（　　）。

 A．螺旋器

       B．椭圆囊斑

 C．球囊斑

       D．壶腹嵴

24．与鼓室相通的管道是（　　）。

 A．外耳道

       B．内耳道

 C．蜗管

       D．咽鼓管

25．脊髓后角神经元是（　　）。

 A．运动神经元

       B．联络神经元

 C．交感神经元

       D．感觉神经元

26．薄束和楔束（　　）。

 A．传导痛、温觉

       B．位于脊髓后索

 C．在脊髓全部交叉

       D．属于下行纤维束

27．脊髓丘脑束（　　）。

 A．传导同侧躯干四肢的浅感觉

       B．传导同侧躯干四肢的本体感觉

 C．传导对侧躯干四肢的浅感觉

       D．传导对侧躯干四肢的本体感觉

28．肩关节不能外展且出现"方形肩"是损伤了（　　）。

 A．肌皮神经 B．正中神经 C．腋神经 D．桡神经

29．不受迷走神经支配的是（　　）。

 A．心   B．胃   C．食管   D．乙状结肠

30．下列不属于内分泌腺的是（　　）。

 A．垂体   B．甲状腺   C．胰腺   D．胸腺

31．生命活动的最基本特征是（　　）。

 A．新陈代谢 B．生殖   C．兴奋性 D．适应性

32．下列活动属于兴奋表现的是（　　）。

 A．肌肉舒张

       B．心率减慢

 C．神经细胞产生动作电位

       D．血压降低

33．动脉血压在 $80\sim180$ mmHg 范围变动时，肾血流量保持相对稳定，属于（　　）。

 A．神经调节 B．体液调节 C．自身调节 D．反馈调节

34．下列生理过程属于正反馈调节的是（　　）。

 A．体温的调节

       B．排尿反射

 C．血液的酸碱度

       D．减压反射

35．下列以单纯扩散进行跨膜转运的物质是（　　）。

 A．O_2 和 CO_2 B．葡萄糖 C．Na^+ D．蛋白质

36．静息电位的形成机制是（　　）。

 A．K^+内流

       B．K^+外流

 C．Na^+内流

       D．Na^+外流

37．细胞膜内电位负值（绝对值）增大，称为（　　）。

 A．极化

       B．去极化

 C．复极化

       D．超极化

38. 骨骼肌兴奋-收缩耦联的耦联因子是（   ）。

   A. Na^+ B. Cl^- C. K^+ D. Ca^{2+}

39. 下列溶液中属于等渗溶液的是（   ）。

   A. 9%NaCl 溶液   B. 10%葡萄糖溶液

   C. 0.9%尿素溶液   D. 5%葡萄糖溶液

40. 成年男性红细胞数和血红蛋白含量的正常值是（   ）。

   A. （4.0～5.5）×10^9/L，（110～160）g/L

   B. （4.0～5.5）×10^{12}/L，（110～150）g/L

   C. （4.0～5.5）×10^{12}/L，（120～160）g/L

   D. （4.0～5.5）×10^{11}/L，（120～150）g/L

41. 叶酸和维生素 B_{12} 缺乏将导致（   ）。

   A. 再生障碍性贫血   B. 溶血性贫血

   C. 小细胞性贫血   D. 巨幼红细胞性贫血

42. 血小板减少的患者，皮肤黏膜常自发出现出血点和紫癜，主要是由于（   ）。

   A. 凝血功能障碍   B. 血管不易收缩

   C. 不易形成血栓   D. 不能维持血管内皮的完整性

43. 红细胞膜上只含有 B 凝集原的血型是（   ）。

   A. A 型   B. B 型   C. AB 型   D. O 型

44. 心室射血期的压力变化是（   ）。

   A. 房内压＞室内压＞动脉压   B. 房内压＜室内压＞动脉压

   C. 房内压＜室内压＜动脉压   D. 房内压＞室内压＜动脉压

45. 下列关于第二心音的描述不正确的是（   ）。

   A. 第二心音产生的主要原因是动脉瓣关闭

   B. 第二心音的强弱可反映动脉血压的高低

   C. 第二心音音调较低，持续时间较长

   D. 第二心音标志着心室舒张期的开始

46. 窦房结是心脏正常起搏点的原因是（   ）。

   A. 0 期去极速度慢   B. 最大复极电位小

   C. 4 期自动去极化速度快   D. 阈电位与最大复极电位差距小

47. 收缩压的高低主要反映的是（   ）。

   A. 搏出量的多少   B. 大动脉弹性的变化

   C. 外周阻力的大小   D. 血管充盈的程度

48. 临床上常用作"强心药"的是（   ）。

   A. 去甲肾上腺素   B. 肾上腺素

   C. 心得安   D. 血管紧张素

49. 肺通气的原动力来自（   ）。

   A. 肺的舒缩活动   B. 呼吸肌舒缩活动

   C. 肺的弹性回缩   D. 肺内压与大气压间的压力差

50．最大吸气后再尽力呼气所能呼出的气体量称为（　　　）。

  A．肺总容量   B．用力呼气量   C．肺活量   D．补呼气量

51．关于肺泡表面活性物质的生理作用，下列叙述不正确的是（　　　）。

  A．能维持大小肺泡的稳定性   B．能防止肺水肿

  C．能降低肺泡表面张力   D．能降低肺的顺应性

52．小肠内激活胰蛋白酶原的主要物质是（　　　）。

  A．胆汁   B．胃酸   C．肠激酶   D．胰蛋白酶

53．营养物质吸收的主要部位是（　　　）。

  A．口腔   B．胃   C．小肠   D．大肠

54．引起胆囊收缩的最主要的胃肠激素是（　　　）。

  A．促胰酶素   B．促胃液素   C．促胰液素   D．胆盐

55．影响机体能量代谢最显著的因素是（　　　）。

  A．食物   B．肌肉活动   C．环境温度   D．精神紧张

56．肾小球滤过率是指（　　　）。

  A．每分钟一侧肾脏生成的原尿量   B．每分钟两侧肾脏生成的原尿量

  C．每分钟一侧肾脏生成的终尿量   D．每分钟两侧肾脏生成的终尿量

57．生理情况下，调节尿量最主要的因素是（　　　）。

  A．醛固酮   B．肾血流量

  C．抗利尿激素   D．肾小球有效滤过压

58．副交感神经兴奋的表现是（　　　）。

  A．瞳孔散大   B．胃肠运动加强

  C．支气管平滑肌舒张   D．胰岛素分泌减少

59．糖皮质激素对代谢的作用是（　　　）。

  A．促进葡萄糖的利用，促进肌肉组织蛋白质分解

  B．促进葡萄糖的利用，抑制肌肉组织蛋白质分解

  C．抑制葡萄糖的利用，促进肌肉组织蛋白质分解

  D．抑制葡萄糖的利用，抑制肌肉组织蛋白质分解

60．胆钙化醇的作用是（　　　）。

  A．升高血钙、降低血磷   B．升高血钙、升高血磷

  C．降低血钙、升高血磷   D．降低血钙、降低血磷

二、判断题（解剖学与组织胚胎学61～70；生理学与生物化学71～80。每小题2分，共40分。每小题A选项代表正确，B选项代表错误，请将正确选项涂在答题卡上）

61．胸锁乳突肌两侧共同收缩使头后仰。   （　　　）

62．肛门内、外括约肌均为骨骼肌，有随意括约肛门的作用。   （　　　）

63．当吞咽时，喉的位置不能上下移动。   （　　　）

64．男性尿道兼具排尿和排精功能。   （　　　）

65．阴道前临膀胱，后临回肠。   （　　　）

66．子宫的前屈是指子宫体与子宫颈之间向前为一钝角的弯曲。 （　　　）

67．动脉内流动的一定是动脉血，静脉内流动的一定是静脉血。 （　　　）

68. 鼓室、咽鼓管、乳突小房的黏膜相延续，故感染时可互相蔓延。　　　（　　）
69. 12 对脑神经都是混合性神经。　　　（　　）
70. 右侧肾上腺呈半月形。　　　（　　）
71. 衡量组织兴奋性高低的指标是阈刺激，二者成反变。　　　（　　）
72. 内环境的稳态是指细胞内液中的理化因素维持绝对稳定。　　　（　　）
73. 细胞内外钠钾离子不均衡的分布状态是钠泵活动的结果。　　　（　　）
74. 血细胞比容是指血细胞容积与血浆容积之比，可反映红细胞的相对数量。

　　　（　　）

75. 心率越快，心动周期越短，收缩期缩短更明显。　　　（　　）
76. 平静呼气末，肺内压等于大气压。　　　（　　）
77. 糖主要是以葡萄糖的形式被吸收入淋巴的。　　　（　　）
78. 鼓膜穿孔可使气传导减弱。　　　（　　）
79. 腱反射是躯体姿势反射的基础。　　　（　　）
80. 幼年时生长激素分泌过多会导致肢端肥大症。　　　（　　）

解剖学基础（50 分）

三、名词解释题（每小题 3 分，共 12 分）

81. 翼点
82. 咽峡
83. 膀胱三角
84. 大脑动脉环

四、简答题（每小题 5 分，共 20 分）

85. 简述膈的 3 个裂孔及通过它们的结构。
86. 简述十二指肠分部及其主要结构；十二指肠与空肠分界的标志什么？
87. 输精管分为哪几部分？结扎部位在何处？
88. 简述脑脊液的产生部位和循环途径。

五、综合题（18 分）

89. 试述对阑尾炎患者进行臀部肌肉注射的药物，经何途径到达阑尾？

生理学基础（40 分）

六、名词解释题（每小题 2 分，共 8 分）

90. 阈电位
91. 血清
92. 中心静脉压
93. 激素

七、**简答题**（每小题 5 分，共 20 分）

94. 简述心输出量的影响因素。

95. 简述 CO_2 对呼吸的影响及兴奋呼吸的机制。

96. 简述胃酸的生理作用。

97. 简述糖尿病患者多尿的机制。

八、**综合题**（12 分）

98. 试述神经-肌肉接头（属于突触）的信息传递过程及突触传递的特征。

医科类基础课综合训练题（二）

考生注意：所有答案都要写在答题卡上，写在试题卷上无效

一、选择题（解剖学与组织胚胎学 1～30 题；生理学与生物化学 31～60 题。每小题 2 分，共 120 分。每小题中只有一个选项是正确的，请将正确选项涂在答题卡上）

1. 将人体分为前、后两部分的切面为（　　）。
    A．水平面　　　　　B．冠状面　　　　　C．矢状面　　　　　D．正中矢状面

2. 下列属于脑颅骨的是（　　）。
    A．犁骨　　　　　　B．鼻骨　　　　　　C．额骨　　　　　　D．上颌骨

3. 关于胸椎的描述正确的是（　　）。
    A．横突上有横突孔　　　　　　　　B．椎体侧方有肋凹
    C．棘突水平向后延伸　　　　　　　D．棘突分叉

4. 胸大肌可使肩关节（　　）。
    A．外展　　　　　　B．后伸　　　　　　C．旋外　　　　　　D．内收

5. 上消化道是指（　　）。
    A．从口腔到食管　　　　　　　　　B．从口腔到胃
    C．从口腔到十二指肠　　　　　　　D．从口腔到空肠

6. 胃可分为（　　）。
    A．胃底、胃体、贲门部和幽门部　　B．胃体、胃底、幽门管和幽门窦
    C．胃底、胃体、胃小弯和胃大弯　　D．胃底、胃体、贲门部和幽门窦

7. 下列关于阑尾的描述正确的是（　　）。
    A．无系膜　　　　　　　　　　　　B．由回结肠动脉直接供血
    C．属于腹膜外位器官　　　　　　　D．其根部是三条结肠带汇合之处

8. 下列属于腹膜外位器官的是（　　）。
    A．升结肠　　　　　B．降结肠　　　　　C．阑尾　　　　　　D．肾

9. 出入肝门的主要结构有（　　）。
    A．肝固有动脉、肝门静脉和肝管　　B．肝管、下腔静脉和肝门静脉
    C．肝管、胆囊管和肝门静脉　　　　D．肝总动脉、肝管和肝门静脉

10. 成对的喉软骨是（　　）。
    A．甲状软骨　　　　B．杓状软骨　　　　C．会厌软骨　　　　D．环状软骨

11．唯一完整环形的喉软骨是（　　　）。

  A．甲状软骨   B．杓状软骨   C．会厌软骨   D．环状软骨

12．平静呼吸时，在锁骨中线上与肺下界相交的是（　　　）。

  A．第5肋   B．第6肋   C．第7肋   D．第8肋

13．下列关于肺的描述正确的是（　　　）。

  A．位于胸膜腔内   B．呈圆柱状

  C．肺底与膈相贴   D．右肺被水平裂分为上、下两叶

14．卵巢与子宫相连的韧带是（　　　）。

  A．卵巢悬韧带   B．卵巢固有韧带

  C．卵巢系膜   D．子宫圆韧带

15．男性的生殖腺是（　　　）。

  A．睾丸   B．前列腺   C．精囊腺   D．尿道球腺

16．输卵管结扎的常选部位是（　　　）。

  A．子宫部   B．输卵管峡

  C．输卵管壶腹   D．输卵管漏斗

17．心尖朝向（　　　）。

  A．左前下   B．右前下   C．左后上   D．右后上

18．上腔静脉（　　　）。

  A．由左、右颈内静脉合成   B．在升主动脉左侧下行

  C．注入右心房   D．收集胸腹腔脏器回流的血液

19．下列关于胸导管的描述错误的是（　　　）。

  A．起于第1腰椎体前方

  B．起始处的膨大为乳糜池

  C．是全身最大的淋巴导管

  D．注入静脉前收集右颈干、右锁骨下干和右支气管纵隔干

20．下列属于锁骨下动脉分支的是（　　　）。

  A．颈内动脉   B．颈外动脉   C．甲状腺上动脉   D．椎动脉

21．大隐静脉经过（　　　）。

  A．内踝前方   B．内踝后方   C．外踝前方   D．外踝后方

22．胸导管的注入部位是（　　　）。

  A．毛细淋巴管   B．淋巴管

  C．右静脉角   D．左静脉角

23．右淋巴导管收集的淋巴包括（　　　）。

  A．人体右上1/4   B．人体左上1/4

  C．左半身   D．右半身

24．眼球内容物不包括（　　　）。

  A．虹膜   B．房水

  C．晶状体   D．玻璃体

25. 与鼓室相通的管道是（　　）。
    A. 外耳道　　　　B. 内耳道　　　　C. 蜗管　　　　D. 咽鼓管

26. 脊髓前角神经元是（　　）。
    A. 躯体运动神经元　　　　　　　B. 内脏运动神经元
    C. 感觉神经元　　　　　　　　　D. 联络神经元

27. 语言视觉区（阅读中枢）位于（　　）。
    A. 额中回后部　　B. 额下回后部　　C. 缘上回　　　　D. 角回

28. 下列不含有副交感神经的是（　　）。
    A. 三叉神经　　　B. 面神经　　　　C. 动眼神经　　　D. 迷走神经

29. 支配三角肌的神经是（　　）。
    A. 腋神经　　　　B. 尺神经　　　　C. 桡神经　　　　D. 肌皮神经

30. 内分泌腺的特点不包括（　　）。
    A. 有丰富的血管　　　　　　　　B. 细胞排列紧密
    C. 分泌物经导管排出　　　　　　D. 分泌物称激素

31. 机体的内环境是指（　　）。
    A. 细胞内液　　　B. 组织液　　　　C. 细胞外液　　　D. 血浆

32. 50 kg 体重的正常成人，其体液量和血量分别为（　　）。
    A. 40 L 和 4 L　　B. 50 L 和 5 L　　C. 30 L 和 4 L　　D. 20 L 和 4 L

33. 下列关于神经调节的叙述错误的是（　　）。
    A. 是机体最重要、最普遍的调节方式
    B. 神经调节的基本方式是反射
    C. 神经调节的特点是迅速、精确、作用短暂
    D. 调节范围广泛，幅度小

34. 安静时，细胞膜外正内负的状态称为（　　）。
    A. 极化　　　　　B. 去极化　　　　C. 复极化　　　　D. 超极化

35. 神经元动作电位上升支的形成是由于（　　）。
    A. Na^+ 内流　　　　　　　　　B. Na^+ 外流
    C. K^+ 内流　　　　　　　　　　D. K^+ 外流

36. 神经纤维动作电位的传导特点正确的是（　　）。
    A. 衰减性传导　　　　　　　　　B. 单向传导
    C. 双向性传导　　　　　　　　　D. 非"全或无"现象

37. 调节红细胞生成的主要激素是（　　）。
    A. 甲状腺激素　　　　　　　　　B. 促红细胞生成素
    C. 雄激素　　　　　　　　　　　D. 雌激素

38. 具有特异性免疫功能的白细胞是（　　）。
    A. 中性粒细胞　　B. 单核细胞　　　C. 淋巴细胞　　　D. 嗜碱性粒细胞

39. 下列可延缓凝血的措施是（　　）。
    A. 补充适量的维生素 K　　　　　B. 适当升高温度
    C. 注射肝素　　　　　　　　　　D. 用温暖纱布按压出血部位

40. 正常心脏内兴奋传导速度最快的部位是（　　　）。
　　A. 窦房结　　　　B. 房室交界　　　　C. 房室束　　　　D. 浦肯野纤维

41. 影响静脉回流的最重要因素是（　　　）。
　　A. 中心静脉压　　　　　　　　　　B. 重力和体位
　　C. 心肌收缩力　　　　　　　　　　D. 呼吸运动

42. 下列关于微循环营养通路的叙述，正确的是（　　　）。
　　A. 血流速度较快　　　　　　　　　B. 经常处于开放状态
　　C. 骨骼肌中多见　　　　　　　　　D. 毛细血管的通透性大

43. 胸膜腔负压形成的前提条件是（　　　）。
　　A. 呼气肌收缩　　　　　　　　　　B. 肺内压
　　C. 肺的弹性回缩力　　　　　　　　D. 胸膜腔的密闭性

44. 决定肺内气体交换方向的主要因素是（　　　）。
　　A. 气体的分压差　　　　　　　　　B. 气体的分子量
　　C. 气体的溶解度　　　　　　　　　D. 呼吸膜的通透性

45. 血液运输 CO_2 的主要形式是（　　　）。
　　A. 物理溶解　　　　　　　　　　　B. 碳酸氢盐
　　C. 氧合血红蛋白　　　　　　　　　D. 氨基甲酸血红蛋白

46. 呼吸的调整中枢位于（　　　）。
　　A. 脊髓　　　　　　B. 延髓　　　　　　C. 脑桥　　　　　　D. 中脑

47. 胃特有的运动形式是（　　　）。
　　A. 紧张性收缩　　　B. 蠕动　　　　　　C. 分节运动　　　　D. 容受性舒张

48. 消化食物最重要的消化液是（　　　）。
　　A. 胰液　　　　　　B. 胃液　　　　　　C. 唾液　　　　　　D. 胆汁

49. 胆汁中与脂肪消化吸收有关的成分是（　　　）。
　　A. 胆固醇　　　　　B. 胆色素　　　　　C. 胆盐　　　　　　D. 卵磷脂

50. 肾炎患者出现蛋白尿是由于（　　　）。
　　A. 肾小球滤过率降低
　　B. 肾小球滤过膜面积增大
　　C. 血浆蛋白浓度减少
　　D. 滤过膜上带负电荷的蛋白质减少或消失

51. 醛固酮分泌增多可导致（　　　）。
　　A. 血 Na^+ 升高、血 K^+ 降低　　　　B. 血 Na^+ 降低、血 K^+ 升高
　　C. 血 Ca^{2+} 升高、血 Cl^- 降低　　　D. 血 Ca^{2+} 降低、血 Cl^- 升高

52. 下列关于感光细胞的叙述错误的是（　　　）。
　　A. 中央凹处视锥细胞密集　　　　　B. 视杆细胞产生精细视觉
　　C. 视锥细胞产生昼光觉　　　　　　D. 视杆细胞感受弱光

53. 非特异性投射系统的功能是（　　　）。
　　A. 抑制大脑皮质的活动　　　　　　B. 产生各种体表和内脏的感觉
　　C. 激发大脑皮质发出神经冲动　　　D. 维持和改变大脑皮质的兴奋状态

54．患者心绞痛时，常感到疼痛的部位是（　　）。

    A．心前区、左肩、左臂尺侧　　　　　　B．右肩胛

    C．上腹部或脐周　　　　　　　　　　　D．下腹部和腹股沟区

55．躯体运动最基本的反射中枢在（　　）。

    A．大脑　　　　　　B．中脑　　　　　　C．延髓　　　　　　D．脊髓

56．交感神经活动增强时，下述正确的是（　　）。

    A．瞳孔缩小　　　　　　　　　　　　　B．消化道括约肌收缩

    C．逼尿肌收缩　　　　　　　　　　　　D．心肌收缩力减弱

57．下列能阻断 β_1、β_2 受体的药物是（　　）。

    A．阿托品　　　　　B．筒箭毒碱　　　　C．普萘洛尔　　　　D．酚妥拉明

58．胚胎期及幼年缺乏甲状腺激素会导致（　　）。

    A．呆小病　　　　　B．黏液性水肿　　　C．侏儒症　　　　　D．水中毒

59．有关孕激素的生理作用，下列叙述不正确的是（　　）。

    A．抑制子宫和输卵管的运动　　　　　　B．促进子宫颈分泌稀薄的黏液

    C．促进乳腺腺泡的发育和成熟　　　　　D．促进机体产热

二、判断题（解剖学与组织胚胎学 61～70 题；生理学与生物化学 71～80 题。每小题 2 分，共 40 分。每小题 A 选项代表正确，B 选项代表错误，请将正确选项涂在答题卡上）

60．肩关节是人体运动最灵活的关节。　　　　　　　　　　　　　　（　　）

61．直肠子宫陷凹是女性腹膜腔的最低点。　　　　　　　　　　　　（　　）

62．咽可通鼻腔、口腔和喉腔，是消化和呼吸的共同通道。　　　　　（　　）

63．女性尿道短、宽、直，易发生逆行性尿路感染。　　　　　　　　（　　）

64．子宫的前屈是指子宫体与子宫颈之间向前为一钝角的弯曲。　　　（　　）

65．前列腺后邻直肠，活体经直肠指诊可触及。　　　　　　　　　　（　　）

66．左睾丸静脉直接注入下腔静脉。　　　　　　　　　　　　　　　（　　）

67．巩膜无色透明，无血管，但含有丰富的神经末梢。　　　　　　　（　　）

68．面神经属于感觉性神经。　　　　　　　　　　　　　　　　　　（　　）

69．垂体前叶是神经垂体，后叶是腺垂体。　　　　　　　　　　　　（　　）

70．阈值是引起机体发生反应的最小刺激强度。　　　　　　　　　　（　　）

71．人体内大多数血管只接受交感缩血管神经纤维的支配。　　　　　（　　）

72．心肌必须收缩和舒张交替进行，主要原因是心肌细胞的有效不应期特别长。

                                      （　　）

73．浅快呼吸比深慢呼吸的呼吸效率更高。　　　　　　　　　　　　（　　）

74．在三大营养物质中，蛋白质的胃排空速度最慢。　　　　　　　　（　　）

75．滤过分数是肾小球滤过率与肾血流量的比值，正常值约为 19%。　（　　）

76．近视的矫正方法是佩戴适度的凸透镜。　　　　　　　　　　　　（　　）

77．脊休克的产生和恢复说明脊髓可完成某些简单反射，但正常时受高位中枢调控。

                                      （　　）

78．腱反射是躯体姿势反射的基础。　　　　　　　　　　　　　　　（　　）

79．参与机体应激反应的激素有肾上腺髓质激素。　　　　　　　　　（　　）

解剖学基础（50 分）

三、名词解释题（每小题 3 分，共 12 分）

80. 胸骨角

81. 麦氏点

82. 子宫峡

83. 硬脑膜窦

四、简答题（每小题 5 分，共 20 分）

84. 简述骨盆的组成及大、小骨盆之间的分界。

85. 简述胃的形态和分部。

86. 输精管分为哪几部分？结扎部位在何处？

87. 简述大脑动脉环的概念及临床意义。

五、综合题（18 分）

88. 为什么临床穿刺抽取脑脊液常在第 3～5 腰椎间隙进行？请详细写出针头依次穿过的层次。

生理学基础（40 分）

六、名词解释题（每小题 2 分，共 8 分）

89. 兴奋性

90. 吸收

91. 肺泡通气量

92. 牵涉痛

七、简答题（每小题 5 分，共 20 分）

93. 简述以载体为中介的易化扩散的概念和特点。

94. 简述血浆渗透压的分类、形成及生理作用。

95. 简述尿生成的部位和基本过程。

96. 简述非特异投射系统的概念和生理作用。

八、综合题（12 分）

97. 试述动脉血压的相关概念（收缩压、舒张压、脉压、平均动脉压）和正常值，以及机体出现体位性低血压后动脉血压恢复正常的调节过程。

反侵权盗版声明

电子工业出版社依法对本作品享有专有出版权。任何未经权利人书面许可，复制、销售或通过信息网络传播本作品的行为；歪曲、篡改、剽窃本作品的行为，均违反《中华人民共和国著作权法》，其行为人应承担相应的民事责任和行政责任，构成犯罪的，将被依法追究刑事责任。

为了维护市场秩序，保护权利人的合法权益，我社将依法查处和打击侵权盗版的单位和个人。欢迎社会各界人士积极举报侵权盗版行为，本社将奖励举报有功人员，并保证举报人的信息不被泄露。

举报电话：（010）88254396；（010）88258888

传　　真：（010）88254397

E-mail：　dbqq@phei.com.cn

通信地址：北京市万寿路 173 信箱

　　　　　电子工业出版社总编办公室

邮　　编：100036